Qué lástima no haber tenido la
oportunidad de compartir antes con
una persona digna y coherente.

Gracias por tu amistad y por poder
estar ahí!

Fuerte Abrazo.

[illegible]

Marzo 2007

Mediación

Proceso, tácticas y técnicas

RAÚL DE DIEGO VALLEJO
PROFESOR TITULAR DEL ÁREA DE PSICOLOGÍA SOCIAL
DE LA UNIVERSIDAD DE VALLADOLID

CARLOS GUILLÉN GESTOSO
CATEDRÁTICO DEL ÁREA DE PSICOLOGÍA SOCIAL
DE LA UNIVERSIDAD DE CÁDIZ

Mediación

Proceso, tácticas y técnicas

EDICIONES PIRÁMIDE

COLECCIÓN «PSICOLOGÍA»

Director:
Francisco J. Labrador
Catedrático de Modificación de Conducta
de la Universidad Complutense de Madrid

Diseño de cubierta: Anaí Miguel

Juan Ignacio Luca de Tena, 15. 28027 Madrid
Teléfono: 91 393 89 89
www.edicionespiramide.es
Depósito legal: M. 25.503-2006
ISBN: 84-368-2053-3
Printed in Spain
Impreso en Lavel, S. A.
Polígono Industrial Los Llanos. Gran Canaria, 12
Humanes de Madrid (Madrid)

Índice

Índice de gráficos, cuadros, figuras y tablas

Gráficos

Cuadros

Figuras

Tablas

Prólogo

Vivimos en una sociedad compleja y con fuertes transformaciones sociales. Este tipo de sociedad se ha descrito poniendo de relieve su carácter global, tecnificado, la importancia de la información y del conocimiento y su conectividad. En ella, las relaciones entre las personas y entre los grupos humanos han incrementado su frecuencia y se han ampliado enormemente. Esa ampliación lo es en múltiples aspectos. Por una parte, las relaciones y las redes sociales alcanzan a más gente. Por otra parte, se refieren a más temáticas y más diversas. En tercer lugar, implican procesos más complejos de gestión de la información, coordinación, cooperación, negociación, solución de conflictos, etc. Por último, todo ello se produce en una gran diversidad de contextos transnacionales, culturales, organizacionales, familiares, etc.

Las relaciones interpersonales e intergrupales han cobrado así un papel crucial, y cada vez ha ido haciéndose más patente que la cantidad y calidad de esas relaciones, en sus múltiples niveles y facetas, representan un capital social cuyo valor para las personas y los grupos humanos es de primera magnitud.

El capital social y relacional de una determinada comunidad es fundamental para su desarrollo y para la calidad, e incluso la posibilidad, de la convivencia. Además, ese capital social es un elemento fundamental para el desarrollo de las personas y de los grupos humanos. Las redes sociales, las interacciones en el marco de esas redes y la confianza como núcleo básico de esas interacciones son los tres aspectos básicos del capital social de una determinada persona, grupo humano, organización o sociedad. La confianza es el núcleo básico de ese capital social. Se trata de un fenómeno que puede darse o no en cada una de las transacciones entre partes, en especial cuando las partes ni siquiera tienen un conocimiento directo una de la otra.

En efecto, el capital social de una determinada sociedad ha de permitir, para resultar productivo y rentable, que cada parte asuma ciertos riesgos de vulnerabilidad en las interacciones y transacciones sobre el supuesto de que la otra parte no hará un uso abusivo de esa vulnerabilidad y asumirá también riesgos, de forma que las transacciones resulten más viables y menos costosas. Por otro lado, eso no sólo se ha de producir en base al conocimiento que una parte tiene de la otra (fiarse de un amigo es razonable), sino en aquellas situaciones en las que el conocimiento de la otra parte es muy reducido o prácticamente nulo. Existen sociedades en que se construye y se cuida esa confianza mediante sistemas colectivos, y existen otras en las que es prácticamente imposible y temerario. Esa diferencia entre sociedades refleja la diferencia entre el capital social de una y otra.

En las relaciones entre partes surgen conflictos, y son múltiples las formas y estrategias utilizadas para gestionarlos, disolverlos o resolverlos. De hecho, el progreso social se puede identificar en la sucesión de las formas que los grupos humanos han ido adoptando para resolver sus conflictos, divergencias y diferencias. Las formas de gestionar y resolver esos conflictos son, pues, un elemento esencial del capital social, y entre ellas la mediación juega un papel importante.

La mediación puede contribuir a la construcción de la confianza en las relaciones entre partes, tanto si éstas son individuales como colectivas. Además, en la medida en que es eficaz, contribuye a que esa confianza no se deteriore cuando los conflictos representan un verdadero riesgo para ello.

El presente volumen ofrece una valiosa información sobre los conflictos y su gestión, y en especial sobre los procesos de mediación en esos conflictos. En él se abordan de forma amplia y sistemática diversos aspectos conceptuales y científicos que fundamentan la intervención sobre estos fenómenos. Se integran en él las aportaciones de profesores de varias universidades españolas que van abordando las diferentes facetas relevantes para cualquier profesional que quiera conocer este tema en profundidad y desarrollar sus conocimientos y competencias en su práctica. La lógica del libro es bastante plausible y ofrece al lector un atractivo periplo a través de la intervención mediadora, las características del rol mediador, sus habilidades, las principales técnicas de mediación y otros aspectos relevantes. Además se fundamenta dicho tema en la psicología social y se ofrece un modelo sobre el mismo útil y adecuado para las organizaciones laborales.

El libro ofrece pues una información interesante y útil al tiempo que proporciona una serie de anexos que permiten obtener un mayor provecho de su lectura. Invitamos desde aquí a adentrarse en la obra, porque es una excelente forma de descubrir el apasionante mundo de la mediación y de la intervención profesional en ese ámbito tan actual de la vida humana.

JOSÉ M. PEIRÓ
Universidad de Valencia

Agradecimientos

En este volumen hemos intentado presentar un panorama coherente y exhaustivo de lo que es y significa la mediación en España, de las estrategias y comportamientos que un mediador debe promover cara a obtener éxito en los conflictos entre las partes, de las tácticas y la preparación exhaustiva que todo profesional debe procurarse, y todo ello desde la óptica de la Psicología Social aplicada. Como expertos en el comportamiento interactivo de los humanos nos interesa y hemos indagado en las circunstancias personales y ambientales que rodean la práctica de la mediación.

A lo largo de estos años como mediadores y formadores de mediadores profesionales estamos firmemente convencidos de que son los factores cognitivos y sociales los que determinan el éxito y la profesionalidad del mediador.

Hemos revisado tanto aspectos empíricos como teóricos y, fruto de nuestra observación, entendemos que este volumen da cuenta sustantiva de los aspectos fundamentales que deberían integrarse en un corpus de conocimientos expertos de los que debería hacer gala el mediador profesional.

El mediador se enfrenta a un gran número de problemas sociales con casuística diversa. Es de esperar que este volumen le sirva de ayuda y encuentre en él una buena fuente de sugerencias para su práctica profesional.

La generosidad, ayuda y colaboración de muchas personas ha hecho posible, finalmente, que este libro vea la luz. Además de los autores que figuran en el manuscrito, nos sentimos ligados a gran número de personas que nos han ayudado. Vaya nuestro agradecimiento a Manuela Sánchez, Alicia Adán Alonso y a María Jesús de Diego.

También han colaborado con entusiasmo y han aportado su conocimiento experto Marta Muelas González, José María Peiró Silla y Héctor García Arias. Son innumerables los alumnos y mediadores del SERLA que nos han hecho sugerencias, han aportado sus experiencias y han puntualizado los contenidos de esta obra. Sería necesario citar a las familias de algunos de los autores y de algunos de los desinteresados colaboradores. Esas familias sufrieron los rigores de su ausencia durante los largos ratos de descanso y fines de semana que dedicaron a mejorar y enriquecer este volumen.

Vaya para todos un agradecimiento sincero y todo nuestro amor.

Introducción

Una mirada retrospectiva nos permite observar cómo los pueblos y las sociedades, los hombres y las mujeres, han evolucionado hacia marcos de relaciones. Los avances técnicos y científicos van paralelos a los avances sociales, más lentos y pausados pero no menos progresivos. Las relaciones interpersonales e interculturales son ahora más elaboradas, más respetuosas, más teñidas de un espíritu de concordia y universalidad que las de hace 500 años.

Una nueva sensibilidad va tiñendo las relaciones entre los ciudadanos y entre los estados, una sensibilidad que busca activamente nuevos sistemas de relación y resolución de conflictos y disputas desde la eficacia, el respeto y la consideración de unos principios básicos para salvaguardar los derechos de todas las personas.

Pero nuestra sociedad no sólo es más compleja cada día, sino también más democrática y más llena de conflictos. La libertad, la responsabilidad electiva incrementada, se ve acompañada de innumerables choques de intereses. Los conflictos crecen de forma inevitable y junto a ellos aparece la necesidad de buscar nuevas formas de resolución y tratamiento de las divergencias.

En efecto, conflictos y desavenencias son inherentes a las interacciones interpersonales. Pero los conflictos no son malos en sí mismos, son necesarios para provocar cambios y dinamizar las relaciones en una dirección cada vez más justa y respetuosa con los intereses y derechos de todos. El nuevo paradigma que emerge en las relaciones humanas, según Ovejero (2004), exige gestionar las diferencias y las divergencias, tratar y resolver los conflictos de manera democrática y negociada.

Históricamente, las partes en disputa se han mostrado reiteradamente disconformes con los sistemas heterocompositivos aplicados a múltiples manifestaciones discordes (familiares, empresariales, penales, de consumo e incluso de simple convivencia). Las partes, los actores principales, reclaman cada día mayor protagonismo, mayor presencia y proximidad ante el procedimiento del que se sienten y son protagonistas, reclaman actitudes más empáticas, mayor respeto real y mayor consenso en un contexto de relaciones donde el conflicto es de todo punto insustituible (Sánchez, 2005). Pues bien, en este contexto de relaciones y de evolución social y personal, la mediación encarna como ningún otro proceso de interrelación los valores de ese nuevo paradigma de relaciones, de esa nueva cultura de consensos que los ciudadanos reclaman desde hace décadas.

La mediación ha surgido en este marco como un sistema de resolución de conflictos autónomo, específico y con sus propios métodos y técnicas, con su marco de referencia teórico y un conjunto de conocimientos académicos propios y específicos, y ello sin minimizar la importancia de la disposición propia de los mediadores, de la actitud, capacidad y destreza de quienes ven en los conflictos una oportunidad de reequilibrar las relaciones humanas y de ayudar a las personas en su propio desarrollo.

La mediación no es un procedimiento de resolución de conflictos exclusivo, es una de las posibles fórmulas; pero sin duda es el proceso más aceptable y satisfactorio. Ningún otro exhibe tanta flexibilidad y tanto respeto, tanto apoyo humano y tanta destreza interactiva. Este proceso requiere la intervención de una tercera parte distinta a las enfrentadas. Se trata de un profesional dotado de habilidades mediadoras y de enorme flexibilidad y creatividad negociadora. Estos profesionales elaboran una técnica multidisciplinar cuidada y provista de conocimientos de derecho, psicología, relaciones laborales o sociología entre otros varios. Profesionales que no sólo se demandan a nivel particular sino que, ya desde hace años, ejercen una tarea importantísima en multitud de Servicios Públicos, especialmente de tipo familiar y laboral.

Por nuestra parte, y siguiendo a Munduate y Martínez (1998), al resaltar el enfoque psicosocial con el que abordamos el tema queremos indicar que la gestión del conflicto y la negociación en las organizaciones se ha limitado con frecuencia al análisis de los aspectos estrictamente legales o judiciales de las relaciones entre las personas, sin prestar gran atención al hecho de que las partes enfrentadas en un momento o las partes destinadas a cooperar, o a sentarse en una mesa de negociación, no pueden abstraerse a los motivos, las percepciones, los estereotipos, la presión del propio grupo y otra serie de procesos que subyacen a la conducta de los negociadores. Prestamos consecuentemente consideración especial en esta obra a los aspectos grupales, dinámicos y personales, que resultan imprescindibles, junto a los conocimientos jurídicos, políticos y económicos, para comprender los vínculos, las discusiones, los enfrentamientos, las tensiones, la cooperación, la inflexibilidad, las concesiones y otra serie de aspectos que constituyen la gestión y la negociación en las organizaciones.

La mediación 1

1. LA MEDIACIÓN: CONCEPTO Y MARCO DE REFERENCIA

Como señala Guillén (2004), acordar una definición sobre un concepto es encontrar la dificultad de incluir todos los matices y visiones que se tienen al respecto. Si observamos las definiciones que diversos autores han aportado, identificaremos algunas características que se repiten en todos los casos: la intervención de una tercera parte para resolver el conflicto y su necesario carácter imparcial.

Es un proceso confidencial, voluntario y estructurado de gestión y resolución de los conflictos que sirve para que dos partes, del ámbito familiar o laboral, que estén inmersas en algún conflicto entre sí, consigan solucionarlo de una forma satisfactoria, aceptando la ayuda de una persona mediadora profesional, experta y debidamente formada, que tiene como características principales la de ser imparcial y no imponer acuerdos, pero dirigiendo a las partes a la consecución de los mismos y al logro de su cumplimiento, siendo éstos equilibrados y equitativos.

Siguiendo a Reina (2004), la mediación es una técnica o forma de actuar que implica:

a) Un campo de conocimiento práctico que se nutre de una variada gama de distintas ciencias (teorías de la comunicación, del aprendizaje social, del conflicto, etc.).
b) Un proceso o modo de intervención, propio de la realidad cambiante de las distintas democracias sociales, que mejora los principios de participación, no dependencia, solidaridad...
c) Un repertorio de técnicas, algunas importadas, otras propias (con una experimentación probada): escucha eficaz, generación de ideas, ordenamiento de temas, transacción de sentimientos..., que pretende ofrecer un tercero, en un espacio neutral, para que las diferencias o conflictos entre partes, que por sí mismas no llegan a acuerdos, puedan obtener un mínimo consenso, alternativo a las denuncias y rupturas, descalificaciones, rechazos, odios y otras formas de malestar social.

Moore (1986) entiende la mediación como una ampliación del proceso de negociación y enfatiza el carácter neutral del mediador. La mediación es una extensión y elaboración del proceso negociador que implica la intervención de un tercero aceptado por las partes, imparcial y neutro, que carece de poder de decisión y está habilitado para ayudar a las partes contendientes a alcanzar voluntariamente el arreglo en los temas objeto de discusión. Como en el caso de la negociación, la mediación deja el poder de decisión en manos de las personas en conflicto. La mediación es un proceso voluntario en cuanto los participantes deben estar dispuestos a aceptar la ayuda de un tercero.

En general, se inicia la mediación cuando las partes ya no creen que puedan resolver el conflicto por sí mismos, y cuando el único recurso parece implicar la ayuda de un tercero imparcial. Se podría considerar la mediación si no estuvieran las partes en condiciones de negociar por su propia cuenta un arreglo.

Para Moore, la mediación es la intervención en una disputa o negociación de un tercero, imparcial y neutral, que carece de un poder autorizado de decisión para ayudar a las partes en disputa a alcanzar voluntariamente su propio arreglo. Para que haya una mediación, las partes deben comenzar a negociar. El trabajador y la administración deben estar dispuestos a celebrar sesiones de negociación, los gobiernos y los grupos de interés público deben crear foros para el diálogo, y las familias deben estar dispuestas a reunirse. La mediación es esencialmente la negociación que incluye a un tercero que conoce los procedimientos eficaces de negociación, y que puede ayudar a la gente en conflicto a coordinar sus actividades y ser más eficaz en la resolución de sus conflictos. La mediación es una extensión del proceso de negociación en cuanto implica ampliar el regateo a un formato nuevo y usar a un mediador que aporta variables y dinámicas nuevas a la interacción de los litigantes. Pero sin negociación no puede haber mediación.

La intervención mediadora supone «la incorporación de un profesional específico a un sistema dinámico de relaciones conflictivas, para manifestarse entre dos o más personas, grupos u objetos, con el propósito de ayudarlos. Hay un supuesto implícito importante en la definición, y es necesario conferirle carácter explícito: el sistema existe independientemente del interventor» (Argyris, 1970). El supuesto que está detrás de la intervención de un tercero es que éste puede ser capaz de modificar la dinámica de poder de la relación conflictiva influyendo sobre las creencias o las formas de comportamiento de las partes individuales, suministrando conocimiento o información, o usando un proceso negociador más eficaz y por tanto ayudando a los participantes a resolver las cuestiones en disputa. Rubin y Brown (1975) han argüido que la mera presencia de una parte que es independiente de los litigantes puede ser un factor muy significativo en la resolución de una disputa.

El tercer aspecto de esta definición es la aceptabilidad, esto es, la disposición de los litigantes a permitir que un tercero se incorpore a una disputa y les ayude a alcanzar una resolución. La aceptabilidad no significa que los litigantes necesariamente acogen de buen grado al mediador y están dispuestos a hacer exactamente lo que él dice. Sí significa que las partes aprueban su presencia y están dispuestas a escuchar seriamente sus sugerencias.

La imparcialidad y la neutralidad son esenciales en el proceso de la mediación (Young, 1972). La imparcialidad se refiere a la actitud del interventor, y significa una opinión no tendenciosa o la falta de preferencia a favor de alguno/s de los negociadores. En cambio, la neutralidad alude al comportamiento o la relación entre el interventor y los litigantes. Los mediadores a menudo no han mantenido una relación previa con las partes en litigio o no han mantenido una relación en la cual hayan influido directamente las recompensas o los beneficios destinados a una de las partes en detrimento de la otra. La neutralidad también significa que el mediador no espera cosechar directamente beneficios o retribuciones especiales de una de las partes como compensación por los favores prestados al encauzar la mediación.

Kressel y Pruitt (1985) definen el proceso de mediación como la intervención de una tercera parte imparcial cuya función es ayudar a la consecución de un acuerdo entre las partes enfrentadas en una negociación. Dan especial importancia a la habilidad del mediador para proponer o sugerir, pero nunca para tomar decisiones o imponer soluciones.

Según Fernández-Ríos (1995), la mediación puede definirse como la intervención en una disputa o negociación de una tercera parte neutral que, no teniendo poder ni autoridad para tomar decisiones sobre el resultado final, colabora con las partes oponentes en la consecución voluntaria de un acuerdo aceptable en relación con los temas objeto de la disputa.

Si definir la mediación como proceso puede resultar una tarea compleja, puede resultar ilustrativo señalar aquello que no es mediación: así, la mediación no debe ser considerada como un proceso terapéutico; no es un arbitraje, ya que el mediador no decide; no es una negociación tradicional ni tampoco es sinónimo de conciliación. Estas ideas, propuestas por Folberg y Taylor (1984) en el contexto

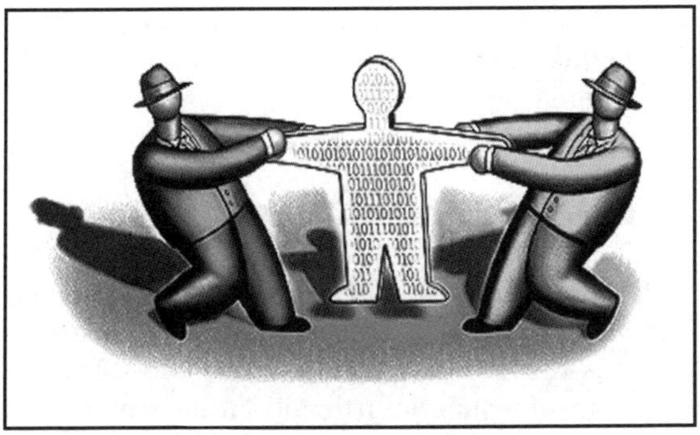

Figura 1.1.—El conflicto en el fondo de todo proceso mediador.

de la medición familiar, son claramente extrapolables cuando la mediación tiene lugar en el ámbito laboral.

Folberg y Taylor (1984), en un alarde sintético, ofrecen la definición de mediación más integradora de aspectos. Definen la mediación como un proceso no terapéutico por medio del cual las partes, con la asistencia de una persona neutral, intentan aislar de forma sistemática los puntos de acuerdo y desacuerdo, explorando alternativas y considerando compromisos con el propósito de alcanzar un acuerdo consensuado.

Estos autores consideran que, aunque la mediación tiene muchos puntos en común con otras formas de intervención, debemos fijarnos en lo que no es la mediación para poder diferenciarla mejor de esas otras fórmulas alternativas de resolución de conflictos. Así, citan:

— La mediación no es un proceso terapéutico, sino que está dirigida a la tarea y a la consecución de una solución del conflicto, sin indagar en las causas internas de éste.
— La mediación no es arbitraje, ya que si en el arbitraje es precisamente el árbitro el encargado de tomar las decisiones, en la mediación han de ser las partes interesadas las que lo hagan.
— La mediación no es negociación, en la que sólo intervienen las partes interesadas sin que intervenga una tercera persona.

La mediación promueve la búsqueda de soluciones basadas en el consenso y la corresponsabilidad de las partes. Es decir, se propone como una estrategia preventiva al promover espacios de encuentro entre las partes, reduciendo la posibilidad de que los conflictos se escalen o no se resuelvan adecuadamente. Desde el marco de la mediación se pretende desarrollar un procedimiento que garantice la seguridad y equidad en la participación de las partes, de modo que les proporcione una nueva oportunidad para resolver los problemas que dificultan el logro del acuerdo (Munduate y Medina, 2005).

Buscando la puntualización precisa en el concepto de mediación, Guillén (2004) alude a las carencias reales del proceso. Cinco son los elementos patognomónicos según el citado autor:

1. El mediador no tiene poder para tomar decisiones.
2. El mediador apoya, asesora y facilita la búsqueda voluntaria de una solución conveniente para las partes.
3. El mediador tiene una actitud imparcial.
4. El mediador interviene por la petición de las partes.
5. El mediador finaliza la intervención al conseguir el objetivo o cuando no resulta conveniente para las partes.

Estos cinco elementos se refieren al mediador, delimitan cuál debe ser su tarea y su comportamiento a lo largo de la mediación. Así, el mediador no debe ostentar autoridad alguna para tomar decisiones, sino que deben ser las partes implicadas quienes lo hagan, siendo su tarea únicamente la de orientarlas para encontrar una solución favorable y aceptada por ambas. Su relación con las partes debe ser neutra, sin decantarse por ninguna de ellas. La intervención del mediador es solicitada por las partes o, en su defecto, por recomendación de alguna persona o entidad con la autoridad suficiente para hacerlo, y debe darse por finalizada una vez que se ha logrado el objetivo propuesto o en el caso de que la solución propuesta no sea satisfactoria para las partes o una de ellas.

La mediación se sustenta en supuestos que le dotan de especificidad dentro de los muchos marcos de resolución de conflictos, a saber:

- **Confidencialidad:** la información que se obtiene durante el proceso de mediación pertenece a éste y no puede ser utilizada como medio de prueba en juicios posteriores.
- **Neutralidad:** el mediador debe ser un tercero imparcial y la neutralidad alude tanto a las partes como al resultado de la mediación.
- **Colaboración:** las partes deben tener la disposición de buscar un acuerdo satisfactorio para ellas; la actitud confrontacional es un opuesto. El proceso se caracteriza por el respeto a las personas, confiando en su capacidad de obtener acuerdos y compromisos con ellas mismas.
- **Voluntariedad:** los participantes en este proceso deben hacerlo voluntariamente y ellos son los protagonistas.
- **Visión de futuro:** el objetivo de la mediación se sitúa en pos del beneficio actual y futuro que implica la resolución del conflicto.

Finalmente, en este contexto cabe citar los objetivos manifiestos y latentes que el mediador suele incluir en su carpeta de trabajo. El mediador pretende en todos los casos:

- Mejorar la comunicación entre las partes o restablecerla.
- Mejorar las relaciones entre las partes, padres e hijos, abuelos, hermanos consanguíneos, clientes, empresarios, comités sindicales...
- Encontrar soluciones pactadas y adecuadas a cada situación concreta.
- Tener en cuenta las necesidades de cada miembro.
- Evitar el enquistamiento del conflicto y su repercusión hacia la sociedad.
- Desarrollar un proyecto de acuerdo.

En definitiva, como señalan Munduate y Medina (2005), la mediación supone desarrollar un proceso seguro para las partes en el que tengan oportunidad para establecer un diálogo quc facilite la comprensión mutua y la búsqueda de una solución aceptable al problema.

2. TEMAS QUE ABORDA LA MEDIACIÓN

Desde hace varios años, la mediación, como proceso activo consistente en una búsqueda de soluciones razonables para las partes sobre las que se media, se está convirtiendo en un área de extraordinario interés en muchos ámbitos: la mediación familiar (Parkinson, 1997), la mediación en la educación (Brandoni, 1999) y, por supuesto, la mediación en el ámbito laboral (Fernández Ríos y cols., 2000).

En este último ámbito, el laboral, es donde los procesos de mediación están aún menos desarrollados. Así, la mediación familiar es una disciplina con un amplio desarrollo tanto en sus áreas de intervención (separación, custodia, familias multiproblemáticas, etc.) como en sus procedimientos. Por su parte, la progresiva implantación como alternativa ante los conflictos surgidos en los ámbitos educacionales cuenta ya con un importante apoyo tanto de los colectivos implicados (alumnos, profesores, padres) como con el respaldo institucional.

Con el fin de superar estos problemas, Moore (1986) opina que puede incluirse un mediador en las negociaciones cuando:

- Los sentimientos de las partes son intensos e impiden un arreglo.
- La comunicación entre las partes es mediocre tanto por la cantidad como por la calidad, y las partes no pueden modificar por sí mismas la situación.
- Las percepciones erróneas o los estereotipos están estorbando la realización de intercambios productivos.
- Las formas repetitivas de comportamientos negativos están elevando obstáculos.
- Hay desacuerdos graves acerca de los datos: qué información es importante, cómo se obtiene y cómo se la evaluará.

— Hay muchas cuestiones en disputa y las partes discrepan acerca del orden y la combinación en que se las evaluará.
— Hay intereses aparentes o reales que son incompatibles, y que las partes reconcilian con dificultad.
— Las diferencias de valor aparentes o no significativas dividen a las partes.
— Las partes o no tienen un procedimiento de negociación, o están usando el procedimiento equivocado, o no utilizan el procedimiento más ventajoso posible.
— Las partes están teniendo dificultades para iniciar negociaciones o han llegado a un callejón sin salida en su regateo.

Francisco Reina (2004) señala que los temas que se pueden abordar desde la mediación son conflictos:

— Entre grupos de jóvenes y vecinos.
— Los centros educativos entre alumnos y profesores, entre los propios alumnos o entre el personal del centro.
— Las comunidades de propietarios.
— Las relaciones familiares y de pareja.
— Los centros de salud entre pacientes y personal sanitario.
— Entre los consumidores y comercios.
— Entre constructoras y nuevos propietarios.

En definitiva, la mediación se dirige:

a) A las parejas y matrimonios que hayan decidido la ruptura de la relación, matrimonios en trámites de separación, divorcio o nulidad matrimonial; personas separadas o divorciadas que deseen modificar total o parcialmente las medidas de su sentencia.
b) A los miembros de una organización laboral, empresarial o educativa, como propietarios, socios trabajadores o ejecutivos de empresas familiares unidos por vínculos familiares de consanguinidad o afinidad.

CUADRO 1.1

Mediación y resolución de conflictos familiares

La mediación es una nueva *forma de gestionar y resolver los conflictos* en la familia, en supuestos de:

— Ruptura del matrimonio por separación, divorcio o nulidad o ruptura de parejas de hecho.
— Crisis de comunicación de los miembros de la familia o de otra organización formal o informal.
— Discrepancias intergeneracionales.
— Disputas económicas entre los miembros de la familia o dentro de las relaciones cliente-proveedor, empleado-empleador.
— Dificultades educativas con adolescentes.
— Conflictos económicos en el seno de la empresa.

En esta sociedad, según Moore (1986), las personas que se enfrentan en un conflicto disponen de diferentes medios para resolver sus disputas. Cada una de dichas opciones varía con respecto a la formalidad del proceso, el carácter reservado del enfoque, las personas comprometidas, la decisión que será la consecuencia y el nivel de coerción ejercitado por las partes en disputa o sobre ellas.

En un extremo se sitúan procedimientos privados e informales que comprometen sólo a los litigantes. Sobre el otro extremo, una parte se apoya en la coerción y a menudo en la acción pública para someter a la parte contraria. Entre ambas hay diferentes enfoques, que serán examinados con más detalle.

Los desacuerdos y los problemas pueden originarse en casi todas las relaciones. La mayoría de los desacuerdos suelen resolverse informalmente. La gente a menudo se evita mutuamente porque carece del poder necesario para obligar a un cambio, porque no cree en la posibilidad de un cambio para mejorar, o porque no es tan importante.

Cuando la evitación no es posible o las tensiones llegan a ser tan graves que las partes no pueden permitir que continúe desarrollándose la discrepancia, generalmente apelan a discusiones informales destinadas a resolver los problemas con el fin de zanjar las diferencias. Es probablemente el modo en que termina la mayoría de las discrepancias en la vida cotidiana. O se resuelven, más o menos a satisfacción de las personas comprometidas, o se abandonan por falta de interés o falta de capacidad para solucionarlas.

3. VENTAJAS DE LA MEDIACIÓN

Es interesante establecer una comparación entre los grandes sistemas extrajudiciales de resolución (o gestión) de los conflictos. En la negociación las partes controlan el proceso y las soluciones; en el arbitraje las partes controlan la elección del tercero que decidirá, pero no las reglas del proceso ni las soluciones; en la mediación son las partes las que trabajan el proceso y encuentran las soluciones, con la ayuda de un tercero que carece de facultades para imponer el acuerdo. Podemos hablar, por tanto, de un continuo de mayor a menor control por parte de un tercero, y que va desde la negociación, en la que no interviene ningún tercero, hasta el arbitraje; la mediación ocuparía un lugar intermedio dado su carácter eminentemente facilitador y en modo alguno decisorio (Holuden et al., 1978).

La mediación es una estrategia muy adecuada para que los protagonistas de la negociación, especialmente laboral, puedan hacer concesiones sin que ello suponga un elemento de desprestigio. El marco mediador es mucho más favorable a las concesiones que el escenario en el que se mueven las negociaciones. La mediación es, frecuentemente, un pretexto para hacer concesiones, lo cual acelera enormemente la resolución de los conflictos. En los conflictos negociados está comprobado que existe en las partes un cierto temor a aparecer débil ante sus compañeros y ante los opositores. En mediación esta posibilidad desaparece, pues las partes que inician el proceso ya suelen tener un plus de motivación adicional positiva para alcanzar un acuerdo. En realidad, se ha comprobado que la mera presencia de un mediador y las expectativas de las partes ante un próximo proceso mediador modulan tácitamente los comportamientos de las partes que exhiben una dinámica significativa de cooperación, incrementando el número de sus concesiones iniciales. Podemos

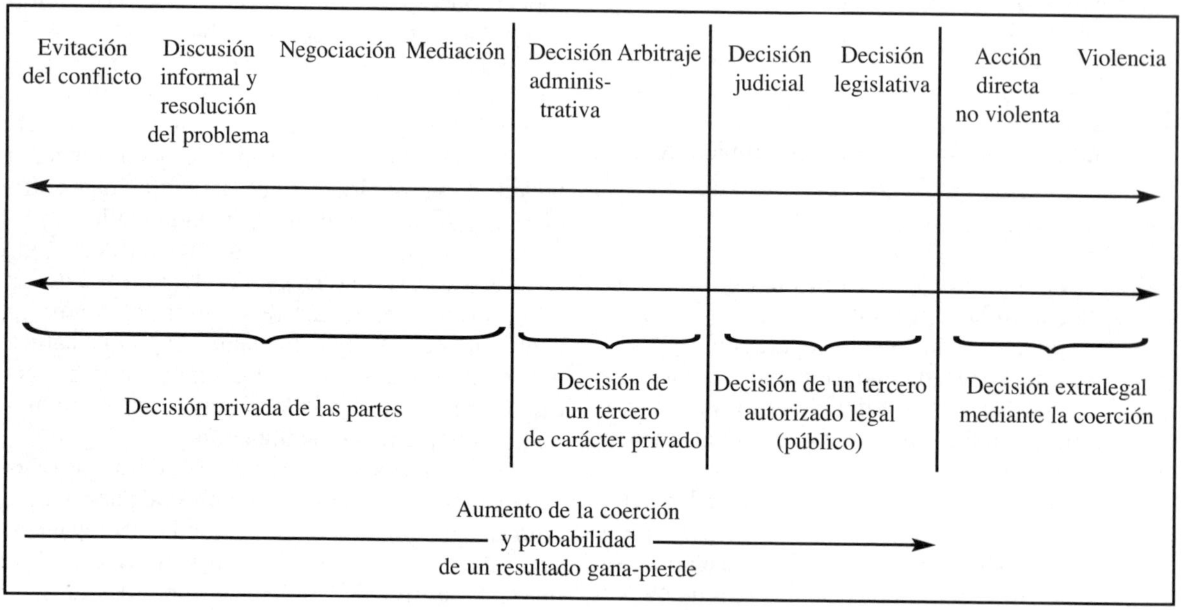

Gráfico 1.1.—Continuo de métodos de administración y resolución de conflictos. Moore (1986).

destacar, además, otras ventajas de la mediación, (Bernal, 1995; Boada, 2004):

- Reduce la tensión emocional y el litigio en las relaciones familiares y de trabajo.
- Es voluntaria (las partes pueden retirarse en cualquier momento, pueden no llegar a un acuerdo si creen que los tribunales pueden resolverlo mejor, pueden omitir información, etc.).
- Favorece vínculos y el ejercicio de las responsabilidades entre los progenitores y sus hijos en un clima de cooperación y respeto mutuo. Esto ocurre idénticamente en las relaciones laborales.
- Las decisiones son tomadas por las partes en conflicto y no por un tercero, lo que favorece un mayor nivel de cumplimiento de los compromisos acordados.
- Es más breve y más económica para las partes y favorece un clima de pacificación social general, ya que al reducir la tensión de las rupturas no se somatizan y la persona eleva su autoestima negociadora (es protagonista de sus propios acuerdos), lo que favorece un mejor clima laboral y social, y con ello se produce el denominado ahorro social del no enquistamiento del conflicto. Es sin duda más barata que la vía judicial.
- Facilita o restablece la comunicación entre las partes favoreciendo la toma de decisiones.
- Es flexible, permite afrontar desde grandes a pequeños problemas.
- Atiende a las necesidades particulares de cada uno de los implicados sin olvidar las de los menores a su cargo, cuando las hay.
- Permite a los progenitores (a los empleadores y trabajadores) tomar decisiones realistas y adecuadas en beneficio de sus hijos (trabajadores y empresarios) y su equilibrado desarrollo.
- Permite mantener las relaciones en el seno de la empresa o de la familia, pues suele salvaguardar las relaciones interpersonales.
- Produce acuerdos creativos, se generan ideas innovadoras.

Claro que, si bien la mediación es una técnica de excelentes resultados cuando los conflictos son de baja intensidad, no siempre ha resultado exitosa en casos de conflictos grandes y problemas enquistados. La intervención mediadora puede ser rechazada por las partes como un proceso inaceptable especialmente cuando las partes muestran deseos de resolver por sí mismas las desavenencias. En muchas ocasiones las partes pueden avanzar por sí mismas en la resolución adecuada de sus problemas.

4. HISTORIA DE LA MEDIACIÓN

Los procesos de mediación surgieron en la antigüedad protagonizados por autoridades religiosas en el marco de una sociedad llena de tensiones y totalitarismos. En efecto, la mediación, así como otras formas de intervención de terceras partes en los conflictos humanos, es algo ya muy antiguo, remontándose a miles de años atrás (véase Kramer, 1963). Es más, casi podemos decir que siempre existió la mediación como forma de ayudar a resolver conflictos comunitarios. Sin embargo, la utilización sistemática de la mediación en conflictos de muy diferente tipo, creándose para ello una nueva profesión, la de mediador/a o experto/a en mediación, es algo bastante novedoso en nuestro país, aunque en otros, como por ejemplo en Estados Unidos, ya existe una cierta tradición, habiéndose producido allí un gran desarrollo en las últimas décadas a causa principalmente de una larga tradición de participación ciudadana espontánea, de iniciativa civil más o menos ajena a las instituciones estatales, y por tener una gran confianza en las relaciones interpersonales. «Conviene anotar esto porque en los países de habla hispana las condiciones culturales son muy distintas y, dada la flexibilidad de la mediación como técnica, ese contexto es de importancia decisiva; es decir, hace falta pensar con detenimiento la manera de adaptar la técnica a nuestras circunstancias» (Martínez de Murguía, 1999, p. 12).

En efecto, la mediación tiene una larga historia. La Biblia afirma que Jesús es un mediador entre Dios y el hombre: «... hay un solo Dios, y un solo mediador entre Dios y los hombres, el hombre Cristo Jesús, que se dio a sí mismo como rescate para todos, de lo cual se dará testimonio a su debido tiempo» (I Timoteo, 2:5-6). Las iglesias y el clero a menudo han sido mediadores entre sus miembros o frente a otros litigantes. Hasta el Renacimiento, la Iglesia Católica fue probablemente la organización fundamental de mediación y administración de los conflictos en la sociedad occidental. El clero mediaba en las disputas de familia, los casos penales y las diferencias diplomáticas entre miembros de la nobleza. Al describir un caso mediado en la Edad Media, Bianchi (1978) detalla de qué modo la Iglesia y el clero suministraron el santuario en que el infractor permanecía durante la resolución de la disputa, y cómo aquélla representaba el papel de intermediario entre dos familias en un caso que implicaba un episodio de violación. Las familias aceptaron resolver el problema mediante la indemnización monetaria a la familia de la mujer y la promesa de ayudarla a encontrar marido (Moore, 1986).

Los tribunales rabínicos judíos y los rabinos europeos fueron decisivos en la resolución de disputas entre miembros de esa fe. Estos tribunales aseguraban que los judíos contasen con un medio formalizado de resolución de las disputas. En muchos lugares los judíos se veían impedidos a acceder a otros medios de resolución de las disputas a causa de su religión.

Con el ascenso de los Estados-naciones, los mediadores asumieron nuevos roles como intermediarios diplomáticos formales y seculares. Los diplomáticos y los embajadores formulaban, ayudaban y dilucidaban cuestiones y problemas sociopolíticos, ayudaban a modificar los intereses conflictivos, y a transmitir información de interés mutuo para los estados (Werner, 1974).

La práctica de la mediación no se limita a la cultura occidental. De hecho, es probable que haya sido utilizada incluso más ampliamente en China y Japón, donde la religión y la filosofía asignan mucha importancia al consenso social, a la persuasión moral y a la obtención de un equilibrio o armonía en las relaciones humanas (Brown, 1982). La mediación se practica ampliamente en la República Popular China a través de las Comisiones Populares de Conciliación (Ginsberg, 1978; Li, 1978).

América Latina y otras culturas hispánicas también tienen una historia de arreglo de las disputas a través de la mediación. Nader (1969) informa acerca del proceso de resolución de disputas en la aldea mexicana de Ralúa, donde el juez ayuda a las partes a adoptar decisiones consensuales. Por su parte, Lederach (1984) describe otro modelo de mediación en la cultura hispánica: el Tribunal de las Aguas en España.

La mediación también tiene una larga historia en las colonias norteamericanas y en los Estados Unidos. La excelente obra *Justice without law* (1983), de Auerbach, describe los mecanismos alternativos de resolución de disputas utilizados por los puritanos, los cuáqueros y otras sectas religiosas.

El primer escenario en que la mediación fue institucionalizada formalmente en los Estados Unidos correspondió a las relaciones obrero-patronales (Simkin, 1971). En 1913 se creó el Departamento del Trabajo de los Estados Unidos, y se designó un panel, denominado de los «comisionados de conciliación», para atender los conflictos entre el sector obrero y la patronal. Este panel se convirtió después en el Servicio de Conciliación de los Estados Unidos, y en 1947 se lo reorganizó con el nombre de Servicio Federal de Mediación y Conciliación. La justificación racional para promover procedimientos de mediación en el sector industrial fue impulsar una «paz industrial sólida y estable» y «el arreglo de las diferencias entre el empleador y los empleados mediante la negociación colectiva» (Ley de Relaciones Obrero-Patronales, 1947). Se esperaba que los arreglos mediados impedirían las huelgas o los paros patronales costosos tanto de obreros como de los empleadores, y que mejorarían la seguridad, el bienestar y la riqueza de los norteamericanos.

4.1. El movimiento «Alternative Dispute Resolution»

Cuando las personas utilizan el sistema judicial tradicional, se permite que los estamentos judiciales o administrativos asuman su poder para solucionar sus propios problemas. El procedimiento judicial distorsiona la realidad; no sólo va en detrimento de una solución más rápida y económica de los conflictos, sino que no resuelve la auténtica raíz del conflicto y la comunicación entre las partes permanece en manos de profesionales especializados en el tema y escapa del control de los litigantes.

La «Alternative Dispute Resolution» (ADR) es un movimiento que se inspiró en las costumbres de los grupos religiosos estrechamente unidos y de ciertos grupos étnicos de inmigrantes, desde los puritanos del siglo XVI hasta los holandeses de New Amsterdan, los judíos del East Side de Manhattan, los escandinavos de Minnesota y los chinos de los Estados Unidos. Todos estos grupos resuelven sus diferencias dentro de sus respectivas comunidades a través de la mediación de ministros de su Iglesia o de los ancianos. El movimiento se ha inspirado en la historia comercial americana. Las asociaciones comerciales de determinados sectores industriales como el marítimo, el mercado de valores, las pieles o la seda, cuyas empresas han tenido que tratar regularmente entre sí, establecieron ya hace tiempo sus propios canales privados de resolución de diferencias. El arbitraje comercial nació en 1768, cuando la Cámara de Comercio de Nueva York creó su propia vía de resolución de controversias basada más en los usos comerciales que en los principios legales.

Esta costumbre terminó por extenderse a los asuntos personales. George Washington incluyó una cláusula de arbitraje en su testamento para solucionar cualquier disputa que pudiera surgir entre sus herederos. Abraham Lincoln, cuando ejerció la abogacía, actuó de árbitro en una disputa entre dos granjeros sobre la delimitación de sus propiedades. Más recientemente, los sindicatos obreros desarrollaron un sistema completo de resolución de conflictos laborales como alternativa a las costosas y violentas huelgas, aunque el Congreso autorizó al Secretario General de Trabajo que nombrara unos «comisarios de conciliación» en 1913, cuya autoridad era unilateral y absoluta. No cuajó por la arbitrariedad del sistema, y las violentas huelgas fueron sofocadas por la fuerza.

En 1947 se creó en Estados Unidos la oficina independiente para la resolución de conflictos laborales. En 1976 un magistrado del Tribunal Supremo convocó la Conferencia Pound para analizar las cau-

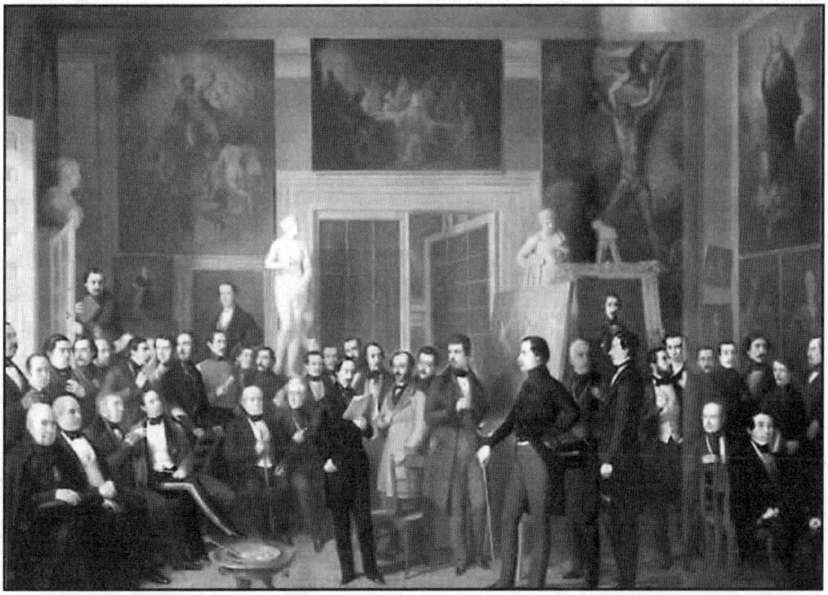

Figura 1.2.—El mediador puede actuar ante multiplicidad de partes (*Una lectura de Zorrilla*. A. M. Esquivel, 1846).

sas del descontento con la administración de justicia, que sirvió para avivar el interés de las instituciones legales por las vías alternativas de resolución de conflictos.

A raíz de dicha conferencia, la proliferación de técnicas conciliatorias y la aparición de nuevos profesionales e instituciones dispuestas a usarlas ha constituido el mayor fenómeno de cambio social. En 1990 el Congreso de Estados Unidos aprobó la Ley de Resolución de Litigios Administrativos que obligaba a todos los organismos federales a desarrollar políticas de utilización de ADR. La ADR se ha extendido desde América del Norte a Inglaterra, diversos países europeos y varios países hispanoamericanos, con distintos niveles y experiencias de implantación. El tratado de Libre Comercio de Norteamérica contiene cláusulas expresas de resolución de controversias.

La ADR es, en sus orígenes, un movimiento que busca cauces alternativos al Poder Judicial. Puede ser:

a) No procesal ni jurisdiccional.
b) Procesal pero no jurisdiccional.
c) Judicial pero no procesal, que sirve a la obtención de una solución al conflicto planteado.

En esta tendencia, debemos hacer mención de una nueva línea filosófico-jurídica de pensamiento que lleva germinando desde la década de los años treinta del siglo pasado, caracterizada por la vuelta hacia el realismo jurídico. Con origen en esa corriente, surge, en la Universidad de Harvard en los años setenta, un sistema de pensamiento denominado Critical Legal Studies. Fue precisamente el antiguo decano de la Facultad de Derecho de Harvard, Derek Bok, quien en una jornada celebrada en 1983 definió el sistema judicial americano de resolución de conflictos como «un sistema sembrado de las esperanzas defraudadas de aquellos que lo encuentran demasiado difícil de comprender, demasiado quijotesco para imponer respeto y demasiado caro para resultar práctico».

Era una crítica a la situación del sistema judicial americano, provocada por el aumento de las causas incoadas ante los tribunales, derivadas del incremento de la población, de la complejidad de las materias que se presentan y de la tendencia legislativa federal hacia la regulación de cuanto implique la protección de los derechos civiles, las empresas y los consumidores frente a productos nocivos y ambientales. Un enorme gasto de mantenimiento de un sistema cada vez más lento. Todo ello, unido al gasto que conlleva la existencia de un sistema judicial, ha provocado movimientos reaccionarios contra este sistema. La aparición de la ADR se produce hace aproximadamente treinta años como consecuencia de otro movimiento denominado *Movimiento de Libre Acceso a la Justicia,* que pretende que todos tengan posibilidades de acceder a un medio, cualquiera que sea, en virtud del cual se consiga efectivamente una solución a la controversia o conflicto planteado. Esta ADR, extraordinariamente desarrollada en el mundo anglosajón en estos últimos treinta años, ha sido fruto básicamente de tres tipos de causas:

1. El colapso que se ha producido ante los órganos jurisdiccionales.
2. El sentimiento creciente de que faltan mecanismos privados de resolución de las controversias, sobre todo entre particulares.
3. La incapacidad intrínseca del sistema de poder asegurar a todos el acceso a la Justicia.

4.2. Nuevos impulsos mediadores

Desde mediados de la década de 1960, la mediación ha aumentado de manera significativa como un método formal y muy difundido de resolución de las disputas. En los Estados Unidos, el gobierno federal financia los Centros de Justicia del Vecindario, que suministran al público servicios de mediación gratuitos o a bajo coste. Muchos de estos centros están institucionalizados y se han convertido en parte de los programas judiciales de la ciudad, el tribunal o el distrito. Algunos programas comunitarios son independientes de los organismos gubernamentales y ofrecen un servicio de resolución de las disputas que se relaciona con las bases populares, en que los miembros de la comunidad participan en paneles de mediación o conciliación y ayudan a los vecinos a resolver sus conflictos (Shonholtz, 1984).

Se practica la mediación también en las escuelas y las instituciones de educación superior. Es este ambiente se median las disputas entre los estudiantes, como sucedió en el caso del conflicto interracial potencialmente violento afrontado por Lincoln (1976), entre los estudiantes y el claustro, entre los miembros del claustro, o entre el claustro y la administración (McCarthy, 1980; McCarthy y otros, 1984).

El sistema de justicia penal también utiliza la mediación para resolver las acciones penales (Felsteiner y Williams, 1978) y las disputas en las instalaciones correctivas (Reynolds y Tonry, 1981). La mediación en este último ámbito adopta la forma de la intervención urgente en el caso de los disturbios en las prisiones o las negociaciones por rehenes o los procedimientos institucionalizados para atender las quejas.

Quizá el escenario en que aumenta con mayor rapidez la práctica de la mediación tiene que ver con las contiendas de familia. Los sistemas judiciales y los profesionales privados suministran mediación a las familias en los procedimientos de tenencia de hijos y divorcio (Coogler, 1978; Haynes, 1981; Irving, 1980; Saposnek, 1983), en los pleitos entre padres e hijos (Shaw, 1982; Wixted, 1982), en los conflictos concernientes a la adopción y la pérdida de la patria potestad (Mayer, 1985), y en las desavenencias conyugales en las que hay episodios de violencia doméstica (Bethel y Singer, 1982; Orenstein, 1982; Wildau, 1984). En las disputas de familia, los arreglos mediados y consensuados a menudo son más convenientes y satisfactorios que los resultantes de un litigio o impuestos. Los modelos de práctica en esta área incluyen los programas obligatorios relacionados con los tribunales en que los litigantes deben ensayar la mediación antes de que un juez atienda el caso, los programas judiciales voluntarios, y las formas de práctica privada tales como los profesionales individuales, las asociaciones y los organismos privados sin fines de lucro.

La mediación se utiliza también en el seno de las organizaciones laborales y entre ellas para afrontar las disputas interpersonales e institucionales. El alcance de la aplicación de la mediación oscila entre la mediación de las disputas personales uno a uno, la resolución de los problemas entre los asociados (por ejemplo en las prácticas jurídicas o médicas), los conflictos interdepartamentales y las diferencias entre compañías (Biddle y otros, 1982; Blake y Mounton, 1984; Brett y Goldberg, 1983; Brown, 1983).

La alternativa se aplica también a una diversidad de discusiones más importantes relacionadas con las cuestiones ambientales y de política pública (Talbot, 1983; Bingham, 1984; Carpenter y Kennedy, 1977; Cormick, 1976; Lake, 1980, y Mernitz, 1980).

También se aplica en los conflictos entre propietarios e inquilinos (Cook, Rochl y Shepard, 1980), los casos de lesiones personales (AAA Designs..., 1984), el trabajo policial (Folberg y Taylor, 1984), los altercados entre los residentes y los propietarios de los hogares geriátricos, y las quejas de los consumidores (Ray y Smolover, 1983). Los escenarios en que se aplica el procedimiento son más extensos de lo que tal vez se imagine habitualmente y es seguro que se ampliarán.

En Europa, desde que se promulgó la Recomendación número R-98-1, sobre Mediación Familiar, aprobada por el Comité de Ministros del Consejo de Europa el 21 de enero de 1998, la resolución de los conflictos familiares tiene una alternativa a los procesos judiciales.

Centrando ya el origen actual con carácter global, la ADR no es sino la consecuencia de la creación del estado del bienestar, y con él de un intento de alcanzar solución a los problemas de acceso a la Justicia; en este intento, cualquier vía puede resultar idónea a este respecto, atendida la naturaleza del conflicto y la proporcionalidad del resultado alcanzado, tomando como referencia los factores de eficacia, eficiencia y/o economía.

En la década de los ochenta del siglo pasado se produjo un cambio en la concepción de este movimiento de ADR. La nota esencial que le había caracterizado (la voluntad) dejó de ser tal para convertirse en parte del propio sistema judicial americano, de manera que se incluyen en dicho término procedimientos intrajudiciales, incluidos en el mismo sistema legal existente. En la actualidad la mitad de los abogados, jueces y profesores de Derecho en ejercicio, que se inscriben cada mes de junio en el Programa de Formación Jurídica de la Facultad de Derecho de Harvard, eligen asignaturas sobre mediación y negociación.

En realidad, en este movimiento se dieron tres fases: una primera en la década de los sesenta, que se caracterizó por buscar mecanismos de consenso centrados fundamentalmente en lo que serían los litigios vecinales; la segunda fase, en los años setenta, caracterizada por la denominada crisis en el ejercicio de prácticas médicas, tratando de buscar soluciones que eliminaran las barreras de los costes del mal funcionamiento de los seguros; y por último, la tercera fase, a finales de los años ochenta, y que supone la amplia inclusión de alternativas sobre cualquiera que fuera la naturaleza de las posibles disputas existentes, producto de una necesidad de buscar soluciones más económicas que las que el sistema legal oferta.

4.3. Antecedentes en España y Europa

Los antecedentes de la mediación actual se pueden encontrar en diversos lugares del planeta y en tiempos remotos. En Europa la incorporación del movimiento ADR (Alternative Dispute Resolution) ha sido más tardío y vinculado a las experiencias estadounidenses, con la sola excepción del Reino Unido por tener la misma cultura anglosajona, potenciando fundamentalmente la mediación en los ámbitos familiar y comunal. Más tarde se desarrollarán reglamentos y acuerdos entre sectores afectados hacia el campo de la mediación laboral (Medina, Munduate, Dorado y Guerra, 2005).

En España existe un precedente muy claro y propio de resolución de conflictos en el Tribunal de las Aguas de Valencia, que fue una de las más sólidas y antiguas instituciones populares para regular conflictos. Desde los tiempos de Jaime I (1239), el uso individual del riego fue regulado y su uso se constituyó en un de los conflictos más importantes y constantes en Valencia: el uso del agua. Este Tribunal funcionó durante siglos, y está conformado por personas respetables del propio grupo social.

Otro precedente que no podemos ignorar son las cooperativas. Principalmente en el área rural, las cooperativas se han generado de forma espontánea y regulan relaciones comerciales, a veces muy complejas. Esto se debe a la misma naturaleza de vida y estructura del trabajo del campo, ya que los agricultores comparten un fuerte sentido comunitario y suelen ayudarse mutuamente. Por tanto, están más orientados hacia la colaboración que a la competitividad.

Mientras los agricultores que recolectaban patatas pugnaban por alcanzar los mejores precios individuales de venta, el comprador, una industria importante, reunió a estos proveedores y les propuso formar una cooperativa de productores. Les ofertó un precio atractivo y estable y les arrancó el compromiso de colaboración de entrega de sus productos en cantidad y calidad convenida. Éste es un ejemplo del poder mediador y de consenso que tienen las cooperativas rurales en España.

Una cooperativa es en sí una manera interpersonal de regular el conflicto. En vez de elevar los beneficios de uno a costa de otro se busca la colaboración comunitaria. Es decir, que el interés particular cede al interés común, con el resultado de que el conflicto se concibe dentro de un marco comunitario y no individual. Esto no significa que el conflicto deje de producirse, sino, simplemente, que el punto de referencia para regularlo ya no es el particular, sino el colectivo. Así, para que funcione una cooperativa, siempre se necesita un proceso explícito y aceptado por todos para resolver los desacuerdos y las disputas internas. Es decir, que debe establecerse una manera de tomar decisiones que a todos los miembros les parezca justa y eficaz.

Como ya hemos señalado, más allá de nuestras fronteras constatamos la existencia de precedentes religiosos de la mediación, como los cuáqueros; sería además injusto olvidar que en las religiones judeo-cristianas sacerdotes, predicadores y rabinos han desarrollado tradicionalmente una labor mediadora. Sin embargo, en nuestra cultura, los mayores también han sido un recurso natural para regular conflictos familiares, y también han ejercido estos roles el médico, el maestro del pueblo...

Los antecedentes de la mediación en nuestra cultura constituyen una buena base para rescatar nuestra propia historia, y enriquecerla con otros modelos para renovarla y adaptarla a nuestras actuales necesidades, técnicas, modelos y estrategias de mediación eficaces.

Con fecha 21 de enero de 1998, el Comité de Ministros del Consejo de Europa publicó la recomendación N.R. (98) I, dirigida a los Estados miembros, sobre la Mediación Familiar, en la cual se reconocen los cambios familiares debidos a la separación y el divorcio, con consecuencias directas en el ámbito familiar e indirectas en el social, y efectos negativos para la familia y para los menores. Por ello, se considera prioritario y absolutamente necesario atender a toda la problemática que los conflictos familiares generen y la necesaria implantación de sistemas de resolución de conflictos complementarios como sistemas de ayuda social. Recomienda a los Estados miembros instituir y promover la Mediación Familiar para la resolución de los conflictos familiares en situaciones de ruptura de la relación.

La Mediación Familiar como actividad surge en Estados Unidos y Canadá en los años setenta del siglo XX, siguiendo un modelo de la universidad de Harvard. En la década siguiente se extiende rápidamente por Inglaterra, Francia, Bélgica, Italia e Hispanoamérica. En España los primeros servicios de la mediación familiar aparecen en 1990 (en Madrid como servicio privado financiado por el Ministerio de Asuntos Sociales, en Barcelona dentro del ámbito judicial, y en la Comunidad Autónoma Vasca como servicios privados financiados por el gobierno vasco). Actualmente, en el resto del territorio nacional está en un proceso de expansión y consolidación.

Es bien conocida la importancia que está cobrando la Mediación Familiar en todos los países europeos, y también en España. Por otro lado, la figura del Mediador Familiar se diferencia del Orientador y del Terapeuta Familiar, aunque su actividad es alternativa, interviniendo como profesional experto que ayuda a la pareja en su proceso de ruptura.

En nuestro país varias comunidades autónomas han legislado ya la Mediación Familiar, lo que supone un reconocimiento oficial a esta figura y a su eficacia.

Respecto a la Mediación Laboral, ésta se desarrolló legislativamente en España a partir de 1990 dependiendo de las Comunidades Autónomas. En efecto, la legislación sobre mediación laboral en Cataluña se plasmó en el Acuerdo Interprofesional de 7 de Noviembre de 1990 (Tribunal Laboral de Cataluña). Así, algunas de las legislaciones sobre mediación, como la Resolución de 12 de enero de 2005, por la que se dispone la inscripción en el registro y publicación del III Acuerdo sobre Solución Extrajudicial de Conflictos Laborales (ASEC III), denotan una historia ya contrastada. En las Islas Baleares se publicó una Resolución de 24 de enero de 2005, por la que se hace público el II Acuerdo Interprofesional sobre renovación y potenciación del Tribunal de Arbitraje y Mediación de las Illes Balears (TAMIB). En Castilla y León la Resolución de 17 de febrero de 2004, que dispone la inscripción en el Registro, el depósito y la publicación del Acuerdo de Modificación del ASACL (Acuerdo de solución autonómica de conflictos laborales en Castilla y León); estos acuerdos datan de septiembre de 1996.

El conflicto 2

En la actualidad existe un enorme consenso en situar al conflicto en el contexto más natural de las relaciones humanas. Numerosos autores han abordado este tema con magistral destreza (Munduate y Medina, 2005), y en todos ellos existe una valoración del conflicto que no necesariamente tiene que ser perjudicial para las relaciones humanas ni para el desempeño de la tarea que se esté realizando.

En todas las relaciones, del tipo que sean (de pareja, familiar, social, deportiva, universitaria, cultural, laboral...), se producen tensiones. Si esas tensiones son dominables y canalizables, estamos dentro de criterios de equilibrio y normalidad. Pero en determinadas situaciones estas tensiones no son fácilmente reconducibles. Ese enfrentamiento de intereses no controlados y de difícil concertación nos lleva a una posición de confrontación, e incluso de violencia verbal, de actitudes y hasta física; entonces estamos ante un conflicto disfuncional y perverso.

Así como los encuentros y las coincidencias, las diferencias y los conflictos forman parte también de nuestras relaciones cotidianas. No somos ajenos al disentimiento ni a la posibilidad de que nuestros intereses entren en choque con los de los otros. Sería imposible pensar en una comunidad grande o pequeña que no tuviera conflictos y en la que nunca entraran en desacuerdo las personas.

En efecto, nos movemos en la vida a través de la satisfacción de objetivos, y a veces nos cruzamos con los objetivos de otras personas. Cuando hacemos mención al conflicto nos referimos a la confrontación entre personas o grupos humanos con objetivos incompatibles. Normalmente asociamos el conflicto al momento en el que hay tensiones en la relación, pero habitualmente antes de que esas tensiones salten puede, de forma latente, estar presente el conflicto.

El conflicto produce, en las personas que lo sufren, diferentes emociones, cogniciones y motivaciones (De Dreu et al., 1999). Las emociones asociadas a un conflicto pueden ser muy diversas y pueden afectar al comportamiento de los negociadores y a sus resultados. Del mismo modo, el conflicto puede ser interpretado y valorado de muy diversas formas por las partes que lo padecen. Así, algunos pueden percibir el conflicto como una situación negativa, donde sólo caben las pérdidas para ambas partes, mientras que otras personas lo pueden percibir como una oportunidad para obtener beneficios o mejoras de la situación actual. Del mismo modo, las personas pueden tener diferentes motivaciones acerca de cómo le gustaría que fueran los resultados del conflicto.

Marsal (2004) señala la importancia de tener una visión del papel del conflicto en sus justos términos, puesto que en realidad los conflictos no son ni buenos ni malos, sino fructíferos compañeros de camino. Son los conflictos los que generan nuevas situaciones y un marco nuevo en las relaciones humanas. Una actitud reflexiva y coherente sobre el conflicto permite visualizar una diferencia fundamental con aquellos que

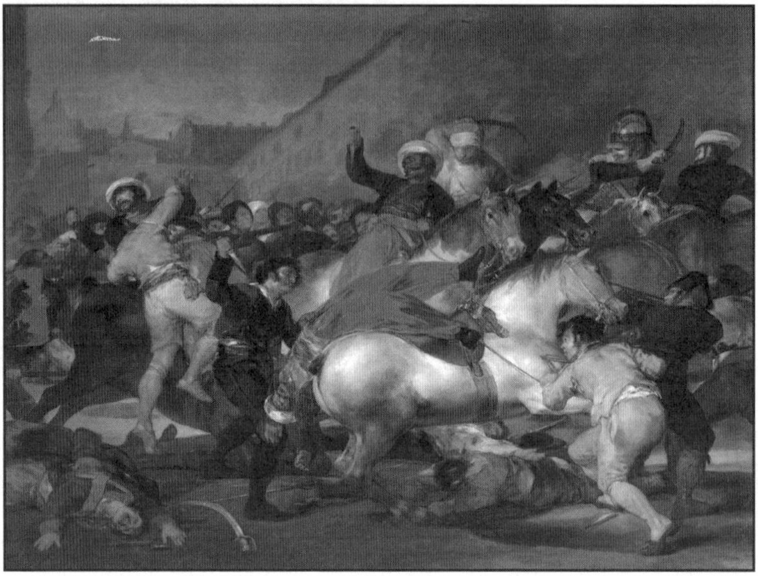

Figura 2.1.—En épocas anteriores, la solución de los conflictos rara vez fue incruenta.

quieren eliminarlo a toda costa y para los cuales se trata de un mal a extirpar. En esta línea de pensamiento se inscriben aquellos que identifican la mediación como una técnica más de resolución de conflictos.

Entre los principales impulsores de esta visión reduccionista de la mediación señala algunas profesiones que viven del conflicto: abogados, policías, militares... Para todos ellos el conflicto es el enemigo a batir y a exterminar.

1. ¿QUÉ ES UN CONFLICTO?

Cuando pensamos en sociedad y nos involucramos en un universo de acciones compartidas en el barrio, en el trabajo, en la casa, en la escuela o en cualquier otro espacio, no podemos pensar como seres neutros. Somos un entramado de puntos de vista, de sentimientos, de impresiones, de imágenes y de intereses que construimos a partir de la relación activa con los otros. Como señala Ovejero (2004), el vocablo *conflicto* designa una situación compleja que se define primero como una determinada estructura de las relaciones sociales, que puede enfrentar a individuos (conflicto interpersonal), a grupos (conflicto intergrupal), a organizaciones (conflicto social) o a naciones (conflicto internacional). Pero su naturaleza puede ser muy variada. Las partes pueden perseguir fines antagónicos, como cuando los trabajadores de una empresa quieren obtener un aumento de salarios que la dirección no quiere otorgarles, o pueden defender valores contradictorios, como por ejemplo la propiedad privada y la colectivización de los medios de producción. Pero existen también situaciones antagónicas en las que los adversarios persiguen el mismo fin, aunque de manera competitiva, como cuando dos naciones desean simultáneamente el mismo territorio, o bien cuando dos o más personas aspiran al mismo puesto (por ejemplo una dirección general o el rectorado de una universidad). En conclusión, con Touzard (Ovejero, 2004), podemos definir el conflicto como una situación en la que unos actores o bien persiguen metas diferentes, defienden valores contradictorios, tienen intereses opuestos o distintos, o bien

CUADRO 2.1

Causas e intervenciones del conflicto. Moore (1986)

Posibles intervenciones relacionadas con los datos	**Posibles intervenciones basadas en los intereses**
— Concertar acuerdo acerca de cuáles son los importantes. — Coincidir en un proceso para recolectarlos. — Desarrollar criterios comunes para evaluar los datos. — Utilizar expertos en el papel de terceros, para obtener una opinión externa o salir del *impasse*.	— Concentrar la atención en los intereses, no en las posiciones. — Buscar criterios objetivos. — Elaborar soluciones integradoras que contemplen las necesidades de todas las partes. — Buscar modos de ampliar las alternativas o los recursos.
↓	↓
Los conflictos entre los datos son determinantes por: — La falta de información. — La información errónea. — Las diferentes opiniones acerca de lo que es importante. — Las diferentes interpretaciones de los datos. — Los diferentes procedimientos de evaluación.	Los conflictos de intereses son provocados por: — El carácter competitivo percibido o real. — Los intereses sustantivos (contenidos). — Los intereses de procedimiento. — Los intereses psicológicos.

Los conflictos de relaciones son provocados por: — Las emociones intensas. — Las percepciones erróneas o los estereotipos. — La comunicación mediocre o el error en la comunicación. — El comportamiento negativo repetitivo.	Los conflictos de valores son provocados por: — Diferentes criterios de evaluación de las ideas o del comportamiento. — Metas valiosas intrínsecamente excluyentes. — Diferentes modos de vida, de ideología y de religión.	Los conflictos estructurales son provocados por: — Las pautas destructivas de comportamiento o de interacción. — La desigualdad del control, la propiedad o la distribución de recursos. — La desigualdad del poder y la autoridad. — Los factores geográficos, físicos o ambientales que estorban la cooperación. — Las restricciones de tiempo.
↑	↑	↑
Las posibles intervenciones en el área de las relaciones	*Intervenciones posibles relacionadas con los valores*	*Posibles intervenciones estructurales*
— El control de la expresión de las emociones mediante el procedimiento, las reglas fundamentales, las reuniones, etc. — Promover la expresión de las emociones legitimando los sentimientos y aportando un proceso. — Aclarar las percepciones y promover percepciones positivas. — Mejorar la calidad y la cantidad de la comunicación. — Bloquear el comportamiento repetitivo de carácter negativo cambiando la estructura. — Alentar las actitudes positivas de resolución de problemas.	— Evitar la definición del problema por referencia al valor. — Permitir que las partes coincidan y discrepen. — Crear esferas de influencia en que un conjunto de valores prevalece. — Buscar una meta superior compartida por todas las partes.	— Definir claramente los roles. — Reemplazar las pautas de comportamiento destructivo. — Reasignar la propiedad o el control de los recursos. — Establecer un proceso equitativo y mutuamente aceptable de decisión. — Cambiar el proceso de negociación del regateo posicional al que se basa en los intereses. — Modificar los medios de influencia utilizados por las partes (menos coerción, más persuasión). — Modificar las relaciones físicas y ambientales de las partes (proximidad y distancia). — Modificar las presiones externas sobre las partes. — Modificar las restricciones de tiempo (más o menos tiempo).

persiguen simultánea y competitivamente la misma meta. Ahora bien, dado que en todo conflicto existen aspectos manifiestos (instrumentales, estratégicos, oposición de intereses, etc.) y aspectos latentes (elementos afectivos, emocionales, etc.), también en la negociación deberán tenerse en cuenta tanto los aspectos manifiestos como los latentes hasta el punto de que si no se solucionan previamente los aspectos latentes será difícil solucionar los aspectos manifiestos. De ahí la utilidad, como veremos más adelante, de que la negociación sea cooperativa en lugar de competitiva. Ésta no sólo no suele resolver los aspectos latentes sino que, a menudo, incluso los agrava.

Sin duda, una excelente conceptualización del conflicto la encontramos en Munduate y Martínez (1998). Para estos autores, los conflictos son experiencias subjetivas que no necesariamente tienen base objetiva.

Tratando de ensayar una definición extensa podemos decir que:

- Los conflictos son **situaciones.**
- En las que **dos o más personas entran en oposición o desacuerdo.**
- Porque sus **posiciones, intereses, necesidades, deseos o valores** son **incompatibles**, o son percibidos como incompatibles.
- Donde juegan un papel muy importante las **emociones y sentimientos.**
- Y donde la **relación** entre las partes en conflicto puede salir robustecida o deteriorada en función de cómo sea el proceso de resolución del conflicto.

No hay forma de suprimir los conflictos. Pueden reducirse, especialmente si se analiza su génesis y se abordan desde el principio. Pero el conflicto es signo de vitalidad. Lo que ocurre es que hay que adoptar un enfoque de «solución de problemas» y no el enfoque tradicional de la confrontación y la competitividad.

Los conflictos se presentan de diferentes maneras, por motivos diversos y con intensidades variadas; forman parte de la vida de la gente y, de acuerdo a la forma como se asumen, pueden generar nuevos caminos de entendimiento y de desarrollo social y personal o, por el contrario, vías de destrucción y desconocimiento de los derechos y necesidades que como seres humanos todos tenemos.

Marsal (2004) afirma que es obvio que los conflictos graves tienen sus canales de expresión y tratamiento, normalmente, por la vía profesional (la justicia, el arbitraje, la diplomacia...). También los conflictos de carácter débil o poco importantes pueden afectar gravemente a las personas. En estos casos se requiere sensibilidad y empatía hacia el otro, siendo necesarios mediadores solidarios, ciudadanos independientes, dispuestos a poner su arte al servicio de la gente que se encuentra en un mal paso, con sus relaciones deterioradas, acompañándoles en el diseño de un nuevo camino, nuevos lazos capaces de relajar los malos entendidos y a estimular una **comunicación**, independientemente del conflicto y de su resolución. Muchos mediadores expertos saben que cuando las partes se reconocen mutuamente desde una posición fuerte en sus propias convicciones, el conflicto pasa a un segundo plano y la empatía personal abre nuevos caminos.

Frente a la confrontación (ganar/perder), el abandonismo (perder/ganar) o el pasotismo (perder/perder) está la concertación, la cooperación (ganar/ganar), que ganen los dos.

El conflicto no puede ser considerado en sí mismo como funcional o disfuncional, ya que sus resultados pueden tener diferentes efectos para los distintos miembros de la organización. Lo que sí es cierto es que la ausencia de una dirección efectiva del conflicto llevará probablemente a la consecución de metas de nivel inferior para todas las partes. El problema no reside, por tanto, en evitar o prevenir el conflicto, sino en dirigirlo del modo más efectivo posible para todas las partes implicadas en el marco del trabajo. El principio de que «la gestión efectiva del conflicto resulta crítica para el éxito organizacional» es quizá la premisa mejor articulada de la mayoría de las teorías de la dirección, en las que se asume que la mayoría de los conflictos pueden y deben ser negociados (Putman, 1985). La distinción realizada por Robbins (1978) entre «gestión del conflicto» y «resolución del conflicto» resulta relevante a este respecto, ya que la primera abarca el desarrollo de técnicas tanto para resolver como para estimular el mismo.

Como indicó Brown (1983), la relación entre cantidad de conflicto y resultados organizacionales adopta la forma de U invertida, de modo que un nivel o cantidad de conflicto excesivamente elevado provoca la presencia de resultados negativos para la organización, y al mismo tiempo un nivel excesivamente bajo suele generar una actitud de estancamiento que hace que los resultados alcanzados no sean tampoco satisfactorios. Ambos extremos obstaculizan el desempeño. Un nivel óptimo es aquel en el que se da suficiente conflicto para impedir el estancamiento, estimular la creatividad, permitir la liberación de tensiones y promover el cambio; pero tampoco puede ser tan intenso que altere la coordinación de las actividades dentro del grupo. Se precisa por tanto gestionar eficazmente el conflicto para mantenerlo dentro de los límites que podríamos denominar «apropiados», para que resulte autocrítico, activador y creativo (Robbins, 1987). Entre los aspectos suscitados por una intensidad adecuada del conflicto destacan los siguientes (Van de Vliert, 1985):

a) *El conflicto es un medio que posibilita el cambio organizacional*, al modificar la estructura actual de poder, los patrones de interacción y las actitudes arraigadas entre sus miembros.

b) *El conflicto favorece la cohesión del grupo* ante un conflicto con otro grupo u otros grupos, si bien incrementa la hostilidad entre los mismos. Las amenazas externas que resultan de esta situación tienden a incrementar la identificación y la solidaridad con el propio grupo, a la vez que disminuyen las divergencias y la tensión intragrupo.

c) *El conflicto produce un incremento en el nivel de tensión del grupo y lo torna más constructivo y creativo*, ya que un nivel de tensión sumamente bajo provee las bases para un conformismo desmotivador que inhibe la autocrítica y la creatividad en las actividades a desarrollar por los miembros del grupo.

Como señala Ovejero (2004), existen fundamentalmente tres grandes formas de ver el conflicto:

a) Orientación psicológica

El conflicto está situado dentro del individuo, en sus motivaciones, rasgos de personalidad, etc. Habría que distinguir aquí dos tipos de conflicto: *a) Intraindividual,* que el psicólogo social Kurt Lewin definía como «toda situación en que unas fuerzas de magnitudes iguales actúan simultáneamente en direcciones opuestas sobre el individuo», y que se da continuamente siempre que se toma una decisión, cuando hay oposición de roles, etc. *b) Interindividual;* si el intraindividual estaba relacionado con tensión y desequilibrio psicológico, el interindividual está muy relacionado con la agresión, como muestran tanto el psicoanálisis como la etología o la teoría del aprendizaje social. Pero, sin ninguna duda, la orientación psicológica es claramente reduccionista. El individuo vive dentro de estructuras sociales y, por consiguiente, si queremos entender el conflicto, debemos conocer antes tales estructuras así como su incidencia sobre el individuo.

b) Orientación sociológica

El conflicto social no es algo meramente individual, no es sólo cosa de los individuos, sino más bien de los grupos, un producto de la organización social. Más aún, es algo inherente a esa misma organización social: cada grupo ocupa diferentes posiciones en la organización y también diferentes intereses (económicos, psicológicos, etc.). Hay también aquí fundamentalmente dos posturas: la de quienes ven en el conflicto algo esencialmente disfuncional, de tal manera que lo único que hay que hacer con él es suprimirlo (Parsons, Merton y en general los funcionalistas); y la de quienes lo ven como algo ya no sólo inevitable, sino incluso necesario e imprescindible para el funcionamiento y el progreso social, como es el caso de los marxistas: sería la lucha de clases lo que lleva al progreso social y al cambio social. El conflicto sería, pues, el motor de la historia.

c) Orientación psicosociológica

Como afirma Touzard (1988), la psicología social, en cuanto disciplina que es independiente tanto de la psicología como de la sociología, pretende aportar una concepción original: su nivel de análisis no se sitúa ni en el plano individual ni en el social, sino en la encrucijada de los dos, o sea, en el nivel de la interacción del individuo y los sistemas sociales en cuyo seno vive. Esto significa que los resultados de las dos perspectivas anteriores le serán muy útiles y que deberá integrarlos en una nueva perspectiva que no elimine las otras dos. Y es que un conflicto es una situación que, en el plano social, se define por ciertas relaciones entre grupos, organizaciones o individuos. Se persiguen fines contradictorios, se afirman valores irreconciliables, se viven relaciones de poder; los protagonistas tienen estrategias más ó menos definidas. Por encima de las conductas individuales de hostilidad y de competencia, ya sea porque estén enraizadas en pulsiones probablemente innatas o que resulten de tensiones adquiridas, hay una determinada estructura social que crea y define el conflicto.

Los principios básicos sobre los conflictos en la cultura de la mediación y la resolución pacífica de los conflictos, según Viñas (2004), son los expuestos en el cuadro 2.2.

2. ELEMENTOS DEL CONFLICTO

Para analizar un conflicto se pueden adoptar diferentes enfoques. Uno muy útil puede ser el que propone Lederach, que diferencia los elementos del conflicto más vinculados a las personas implicadas de los elementos propios del proceso seguido por el conflicto y del problema que subyace a él.

Seguidamente veremos distintos elementos de conflictos relacionados con las personas, con el proceso del conflicto y con el problema mismo.

Las personas

La identificación de las partes en conflicto nos lleva a una primera tipología de los conflictos, y así podemos hablar de conflictos intrapersonales, interpersonales, intergrupales...

— Hay que distinguir entre:

- *Protagonistas principales:* ¿Quiénes están directamente implicados?
- *Protagonistas secundarios:* ¿Quiénes lo están indirectamente pero tienen interés o pueden influir en el resultado? En la labor de mediación interesa tener claro si las partes que están sentadas con el mediador son las protagonistas directas del conflicto o bien si queda alguna persona relevante para el proceso al margen.

El poder en el conflicto

El poder es la capacidad de influencia de los protagonistas principales y secundarios en el conflicto. ¿Qué bases de influencia y poder tiene cada uno so-

CUADRO 2.2

Principios básicos en la mediación y resolución de conflictos. Viñas (2004)

— Los conflictos son un fenómeno natural de las organizaciones.
— Los conflictos no se resuelven nunca solos.
— El principio de resolución es siempre: «todos salimos ganando».
— Los conflictos son diversos y su resolución también: conflictos intrapersonales, de rendimiento, de poder, de relaciones...
— Los conflictos se producen en un contexto y la resolución debe estar contextualizada.
— La cultura de mediación y resolución pacífica de conflictos nos aporta modelos que hay que adaptar a cada situación.
— No sólo nos centramos en conductas, sino también en los marcos de conducta.
— Los conflictos y su resolución son procesos con fases definidas. Hay que actuar de forma adaptada a cada fase.
— El conflicto siempre tiene dos partes, y las soluciones implican siempre ambas.

bre los demás?, ¿es una relación de iguales o existe la desigualdad?, ¿en qué forma? Afectados por la influencia de otros en el conflicto, ¿existen ahora o pueden existir coaliciones entre los grupos?, ¿entre quiénes?, ¿por qué?

Como indican Kennedy, Benson y McMillan (1982), negociamos porque no nos dominan ni dominamos a los demás. Cuando una persona, grupo o institución tiene un dominio total sobre la otra parte puede prescindir de la negociación. Efectivamente, la negociación es sólo una de las vías de resolución de conflictos, y ello requiere una relación de poder entre los protagonistas. La negociación surge cuando las partes implicadas tienen diferentes grados de poder, pero nunca un poder absoluto sobre la otra parte. Esta relación de poder puede sustentarse en diversas bases —poder legal, poder experto, etc.— o incluso ser el resultado de una alianza de intereses entre las partes, por oportunismo o solidaridad, en cuyo caso surgen las coaliciones, como veremos a continuación.

Por tanto, en ausencia de un poder compartido, una parte puede decidir unilateralmente los resultados sin necesidad de negociar con la otra parte. Una extensión de este principio indica que cuanto más desigual sea la distribución de poder, mayor será la posibilidad de una decisión unilateral, no negociada, así como la probabilidad de que las diferencias de interés sean suprimidas al ser ignoradas por la parte más fuerte y no poder ser reclamadas por la parte más débil. En este sentido, el que las partes de una relación de interdependencia comiencen o no una negociación depende de la medida en que el poder es compartido o se halla distribuido entre las partes (Bacharach y Lawler, 1981).

El mediador tiene que ser neutral en todo el proceso de la mediación, pero la neutralidad del mediador se debe entender de manera «activa». Sería una hipocresía mantenerse neutral asépticamente ante un abuso descarado de una parte con mucho poder ante otra con poco poder. Hacer respetar las normas mínimas de comunicación entre las partes reequilibra algo la balanza del poder, pues a menudo las personas con más poder no se han rebajado a escuchar los sentimientos y necesidades de las partes más débiles. También el que estas necesidades afloren y se compartan alternativas de solución reequilibra la balanza del poder. La mediación, por su propia exigencia de neutralidad, procura igualdad de oportunidades para ambas partes, con lo que restituye en parte el desequilibrio.

Según Munduate y Martínez (1998), Bacharach y Lawler (1980,1981) sintetizan la necesidad de intercambio de recursos entre las partes, indicando que la negociación se origina a partir de dos circunstancias: *la escasez de recursos,* que origina la competición entre aquellos que necesitan los mismos recursos, y *una asignación desigual* de los mismos, que crea la necesidad de intercambiar entre las partes los diferentes recursos que necesita cada uno. En este sentido, A y B negocian la cantidad de beneficios que se pueden reportar mutuamente, y son precisamente estos lazos de mutua dependencia los que permiten a cada parte adoptar una cierta posición de otorgar o negar, facilitar o impedir los beneficios del otro.

Por tanto, la relación de poder entre las partes se establece por una dependencia mutua, en la que el poder de A viene determinado por la dependencia de B y no por la dependencia de A, como observamos en el gráfico 2.2.

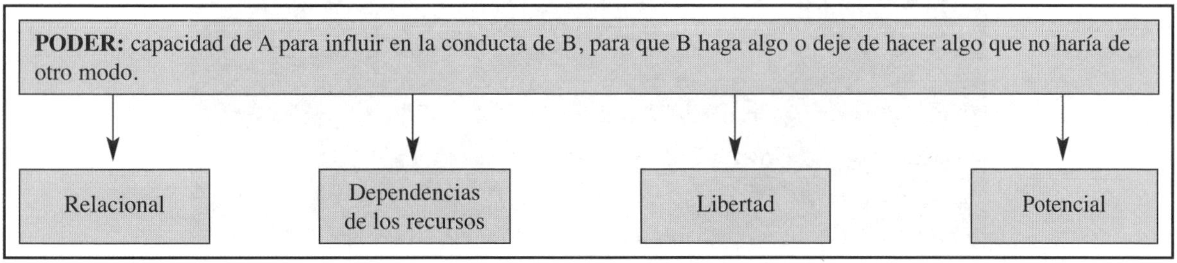

Gráfico 2.1.—Relación de interdependencia en función del poder distribuido. Bacharach y Lawler (1981).

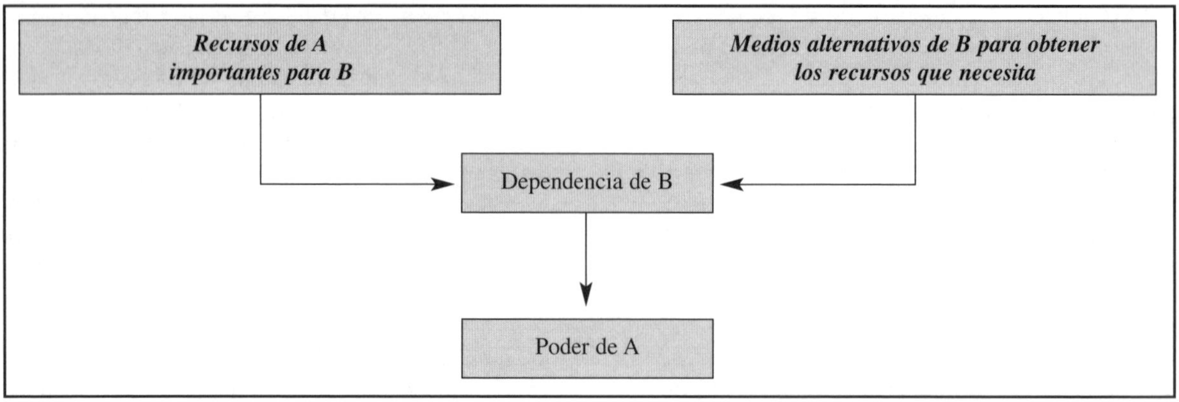

Gráfico 2.2.—Determinación del poder de una de las partes. Munduate y Martínez (1998).

A tiene poder sobre B si B depende de A, y viceversa, tal y como establece la teoría de la dependencia del poder (Emerson, 1962, Blau, 1964). Efectivamente, yo puedo conseguir que alguien haga lo que yo deseo —es decir, ejerzo poder sobre esa persona— si poseo algún recurso importante para esa persona que no es fácil de obtener por una vía alternativa. En la medida en que la otra parte posea algo importante para mí, y que sólo ella me pueda reportar, también yo dependo de ella, y consecuentemente también tiene poder sobre mí. Si en el caso de las relaciones laborales consideramos que el puesto de trabajo es el principal recurso de la dirección, y la mano de obra el principal recurso de los trabajadores, la huelga y el despido son medios de presión al servicio de los trabajadores y de la dirección, respectivamente, que permiten reducir la intransigencia de las partes en la negociación, ya que cada parte necesita los recursos de la otra. Esta dependencia mutua es la base del poder de cada parte en la negociación.

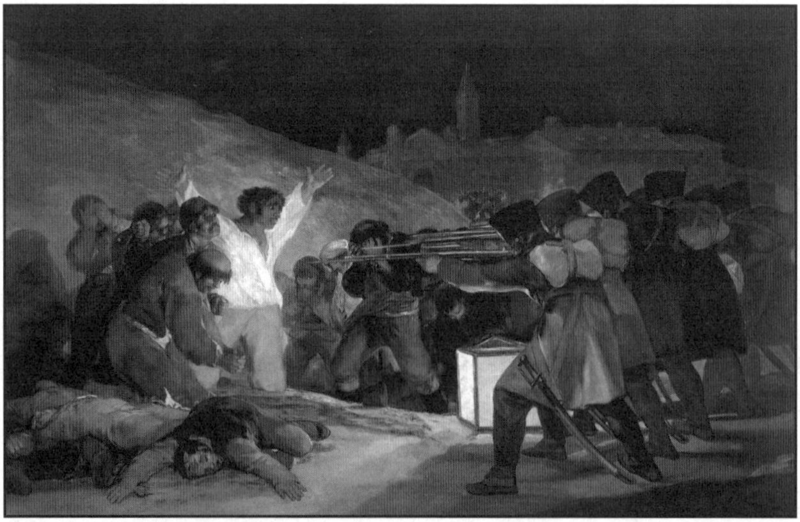

Figura 2.2.—Solución de conflictos basada en el poder (*Los fusilamientos del 3 de mayo*. Goya, 1814).

Según se deduce de lo anteriormente indicado, Munduate y Martínez (1998) exponen que el poder de cada parte en la negociación vendrá determinado por las pérdidas que a cada una le supone no llegar a un acuerdo con la otra parte —sabiendo que ésta, como medida de presión, puede emplear su poder y reducir o anular los beneficios que habitualmente le reporta— y por los costes que suponen a cada una aceptar las peticiones y condiciones que la otra parte trata de imponer. Es este cociente el que va a determinar la consecución o no de un acuerdo. En el momento en que el costo que supone aceptar la propuesta del otro sea superior al costo de una ruptura de la negociación, surgirá ésta irremediablemente, anulándose el poder de la otra parte de la negociación. A su vez, cuanto mayor sea el cociente indicado, mayor será el poder de la otra parte sobre nosotros, y viceversa.

Las percepciones del problema

Es nuestra forma de recibir o interpretar el conflicto, sus causas y sus explicaciones. Podemos percibir que el conflicto es lo peor que nos puede pasar, o por el contrario no darle importancia. A menudo, en la labor de mediación encontraremos que mientras una de las partes está seriamente afectada por un problema, la otra ni siquiera es consciente de que exista.

Emociones y sentimientos

Otra revisión de las definiciones de emoción la aportan Oatley y Jenkins (1992), quienes, entre otros aspectos, se plantean cuáles han sido las respuestas que se han dado a la pregunta ¿qué es una emoción? Estos autores mantienen que se ha tendido a enfatizar los aspectos relativos a la especificidad y a la función. Es decir, tienden a resaltar lo que es una emoción diferenciándola de otras respuestas de la persona, y a describir la función que tiene para dicha persona. De las distintas definiciones y conceptualizaciones que incluyen en su trabajo, una visión completa de las mismas podría resumirse en la consideración de la emoción como «estados mentales o procesos elicitados por un evento de determinada intensidad, que puede ser medida a través de las respuestas comportamentales, fisiológicas y autoinformadas, aunque no siempre es clara la correlación entre estas diferentes medidas, y con una duración menor a los estados de humor. Estos estados o procesos son elicitados por eventos que son de importancia para las necesidades y metas del individuo, siendo estos elementos elicitadores distintos para otra emoción, y que son etiquetados socialmente como felicidad, ira, etc., siendo posible su interpretación, supresión o moldeamiento».

En todos los conflictos, y en el proceso de resolución que les acompaña, el mediador puede ver más

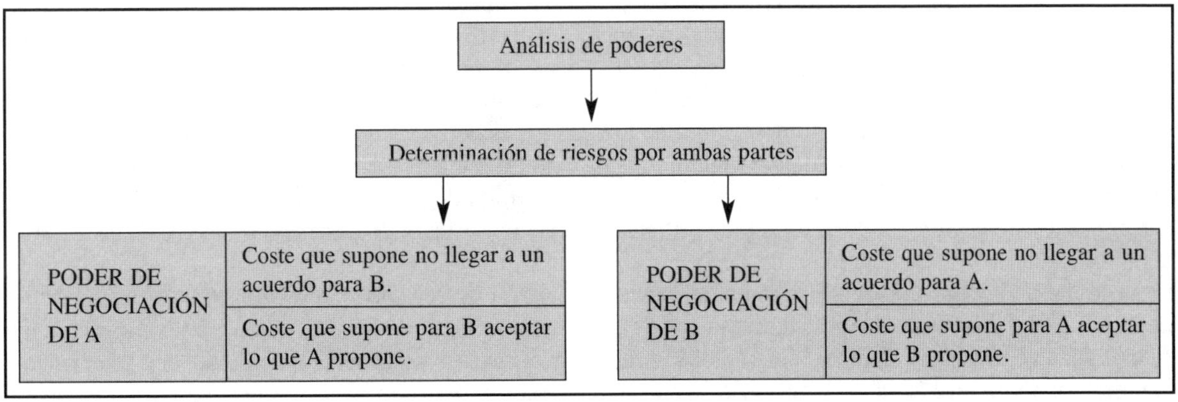

Gráfico 2.3.—Determinación de riesgos por ambas partes. Munduate y Martínez (1998).

CUADRO 2.3

Tácticas de influencia en los procesos de negociación. Yuki y Tracey (1992)

- ***Persuasión racional.*** Se emplean argumentos lógicos y evidencias objetivas. Por ejemplo: Te explica detalladamente por qué es adecuada la oferta de negociación que te propone la otra parte.
- ***Intercambio.*** Se prometen recompensas o beneficios tangibles. Por ejemplo: Te ofrece considerar tu oferta de negociación siempre que tú consideres la suya.
- ***Recurrir a aspiraciones.*** Se recurre a los valores, ideales y aspiraciones de la otra persona. Por ejemplo: Describe su oferta de negociación como una oportunidad única para el logro de tus aspiraciones de futuro.
- ***Consulta.*** Se solicita participación y se consideran las ideas y sugerencias de otras personas. Por ejemplo: Se anima a terceras partes no directamente implicadas en la negociación a expresar su opinión sobre los asuntos de discusión.
- ***Relaciones personales.*** Se recurre a los sentimientos de lealtad y amistad. Por ejemplo: Te pide que aceptes realizar una concesión en aras de vuestra amistad.
- ***Adulación.*** Se halaga y adula. Por ejemplo: Te dice que eres la persona más cualificada para valorar en su justo término la oferta de negociación que va a realizar.
- ***Legitimación.*** Se basa en las políticas, reglas, prácticas habituales o tradicionales. Por ejemplo: Estima que su oferta de negociación es legítima, basándose en documentos como instrucciones de trabajo, estatutos o acuerdos internos.
- ***Presión.*** Se exige y amenaza. Por ejemplo: Amenaza con romper la negociación si no aceptas su última oferta.
- ***Coalición.*** Se recurre a la ayuda de otras partes implicadas. Por ejemplo: Pide a otras personas del entorno que te expliquen las razones por las que apoyan su propuesta.

o menos intensamente un abanico de emociones más o menos duraderas, un conjunto de sentimientos. El estado del corazón teñido de alegría, tristeza, rabia, temor, angustia, ilusión..., va a ser un elemento que module significativamente la solución e intensidad del conflicto. Podemos distinguir los sentimientos propios, si es que existen, de los sentimientos de cada una de las partes. *¿Cómo te has sentido? ¿Cómo se han sentido los demás?*

El estudio del fenómeno emocional en el ámbito del conflicto y la negociación ha pasado, en poco tiempo, de ser escaso a ser considerado un aspecto básico para una total comprensión del fenómeno. El cambio en el interés acerca de la implicación del fenómeno emocional en el ámbito del conflicto y la negociación coincide en parte con la evolución que ha seguido esta disciplina. Según Bazerman, Curhan, Moore y Valley (2000), se pasó de un interés en el estudio de la negociación desde la psicología social en los años sesenta y setenta del pasado siglo, a una disminución en los estudios acerca de este fenómeno durante el protagonismo de la psicología cognitiva en los años setenta. En los años ochenta hubo un resurgimiento en el interés del estudio de la negociación, sobre todo desde la perspectiva de la toma de decisión, siendo en la década siguiente la psicología social la que retoma el protagonismo inicial, comenzando a incluir el fenómeno emocional como un aspecto relevante.

Existen dos momentos básicos para que afloren sentimientos en la mediación: en los momentos previos, pues es el momento del desahogo y de analizar las implicaciones emocionales del conflicto y el daño psicológico recibido; y en la fase que denominamos *«cuéntame»*, de forma que cada parte pueda ser consciente de cuáles son los sentimientos de la otra, algo que normalmente desconocería, de forma que pueda ir creando una cierta empatía entre las partes.

Las personas que acuden a un proceso de mediación se suelen sentir ofendidas, frustradas, desconfiadas, resentidas o traicionadas. Para mantener un tono racional y un diálogo fructífero acerca de las cuestiones importantes, el mediador debe controlar y minimizar el efecto de las emociones negativas. Si controla las emociones en una etapa temprana del proceso, los sentimientos manifestados francamente o bien experimentados en silencio pueden bloquear y eliminar toda posibilidad de acuerdo (Coser, 1967).

Las actitudes

La actitud se define como una disposición de la persona, relativamente estable, hacia un objeto psicosocial cualquiera; podríamos incluso pensar, como Munduate y Martínez (1998), que es un sentimiento positivo o negativo hacia alguna persona, objeto o situación. Una percepción es una creencia o un modo de ver a esa persona, objeto o situación. Las actitudes y percepciones tienden a ser consistentes en sus valencias, en el sentido de que si tenemos un sentimiento negativo —o positivo— hacia alguien, tendemos a tener una percepción predominantemente negativa —o positiva— de esa persona o grupo, aunque esta consistencia entre actitud y percepción no tiene por qué darse en su totalidad (Pruitt y Rubin, 1986).

Al analizar la incidencia de las actitudes y la percepción en el proceso de negociación, queremos indicar que no captamos exactamente a los demás negociadores como lo haría una máquina fotográfica. La percepción es un proceso psicofísico por el cual la realidad de nuestro entorno es tamizada por nuestra propia realidad psíquica: nuestras experiencias anteriores, los estereotipos, nuestra jerarquía de valores o nuestras tensiones personales. Podemos afirmar en este sentido que no vemos a las personas tal como son sino por lo que significan para nosotros. Así, tendemos a percibir a los negociadores de la otra parte como deshonestos, inamistosos y hostiles hacia nuestros deseos y preferencias, y a su vez sus actitudes y percepciones sobre nosotros tienden a ser similares, produciéndose la denominada «imagen de espejo». No obstante, la existencia de esta imagen no es reconocida por las partes implicadas en el conflicto, por lo que quienes tienden a desconfiar de sus adversarios no son conscientes en ocasiones de que la otra parte también desconfía de ellos. Pruitt y Rubin (1986) recogen seis aspectos sobre los que puede incidir esta tendencia del grupo hacia las actitudes y percepciones negativas sobre la otra parte y que tienden a incrementar la escala del conflicto.

En primer lugar, se tiende a buscar un culpable de las experiencias desagradables. Incluso cuando la evidencia sobre el grupo o persona en el que recae la culpabilidad de la experiencia aversiva pueda ser ambigua, las actitudes tienden a estructurar las percepciones, de modo que se culpa a las partes sobre las que existe cierta animadversión y se presta el beneficio de la duda a los simpatizantes. Como recogen Blumenthal et al. (1972) en sus estudios sobre la incidencia de las actitudes y las percepciones al culpabilizar a los responsables, son por lo general las actitudes políticas de las personas las que llevan a culpabilizar, bien a la policía, bien a los manifestantes, de los desagradables resultados de ciertos disturbios callejeros, llegando a emplear el término «violencia» para describir la conducta de los grupos menos afines y el término «fuerza justificada» para los grupos más afines a los propios evaluadores.

Un segundo mecanismo relacionado con el anterior y que fortalece la escala del conflicto consiste en que las partes de las que se desconfía tienden a ser consideradas como amenazantes cuando realizan alguna acción en principio ambigua. No se concede el beneficio de la duda a cualquier acción que proviene de la otra parte. En consecuencia, se produce una escala de movimientos defensivos y disuasorios por la otra parte que tienden a suscitar nuevos problemas añadidos.

Una tercera vía por la que las actitudes y percepciones negativas dificultan la resolución del conflicto consiste en su incidencia sobre la disminución de la inhibición de la agresión entre las personas que han sido provocadas. Mientras las personas evitan la agresión hacia las partes con las que simpatizan y a las que respetan, incluso cuando pueden ser acusadas sin dificultad como responsables de experiencias desagradables, tienden no obstante a agredir con facilidad a las partes hacia las que sienten cierta animadversión (Rogers y Prentice-Dunn, 1981).

Una cuarta vía por la que las actitudes y percepciones negativas resultan perjudiciales para aproximar posiciones y lograr un acuerdo reside en que éstas dificultan empatizar con el adversario (White, 1984). Los adversarios resultan tan diferentes a nosotros que es difícil ponerse en su lugar. La falta de empatía con el adversario es similar a la falta de comunicación con el mismo, en el sentido de que fuerzan la incomprensión entre las partes. De hecho, si fuésemos conscientes de que la hostilidad en la conducta de la otra parte es una reacción ante nuestra propia hostilidad, tenderíamos a aproximar las posiciones enfrentadas como un mecanismo de autoprotección. Pero si la falta de empatía nos impide ponernos en el lugar del otro y conocer sus motivos y necesidades, nos impide también realizar dicha aproximación.

Un quinto aspecto apunta a que las actitudes y percepciones negativas hacia el oponente tienden a adjudicar una situación de suma cero a la negociación, asumiendo que lo que es bueno para una de las partes es malo para la otra y viceversa. Esta concepción de la negociación resulta antitética con el desarrollo del potencial integrativo, ya que impide observar el campo común en la planificación estratégica.

En sexto y último lugar, indican Pruitt y Rubin (1986) que, ante la escala del conflicto, se incrementan las actitudes y percepciones negativas sobre la otra parte, por lo que el adversario comienza a ser considerado como un «diabólico enemigo» y el conflicto comienza a ser observado como una guerra entre «buenos» y «malos». En dichas circunstancias se tiende a acusar a la otra parte de todo lo que va mal, se cortan totalmente las comunicaciones, la empatía es especialmente débil y la resolución del conflicto se torna realmente difícil.

En realidad, según Munduate y Martínez (1998), este fenómeno por el que los miembros de un grupo perciben y juzgan a su propio grupo más favorable y le otorgan mayores preferencias que a cualquier otro grupo, provocando la competencia intergrupos, es una situación común y ampliamente aceptada por la investigación psicosocial (Tajfel et al., 1971; Rabbie y Wilkens, 1971). El hecho de que dicha discriminación ocurra incluso cuando los miembros de los diversos grupos nunca se hayan encontrado los unos con los otros indica que el aspecto que se halla implicado no es exclusivamente una consecuencia sino incluso una causa del conflicto intergrupos (Doise y Sinclair, 1973; Tajfel y Billing, 1974; Van de Vliert, 1984), y está presente por tanto en el proceso previo a la interacción entre los negociadores.

Las posiciones

Corresponden al estado inicial de las personas ante el conflicto. Es lo que en principio reclama cada parte, pues piensan que así se sentirán satisfechas. Son las respuestas que dan las personas al ¿qué quieres? Suponen la cubierta de los intereses y, a menudo, inhiben la comprensión del problema. Fisher y Ury (2002) afirman que discutir sobre posiciones no produce acuerdos inteligentes, resulta ineficaz y pone en peligro las relaciones personales. Un buen mediador será capaz de ayudar a las partes a levantar la alfombra de las posiciones para vislumbrar los intereses que se esconden debajo de aquéllas.

Intereses y necesidades

Los intereses son los beneficios que deseamos obtener a través del conflicto. Normalmente aparecen, surgen y subyacen alejados de las posiciones que se adoptan en los conflictos.

Las necesidades humanas son las que consideramos fundamentales e imprescindibles para vivir. Incluyen tanto las necesidades materiales básicas como otras de índole no material como libertad, posibilidad de expresarse y de sentirse escuchado, seguridad para explicarse... La no satisfacción adecuada de las mismas nos puede generar frustración, inquietud, temor, ira... Las necesidades suelen estar detrás de los intereses.

Los intereses y las necesidades suponen la respuesta que dan las personas a las preguntas «¿por qué?», «¿para qué?», o en términos de construcción de alternativas «¿cómo te sentirías satisfecho?». Muy conectadas a los intereses están las necesidades. En la mediación estamos acompañando a las partes en un proceso de negociación de una solución que satisfaga sus necesidades. En ocasiones no es tan sencillo descubrir opciones que satisfagan los intereses de ambas partes, pero desde luego no se descubrirán si no se identifican esos intereses.

Los valores y principios

Es el conjunto de elementos culturales e ideológicos que justifican y sirven para argumentar los comportamientos. Las personas tienen diferentes valores. Puede ser que ni siquiera exista reflexión sobre los valores que justifican los actos. Es importante no aferrarse absolutamente a un valor. A veces, en el proceso de mediación, puede ser importante descubrir los metavalores que están por encima de los valores en disputa y que separan a las partes.

El campo de las tensiones

La tensión, según Munduate y Martínez (1998), es definida como la energía invertida por los individuos o los grupos para enfrentarse o ponerse de acuerdo. Las tensiones suscitadas por estos enfrentamientos o acuerdos en las relaciones sociales son los motores de los poderes, interviniendo directamente en la concertación y el conflicto para fijar las actitudes de las partes. A su vez, el poder es definido como los medios disponibles por un participante para doblegar la actitud del otro. En este sentido, el empleo del poder por parte de los contendientes en el proceso de negociación, es decir, la ejecución o utilización de las medidas disponibles para doblegar la actitud de la otra parte, va a hallarse mediatizado por las tensiones sociales existentes en el contexto en el que se desarrolla dicha negociación. A su vez, la peculiaridad de estas tensiones —en el desarrollo de tensiones positivas o negativas— va a depender del tipo de dependencia entre las partes de la relación social (Deutsch, 1973).

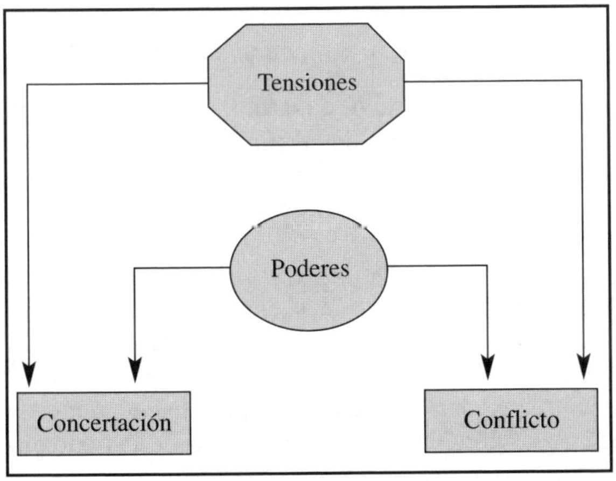

Gráfico 2.4.—Campo de tensiones.

El proceso

1. *La dinámica del conflicto*

Es la historia que ha llevado el conflicto. Con bastante frecuencia existe lo que se puede denominar conflicto latente, es decir, una situación en la que las partes no perciben la contraposición entre intereses o partes, al menos de una forma explícita, pero pese a todo está ahí y puede surgir un hecho concreto que lo haga patente, es decir, que lo saque a la luz.

¿Qué ocurrió? Igual que una chispa si el terreno está lo suficientemente seco, y con material que arda con facilidad, puede provocar un incendio, un hecho puntual puede actuar de «chispa» que haga el conflicto patente para todos: implicados y espectadores.

¿Qué otros problemas se añadieron? ¿Qué actividades han aumentado el conflicto? «Los problemas no suelen venir solos», solemos decir, y es cierto. Conviene detectar, más allá del problema-chispa, qué otras cuestiones, probablemente más de fondo y que pueden seguir latentes o no, están presentes en el conflicto.

También hay que referirse al grado de polarización. Hablamos de que un conflicto está polarizado cuando las partes se ven a sí mismas en la posesión de toda la razón y niegan toda razón a la parte contraria. No se ven matices. Todo es blanco o negro, sin grises. Las partes no perciben intereses comunes y están totalmente instaladas en la dinámica de enfrentamiento: yo gano-tú pierdes.

2. *La relación y la comunicación*

El aspecto humano de la relación entre las partes implicadas en el proceso de resolución del conflicto es fundamental: puede resultar de ayuda o ser desastroso. Una relación en la que existe confianza, entendimiento, respeto y amistad, con el tiempo puede hacer que cada conflicto que surja se aborde de manera más fluida y eficiente. Por el contrario, si la relación está deteriorada, basada en la desconfianza o en el desprecio, será muy complicado afrontar con éxito la resolución de un determinado conflicto.

Señalamos una serie de dicotomías que pueden ayudar a entender los distintos tipos en que se puede encontrar la relación entre las partes en conflicto. Cada uno de los pares son dos polos entre los que existe un continuo de diferentes grados...

— Poca relación/mucha relación.
— Confianza/desconfianza.
— Amistad/hostilidad.
— Huida/enfrentamiento.
— Calma/emocionalidad.
— Conocimiento/desconocimiento (prejuicios).

La forma en la que se comunican las partes es también un dato muy importante en el proceso del conflicto. Si el conflicto es entre iguales, probablemente compartan unos códigos culturales que les acerquen y que faciliten la comunicación de modo que se puedan entender. Si el conflicto no es entre iguales, probablemente esos mismos códigos alejen y dificulten. Por otro lado hay que ver quién habla a quién; no es raro que por timidez o por diferencias de poder la comunicación verbal sea prácticamente unidireccional, que sólo hable uno, y normalmente en segunda persona. En este sentido, el mediador debe ayudar a un reequilibrio del «poder», aunque sólo sea del poder de la palabra.

A menudo en la comunicación se producen además una serie de distorsiones producto de la mala información, de rumores, de estereotipos o de prejuicios, que debemos tener en cuenta.

3. *Estilos de enfrentamiento al conflicto*

Hablamos básicamente de cinco posibilidades: competición, evitación, acomodación, compromiso y colaboración. Ninguna de ellas se da de forma totalmente pura. Aunque cada persona puede tener sus preferencias o inclinaciones, está claro que no siempre se afrontan los diferentes conflictos de la misma manera. En cada conflicto habrá que ver qué estilo o estilos han puesto en juego cada una de las partes y, eventualmente, el mediador las ayudará a reflexionar si el estilo seguido está ayudando a resolver o encauzar la resolución del conflicto, o por el contrario lo enquista y lo polariza más.

El problema

1. *Los hechos*

Los hechos son aquellas situaciones o acontecimientos que ocurren. Hay que buscar formas de objetivar los datos, de recogerlos y evaluarlos. ¿Qué ha sucedido? Es importante diferenciar entre «los hechos» y «la relación». Cada parte tiene interés en ambas cosas: los hechos y la relación. De hecho, en muchas ocasiones la relación es mucho más importante que cualquier otro resultado sobre un problema concreto. Es más, la mediación como herramienta para resolver los conflictos en bastantes ocasiones no logrará «resolver» plenamente el problema planteado, pero sí debería en todos los casos restablecer o mejorar la relación entre las partes. Por otro lado, no debemos olvidar que muchos de los conflictos que se presentan en el ámbito laboral son conflictos en los que la sustancia es precisamente un problema de relación.

Según sea el meollo del conflicto, es decir, lo que está en disputa entre las partes, podemos señalar diferentes tipos de conflicto. Aunque es difícil y arriesgado clasificar los conflictos debido al reduccionismo que puede implicar, hemos decidido establecer un conjunto de categorías que, con un carácter orientativo, permiten entender mejor los conflictos y por tanto pueden aportar claves para la búsqueda de soluciones satisfactorias a los mismos.

2. *Conflictos de relación/comunicación*

No existe un móvil concreto, tangible, más allá de la propia relación deteriorada. En este tipo estarían los conflictos de agresiones, lucha, insultos, desvalorizaciones, rumores, confusión, malos entendidos...

También entrarían los conflictos de percepción. Aunque la realidad es una sola, cada parte en el conflicto tiene «su» propia visión. Probablemente si cada uno narra lo sucedido contará versiones muy distintas. Aquí de nuevo podemos hablar tanto de cómo se percibe el problema como de las percepciones que unos tienen sobre los otros como personas. El recurso a la expresión en primera persona comunicando sentimientos puede ayudar mucho, pues esa expresión es incuestionable. También puede ser interesante compartir los datos de tal modo que las partes puedan partir de la misma información sobre un acontecimiento que les afecta.

3. *Conflictos de intereses, necesidades*

Cuando se dan dichas diferencias es cuando existe un problema de contenido. Se trata de buscar la forma de satisfacer los intereses y las necesidades a través de alguna solución alternativa que supere la contraposición de las posiciones iniciales (yo gano-tú ganas):

a) Conflictos por recursos: son los conflictos que se generan por tener, acceder, prestar... no solamente objetos sino tiempos, espacios y todo tipo de recursos.
b) Conflictos por actividades: desacuerdos en la forma de realizar trabajos o tareas.

4. *Conflictos por preferencias, valores y creencias*

En cuanto a las diferencias de valores, si las hay, quizá se puedan buscar valores superiores que compartan todos, pues no todos los valores están al mismo nivel en una jerarquía de valores.

3. CAUSAS DEL CONFLICTO

Algunas de las conductas y situaciones que suelen considerarse conflictivas son:

— No participación, distanciamiento de algún miembro.
— Crítica destructiva de las ideas o del trabajo de los demás.
— Rumores sobre temas personales.
— No asunción de las funciones asignadas.
— Distracciones y pérdidas de tiempo.

Estas conductas se generan tanto por motivos internos individuales como por fallos a nivel de grupo o de la organización, que son los que conviene afrontar para superar la situación conflictiva.

— **A nivel individual,** casi siempre la causa es que uno o más miembros se sienten de algún modo excluidos del grupo, por las más diversas razones:

- Por no conocer o no entender bien los objetivos, métodos y reglas del grupo.
- Por estar en desacuerdo con los objetivos generales.
- Por no entender su verdadero papel, ni haberle sido explicadas claramente sus funciones y competencias.
- Por no ser capaz de hacer ver sus intereses y valores personales, y por tanto sentir que no es tenido en cuenta.
- Por la falta de confianza ya sea en sí mismo o en la eficacia del equipo de trabajo.

Todas estas situaciones generan sentimientos de exclusión que provocan una reacción defensiva que se manifiesta de formas más o menos sutiles.

— **A nivel de grupo,** porque no se ha logrado un equilibrio entre los distintos valores y necesidades de los participantes, y éstos sienten que el grupo no va a respetarlos.
— **A nivel de la organización,** porque en ocasiones la estructura, las normas y la distribución de responsabilidades no respetan los intereses individuales y producen frustración en los trabajadores.

4. PROCESO DEL CONFLICTO

El proceso del conflicto se compone de cuatro etapas:

Oposición potencial

La primera etapa del proceso del conflicto es la presencia de condiciones capaces de crear la oportunidad de un conflicto. No es necesario que lleven directamente a él, pero una de ellas es indispensable para su aparición. Estas condiciones se agrupan en las siguientes categorías generales:

- *Comunicación:* esta fuente representa las fuerzas antagónicas que surgen de problemas semánticos, malos entendidos y *«ruido»* en los canales de comunicación.
- *Estructura:* incluye variables como el grado de especialización en las tareas asignadas a miembros de una empresa, la claridad jurisdiccional, la congruencia de los estatus, la compatibilidad de las metas de los miembros, los estilos del liderazgo, los sistemas de premios y la dependencia entre grupos.
- *Variables personales:* los factores personales comprenden los sistemas de valores que cada individuo tiene y las características de la personalidad que dan origen a la idiosincrasia y diferencias individuales.

Cognición y personalización

Si las condiciones citadas en la primera etapa generan frustración, la posibilidad de oposición se concretiza en la segunda etapa. Las condiciones anteriores tan sólo desembocan en el conflicto cuando éste afecta a una o más personas que, además, lo conocen.

Es preciso que una o más personas conozcan la existencia de las condiciones previas. Sin embargo, que se perciba el conflicto no significa que esté personalizado. Es en el nivel del sentimiento cuando el individuo se siente comprometido emocionalmente, sufriendo de ansiedad, tensión, frustración u hostilidad.

Comportamiento

En la tercera etapa del proceso del conflicto un miembro realiza acciones que frustran la obtención de metas de otros o van contra los intereses de él. Es necesario que la acción se realice de forma intencionada. En tales circunstancias el conflicto es patente.

El conflicto externo adopta una enorme gama de conductas: desde formas sutiles, indirectas y muy controladas de interferencia, hasta la lucha directa, agresiva, violenta e incontrolada.

Control del conflicto

Como directrices generales para el líder ante una situación conflictiva en el equipo de trabajo valen las siguientes:

- *No asustarse:* mantener la calma y estar dispuesto incluso a suspender toda actividad mientras no se conozca bien qué es lo que hay detrás de la conducta conflictiva de una persona.
- *No malinterpretar:* la precipitación y las actuaciones no meditadas empeoran la situación general. Es más conveniente volver a escuchar las razones de las personas antes que tomar decisiones equivocadas.
- *No forzar las reacciones:* la forma en que el líder actúa tendrá gran repercusión en el comportamiento del grupo. Por ello debe ser perfectamente consciente de sus reacciones, para no perder el respeto del grupo y el control del mismo.

Usando dos dimensiones, **cooperación** (grado en que una persona procura satisfacer los intereses de la otra) y **asertividad** (grado en que trata de satisfacer sus propios intereses), se pueden distinguir **cinco orientaciones del control del conflicto.** No existe, sin embargo, un método de resolver conflictos que sea apropiado para todas las situaciones. No obstante, a continuación se enumeran las situaciones en que un método es más idóneo que otros.

Orientaciones al control del conflicto
— Competencia. — Colaboración. — Evitación. — Adecuación. — Compromiso.

Competencia *(No cooperativo y asertivo)*

Cuando una persona trata de lograr sus metas o favorecer sus intereses sin importarle las consecuencias que ello acarrea a los que intervienen en el conflicto decimos que compite y domina.

Las situaciones en que esta orientación puede ser apropiada son:

1.	Cuando es vital la acción inmediata y decidida.
2.	En cuestiones importantes en que es preciso emprender acciones impopulares.
3.	En cuestiones vitales para el bien de la organización cuando uno sabe que tiene razón.
4.	Contra los que se aprovechan de un comportamiento no competitivo.

Colaboración *(Cooperativo y asertivo)*

Cuando las partes en conflicto desean satisfacer plenamente los intereses de todos tenemos la cooperación y la búsqueda de un resultado que beneficie a todos. En la colaboración, el comportamiento de las personas tiende a resolver el problema y a aclarar las diferencias más que a adecuarse a los diversos puntos de vista.

Las situaciones apropiadas en las que puede aconsejarse manejar el conflicto bajo esta orientación son las siguientes:

1.	Encontrar una solución integradora cuando ambos tipos de interés no admiten el compromiso.
2.	Cuando el objetivo consiste en aprender.
3.	Aprovechar las ideas de personas con distinto punto de vista.
4.	Lograr la aceptación al incorporar en un consenso los diferentes intereses.
5.	Resolver los sentimientos que han entorpecido la relación.

Evitación *(No cooperativo y no asertivo)*

Una persona puede admitir la existencia de un conflicto y, no obstante, su reacción puede consistir en alejarse de él o en suprimirlo.

Las situaciones para las que puede resultar apropiada esta orientación se presentan a continuación:

1.	Cuando una cuestión es trivial o bien urge resolver problemas más importantes.
2.	Cuando uno se da cuenta de que no puede satisfacer sus deseos.
3.	Cuando hay más posibilidades de problemas que de lograr una solución provechosa.
4.	Para lograr que la gente se tranquilice y recobre la objetividad.
5.	Cuando la obtención de información reemplaza a la decisión inmediata.
6.	Cuando otros pueden resolver el conflicto más satisfactoriamente.
7.	Cuando las cuestiones parecen secundarias o sintomáticas de otras.

Adecuación *(Cooperativo y no asertivo)*

Cuando las partes en conflicto desean calmar a su oponente estarán dispuestas a anteponer los intereses de él a los propios.

A continuación se presentan algunas situaciones en las que puede considerarse el empleo de esta orientación:

1.	Cuando uno descubre que está equivocado.
2.	Cuando las cuestiones son más importantes para otros que para uno.
3.	Para obtener crédito social en cuestiones posteriores.
4.	Para minimizar la pérdida cuando la mayoría no comparte nuestras opiniones y perdemos.
5.	Cuando la armonía y la estabilidad tienen prioridad.
6.	Para permitir que los empleados se desarrollen al aprender de sus errores.

Compromiso *(Paso intermedio entre la asertividad y la cooperación)*

Cuando los que intervienen en un conflicto deben renunciar a algo se presenta la negociación, la cual culmina en un resultado de compromiso, donde no hay ni vencedor ni perdedor.

Las situaciones en que esta orientación puede ser apropiada son:

1.	Cuando las metas son importantes, pero no justifican el esfuerzo o la posibilidad de arruinar modos más asertivos.
2.	Cuando oponentes de igual poder persiguen objetivos mutuamente excluyentes.
3.	Para lograr arreglos temporales a cuestiones complejas.
4.	Para obtener soluciones adecuadas ante la presión del tiempo.
5.	Como respaldo cuando la colaboración o la competencia no son convenientes.

5. ESTILOS DE GESTIÓN DEL CONFLICTO

Las formas en que personas e instituciones pueden gestionar sus conflictos son infinitas. En todo caso, existe una taxonomía que resume esa diversidad y que ya fue propuesta por Blake y Mouton en 1964:

1. Lucha, forcejeo.
2. Concesiones y acomodamiento a las demandas.
3. Paralización, inacción o huida.
4. Colaboración y búsqueda de soluciones compartidas.

La **lucha** y el intento para imponer nuestro punto de vista atrayendo al otro a nuestro campo suele conllevar amenazas, presiones, argumentos persuasivos y profundización en las propias posiciones. La **concesión** supone aceptar e incorporarnos al punto de vista del otro ofertándole concesiones unilaterales, promesas incondicionales y ofreciéndole ayuda. Con la **huida** o la **pasividad** buscamos tomar distancia del conflicto, aminorar su impacto en nuestra vida, minimizar su importancia y eliminarlo de nuestro pensamiento. Finalmente, la **colaboración** se orienta hacia una meta exitosa en la gestión del conflicto, la convergencia para satisfacer las posiciones de las dos partes tanto como sea posible, y conlleva intercambio de información sobre prioridades y preferencias, mostrar las propias posiciones y determinar lo que realmente es importante o circunstancial para cada una de las partes (Carsten, De Dreu y Beersman, 2005).

La estrategia que una persona adoptará depende especialmente de lo alto o bajo que sea su autoconcepto y lo alto o bajo que juzgue al autoconcepto de la parte contraria. Estas dos dimensiones a su vez pueden variar. El concepto propio puede asumir una postura de resistencia a hacer cualquier concepción, asumir tareas para conseguir un acuerdo o asumir una postura asertiva ante la otra parte. También puede adoptar una postura de concesiones o colaboración. La estrategia que específicamente utilice una persona, la manera específica que utilizará en la negociación, no parece que tenga ninguna influencia en el resultado final (De Dreu, Weingart y Kwon, 2002). El factor que realmente determina la estrategia que las personas utilizan en la gestión de conflictos es la combinación entre el nivel de su autoconcepto y el nivel del autoconcepto de la parte contraria. Por ejemplo, la colaboración es una estrategia que siempre aparece cuando las dos partes tienen un alto autoconcepto, mientras que la huida aparece en los conflictos donde ambas partes tienen bajo autoconcepto.

La estrategia impositiva es el resultado de un alto autoconcepto propio frente a un bajo concepto de la otra parte, mientras que la concesión es el resultado de un bajo auntoconcepto propio y un elevado autoconcepto de la otra parte. En el marco de la reja de Blake y Mouton podemos representarlo así:

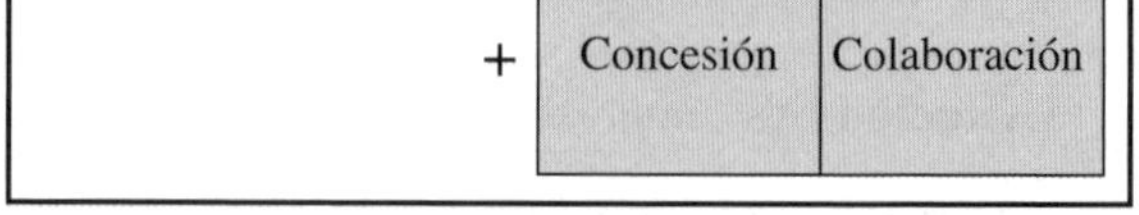

Gráfico 2.5.—Conflicto y autoconcepto en la reja de Blake y Mouton.

El autoconcepto de las partes viene a su vez determinado por otras variables de la personalidad y de la situación en la que se desarrolla el conflicto (Van de Vliert, 1997). Las variables que determinan esta dimensión incluyen actitudes, valores de la orientación social, el poder, la motivación de éxito o la necesidad de afiliación. El marco negociador que afecta al autoconcepto propio y de la otra parte incluye temas como los incentivos, las instrucciones de grupos de presión, las primas, la presión del tiempo, las aspiraciones que se tienen en la negociación y la preponderancia de un determinado poder (Pruitt, 1998). La investigación es muy abundante en estos aspectos, y la conclusión definitiva es que las estrategias de gestión de un conflicto no derivan solamente de los rasgos de personalidad característicos, pues la situación es idénticamente protagonista porque ambos, la situación y la personalidad del negociador, determinan el nivel de autoconcepto y sus expectativas de éxito en un caso concreto de conflicto (Carsten, De Dreu y Beersman, 2005).

En este contexto, la mediación como estrategia de resolución de conflictos se puede situar entre el estilo de compromiso y el de colaboración. La finalidad consiste en pasar de estilos más individualistas a modos más evolucionados de resolución de conflictos, como son los de colaboración y compromiso.

Retomando la reja arriba citada de Blake y Mouton, Munduate y Martínez (1998) sitúan su punto de partida en las dos dimensiones básicas que determinan los modelos de gestión del conflicto. La primera dimensión se sitúa en el grado en que una de las partes intenta satisfacer sus propios intereses, y la otra dimensión en el grado de cooperatividad desplegado por él mismo intentando satisfacer los intereses de la otra parte. Podría decirse que estas dos dimensiones ponen de manifiesto las orientaciones motivacionales de las partes en la situación del conflicto. Ambas dimensiones tienen dos puntuaciones extremas —alto interés contra bajo interés—, cuya combinacion da lugar a cinco estilos distintos de afrontar el conflicto:

- *Integración:* alto interés propio y alto interés por la otra parte.
- *Servilismo:* bajo interés propio y alto interés por la otra parte.
- *Dominación:* alto interés propio y bajo interés por la otra parte.
- *Evitación:* bajo interés propio y por la otra parte.
- *Tendencia al compromiso:* interés intermedio propio y por la otra parte.

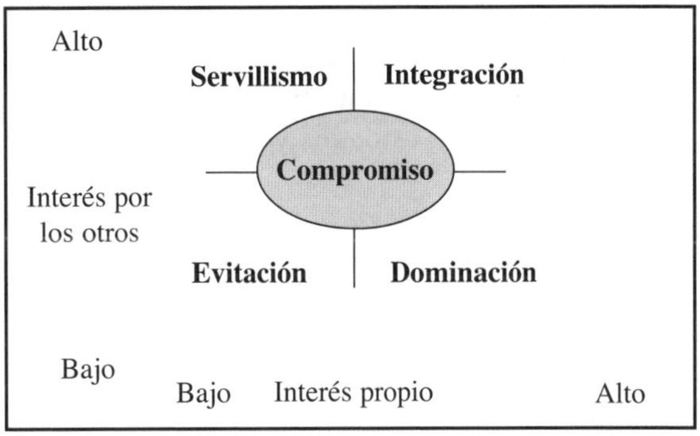

Gráfico 2.6.—Estilos de afrontar el conflicto. Munduate y Martínez (1998).

Realizamos una breve descripción de estos estilos de gestión del conflicto:

1. *Estilo integrativo:* alto interés por uno mismo y por la otra parte. Es un estilo que implica la colaboración entre las partes, por lo que puede llevar a la apertura, el intercambio de información y el examen de las diferencias existentes para tratar de llegar a una solución que sea aceptable para las partes implicadas. Este estilo supone la comunicación directa entre las partes, lo que posibilita la resolución de problemas, conduciendo a soluciones creativas e imaginativas para los mismos.
2. *Estilo servilista:* bajo interés por uno mismo y alto interés por la otra parte. Cuando una de las partes adopta este estilo, opta por no tomar en cuenta las diferencias existentes con la otra parte y se centra en

enfatizar y destacar los aspectos comunes entre ambas para procurar satisfacer el interés de la otra. Supone en cierto grado un sacrificio para el protagonista que adopta este estilo.

3. *Estilo dominante:* alto interés por uno y bajo interés por los demás. Es un estilo que ha sido identificado con una orientación de ganador-perdedor. Se trata de un tipo de personas que procurará por todos los medios lograr su objetivo y que, en consecuencia, tenderá a ignorar bastante a menudo las necesidades y expectativas de su oponente.
4. *Estilo de evitación:* bajo interés por los resultados propios y por los de la otra parte. Claramente asociado con la retirada y la esquivación del problema, a veces adopta la postura de posponerlo hasta un momento más propicio. En otras ocasiones, es la simple retirada de una situación que resulta amenazante.
5. *Tendencia al compromiso:* estilo intermedio en interés propio y de los demás. Aquí las partes ceden algo en su posición para poder tomar una decisión mutuamente aceptable para ambas. A veces significa intercambio de concesiones, y otras la búsqueda de una posición intermedia. Algunos autores identifican este estilo con la negociación distributiva, tal y como ha sido definida por Pruitt y Rubin (1986), y Van de Vliert y Hordijk (1989).

Estos diferentes estilos nos indican que una gestión eficaz del conflicto requiere considerar tanto el nivel o la cantidad apropiada de conflicto como el estilo adecuado de gestión del mismo a emplear en cada situación. Si la gestión relativa a la cantidad proponía que un nivel intermedio de conflicto resulta óptimo para potenciar la autocrítica, la activación del grupo y la creatividad, el aspecto relativo a los diferentes estilos propone que es conveniente, primero, saber usar todos los estilos, y segundo saber emplear el estilo apropiado en cada situación particular. Así, algunos estudios (Munduate, Ganaza y Alcaide, 1993) realizados adaptando a nuestro contexto cultural el cuestionario ROCI-II (Rahim, 1983), basado en la tipología de estilos anteriormente analizada, indican que los directivos tienden a emplear distintos estilos para gestionar un conflicto según el nivel jerárquico que ocupe la otra parte de la relación. Por ejemplo, el estilo servilista es más empleado cuando el conflicto surge con un directivo superior que cuando surge con un subordinado o un compañero, del mismo modo que el estilo de compromiso es más empleado con los compañeros que con los superiores o con los subordinados. El objetivo reside en emplear el estilo apropiado en el momento y la situación apropiados.

En los conflictos cotidianos nos situamos ante diversos estilos de afrontamiento de los conflictos: los evitamos, nos acomodamos, competimos, etcétera. No parece razonable el que nos culpabilicemos de ello, ya que manejarse dentro de un estilo de colaboración exige unas condiciones de tiempo y de contexto que no siempre se producen. También puede suceder que para crear un contexto real de colaboración sea necesario pasar por momentos previos en los que nos manejamos en estilos como el de la evitación o acomodación, ya que pueden ser necesarios para generar un nivel de confianza entre las partes, imprescindible para llegar a la colaboración.

Los centros, empresas o lugares en los que se resuelven conflictos deberían tener en cuenta el siguiente cuadro proporcionado por Viñas (2004):

CUADRO 2.4

Centros que resuelven mejor los conflictos. Viñas (2004)

Planteamientos institucionales/ objetivos	— Orientarse a dar apoyo a las personas. — Recibir un tratamiento personalizado. — Buscar la satisfacción de las personas. — Colaborar con el entorno.
Estructura y organización de los centros	— La organización y el reglamento son adaptables y flexibles y fomentan estructuras ad hoc. — Normas razonables, comprendidas y aceptadas por todos. Pocas reglas y claras, sujetas a cambios. — Tomar las decisiones con procedimientos regulados y definidos.
Sistema relacional	— La comunicación entre sus miembros es eficaz. — Se utiliza la comunicación formal e informal. — Se fomentan las interrelaciones personales.
Utilización de los recursos	— Son centros eficaces en sus tareas y consiguen sus objetivos. — Tienen indicadores precisos de trabajo en equipo. — Hay una utilización efectiva de los recursos.
Estrategia cultural	— Fomentan y potencian el debate y la participación. — Abiertos a las innovaciones. — Se busca la visión compartida a través de una comunicación constante.

6. CONCLUSIÓN

La ocurrencia del conflicto no es necesariamente perjudicial para la ejecución de la tarea. Por el contrario, en situaciones muy pacíficas y de represión de la discusión la indución controlada y el escalamiento limitado del conflicto es deseable. En el gráfico 2.7 se muestra que la intensificación del conflicto mediante la creación y expansión de los asuntos o mediante la estimulación de comportamientos competitivos puede tener efectos perjudiciales sobre el desempeño en caso de un conflicto orientado a la identidad, con un alto nivel de tensión y con una interdependencia negativa de metas. Sin embargo, en caso de un conflicto orientado a la tarea, con un bajo nivel de tensión e interdependencia positiva de metas, la estimulación del conflicto puede ser recomendada.

Aunque nuestra dicusión no es en absoluto exhaustiva, las tres condiciones para resolver con éxito el conflicto parecen representar una cadena de procesos y factores estructurales que la parte principal y terceras partes pueden utilizar para optimizar el rendimiento. El conjunto de prerrequisitos para una estimulación productiva del conflicto puede ser un tema de investigacion rico y fructífero, además de otros temas ya bien conocidos como la prevención y resolución del conflicto.

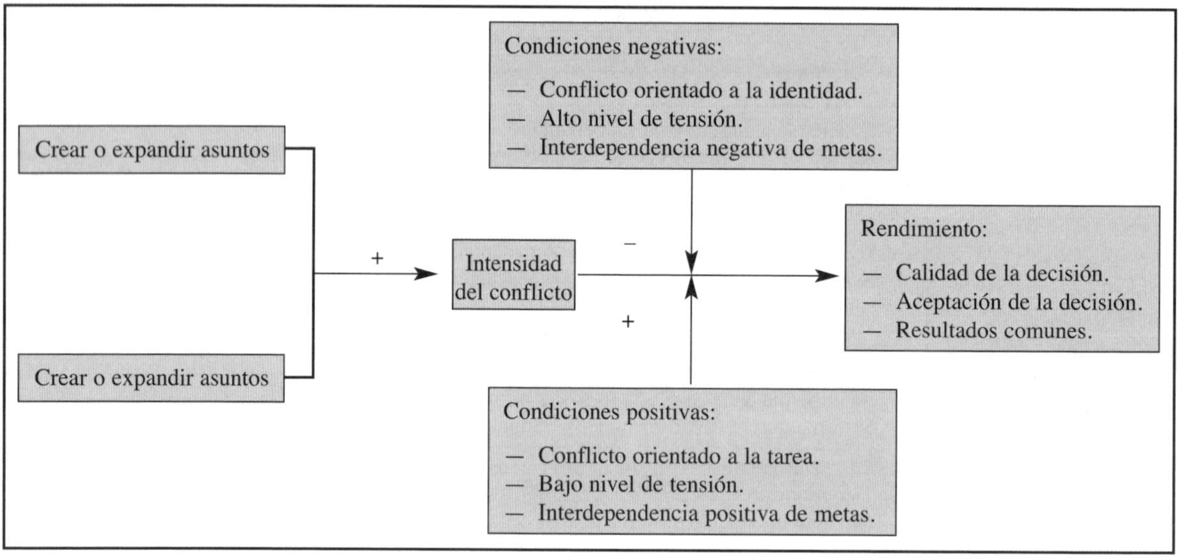

Gráfico 2.7.—La optimización del rendimiento mediante la estimulación del conflicto. Van de Vliert y Dreu (2005).

7. PRÁCTICAS

7.1. Opinión ante desacuerdos y conflictos

Los mediadores profesionalmente exitosos tienen una actitud positiva. Suelen ver los conflictos como algo normal y constructivo. Compruebe su actitud hacia los desacuerdos y conflictos. Lea las afirmaciones que siguen. Marque si está o no de acuerdo, y en qué intensidad. Cuando finalice sume los números que marcó.

	De acuerdo Desacuerdo
• No me molesta preguntar el precio o buscar algo mejor de lo que me ofrecen	10 9 8 7 6 5 4 3 2 1
• No tengo nada que perder al buscar un mejor trato si lo hago con prudencia	10 9 8 7 6 5 4 3 2 1
• Los conflictos son un hecho en la vida y es mejor trabajar para resolverlos	10 9 8 7 6 5 4 3 2 1
• Al resolver mis conflictos procuro considerar las necesidades de otras personas ..	10 9 8 7 6 5 4 3 2 1
• Frecuentemente los conflictos ofrecen mejores soluciones a los problemas...	10 9 8 7 6 5 4 3 2 1
• Los conflictos estimulan mi pensamiento y agudizan mi juicio	10 9 8 7 6 5 4 3 2 1
• Llegar a un arreglo cuando tienes conflictos con los demás no es un signo de debilidad	10 9 8 7 6 5 4 3 2 1
• Los desacuerdos si se resuelven de forma satisfactoria generalmente refuerzan las relaciones	10 9 8 7 6 5 4 3 2 1
• El conflicto es una vía para analizar los propios puntos de vista	10 9 8 7 6 5 4 3 2 1

80 o más: actitud realista hacia los conflictos, está dispuesto a resolverlos.
50-79: maneja bien los conflictos pero necesita una mentalidad más positiva.
< 50: dedique tiempo a aprender técnicas de resolución de conflictos.

7.2. Escala de expresividad emocional

Instrucciones: Lea detenidamente la escala emocional de Gross y John (1995). Su finalidad es la de analizar y diferenciar entre la percepción que el mediador tiene de la expresividad de sus emociones y su expresión real. Señale en qué grado estos enunciados le describen, consignando una puntuación del 1 al 6.

1. No me describe en absoluto.
2. Me describe raras veces.
3. Ocasionalmente.
4. Regularmente.
5. Frecuentemente.
6. Mucho.

- Siempre que experimento emociones positivas, los demás lo perciben fácilmente 1 2 3 4 5 6
- Algunas veces lloro al ver películas tristes 1 2 3 4 5 6
- Frecuentemente, a los demás les resulta difícil saber cómo me siento* 1 2 3 4 5 6
- Río abiertamente cuando alguien me cuenta un chiste que considero gracioso 1 2 3 4 5 6
- Me resulta difícil disimular o esconder mi miedo 1 2 3 4 5 6
- Cuando me siento feliz muestro abiertamente mis sentimientos 1 2 3 4 5 6
- Mi cuerpo reacciona intensamente a las situaciones emocionales 1 2 3 4 5 6
- He aprendido que es mejor contener mi enfado que mostrarlo abiertamente* 1 2 3 4 5 6
- Tiendo a mostrar una apariencia calmada aunque por dentro me sienta nervioso o alterado* .. 1 2 3 4 5 6
- Soy una persona expresiva emocionalmente 1 2 3 4 5 6
- Siento fuertes emociones 1 2 3 4 5 6
- Algunas veces soy incapaz de esconder mis sentimientos, aunque quisiera hacerlo 1 2 3 4 5 6
- Cuando experimento emociones negativas los demás notan perfectamente cómo me siento.. 1 2 3 4 5 6
- Ha habido ocasiones en las que no he sido capaz de parar de llorar aunque lo intentase 1 2 3 4 5 6
- Experimento mis emociones con gran intensidad 1 2 3 4 5 6
- Lo que siento se refleja en mi cara 1 2 3 4 5 6

* Los ítems señalados con un asterisco deben ser invertidos para la corrección de la escala.

Corrección y valoración de la escala

El mediador podrá analizar las situaciones que han elicitado emociones positivas o negativas en los últimos meses. Para valorar su puntuación en la escala puede utilizar la siguiente tabla:

Escala	Media	D.T.	Percentil 25	Percentil 50	Percentil 75
Gross y John	3,85	0,73	3,32	3,75	4,37

La intervención mediadora 3

1. MODELOS DE MEDIACIÓN

Nos detendremos en las páginas que siguen en los modelos y «paradigmas» que han contextualizado la labor del mediador. Estos modelos fundamentan determinadas perspectivas y estrategias, posicionándose ya a favor de la mediación ya en pro de la conciliación. En efecto, la historia de la mediación ha orientado su pensamiento de acuerdo con determinadas posturas y paradigmas. De ahí que no todos los mediadores entiendan el proceso de la misma manera y tengan los mismos objetivos. En el abanico de posibilidades encontramos, según Guillén (2004), cinco modelos que articulan determinadas estrategias y tácticas en el marco de actuación del mediador.

1.1. Modelo Transformativo de Bush y Folger (1994)

Mientras que algunos mediadores parten del objetivo inicial de conseguir un acuerdo final firmado por las partes, la meta original que persiguen los discípulos de la Escuela Transformativa es modificar la relación existente entre las partes; por ello se conceden tanta importancia a la consecución del acuerdo, que aunque por supuesto es el objetivo final, se considera una consecuencia que derivará por el cambio producido en la relación de los participantes.

Para conseguir este objetivo se proyectan reuniones conjuntas y/o individuales con cada una de las partes, en las que el mediador intenta que ambos reconozcan su parte de responsabilidad en el desarrollo del conflicto y la que corresponde al otro.

La mediación transformadora tiene un fuerte componente médico o terapéutico, ya que no se interpreta el éxito como la consecución de un acuerdo final con el que la situación de las partes mejore, sino como un cambio en las partes que deriva en una mejoría en su situación.

En la mediación transformadora se alcanza el éxito cuando las partes como personas cambian para mejorar gracias a lo que ha ocurrido en el proceso de mediación. La mediación transformadora pone el acento en la revalorización y el reconocimiento.

Revalorización

1. Una parte resulta revalorizada en la mediación cuando alcanza una comprensión más clara, comparada con la situación anterior, de lo que importa y por qué.
2. La revalorización de las partes comprende claramente cuáles son sus metas y sus intereses en la situación dada, por qué persigue esas metas, y que éstas son importantes y merecen consideración.
3. El mediador debe cobrar conciencia de la gama de alternativas que puede garantizarle total o parcialmente la obtención de sus metas, y de su control sobre esas alternativas.

4. Potenciamos la revalorización de las partes cuando fomentamos la comprensión que deben tener a propósito de sus decisiones con respecto a lo que deben hacer en la situación concreta y que, siendo ellas partes, ejercen cierto control sobre dichas decisiones.
5. Las partes deben ser conscientes y comprender que pueden elegir si continúan en la mediación o abandonan, si aceptan o rechazan el consejo jurídico o de cualquier otro carácter.
6. Abundando en este esfuerzo las partes deben comprender que, al margen de las restricciones externas, siempre se le ofrecen algunas alternativas, y que el control sobre las mismas es exclusivamente suyo.
7. Finalmente, se incrementa la revalorización de las partes cada vez que éstas acrecientan o aumentan sus propias habilidades en la resolución de conflictos, siendo conscientes de sus propios recursos.

Reconocimiento

El conflicto trae como consecuencia que las partes se sientan amenazadas, atacadas y agredidas por las actitudes y pretensiones de la otra parte. Es por ello que las partes llegan al reconocimiento cuando eligen abrirse más, estar más atentas, empáticas y sensibles a la situación del otro.

El mediador debe reconocer a las partes y educarlas en el reconocimiento de la otra parte. Cada una de las partes otorga reconocimiento cuando comprende que tiene la capacidad de considerar y reconocer la situación de la otra parte y es capaz de ponerse en su lugar de modo empático. Una parte otorga reconocimiento en mediación cuando:

1. Asume que no sólo posee la capacidad de comprender la situación del otro, sino que tiene el deseo real de hacerlo.
2. Advierte que desea concentrar su atención en lo que el otro está experimentando y encontrar el modo de reconocer esa experiencia a través de su comportamiento en la sesión.
3. Puede ver el comportamiento propio y de la otra parte bajo una luz diferente y más favorable que antes.
4. Logra reinterpretar la conducta y el comportamiento anterior de las partes, tratando de ver las cosas con la perspectiva de la otra parte.

1.2. Modelo Tradicional-Lineal (Fisher y Ury, 1989)

Sin duda, el modelo de Fisher y Ury es el más popular. No en vano algunas de sus ideas han sido aplicadas tanto a problemas de mediación como de negociación. La principal aportación de este modelo es que las partes tienen la oportunidad de concretar una negociación colaborativa asesoradas por una tercera persona, para intentar resolver el conflicto que los llevó a solicitar esa intervención.

En el modelo de Fisher y Ury se usa una comunicación lineal mediante preguntas abiertas, tratando de impedir los interrogatorios cerrados que reducen la flexibilidad de las respuestas. Según este modelo es necesario poner de manifiesto el conflicto e intentar que las partes enfrentadas no regresen al pasado, sino que centren su mirada hacia el futuro.

Se procura anular las emociones negativas, dar especial énfasis a los puntos de acuerdo y superar el caos, para lograr una nueva situación basada en el orden.

Hablamos con este modelo de un proceso estructurado pero flexible, durante el cual el mediador intenta facilitar la comunicación y la interrelación entre las partes con el fin de minimizar sus diferencias y lograr el acuerdo.

En cuanto al procedimiento concreto, a la primera reunión asisten las dos partes, aunque el mediador informa de que se podrán solicitar entrevistas individuales cuando quieran tratar algún tema que en principio no están dispuestos a discutir en presencia de la otra parte. En este caso el mediador mantendrá la confidencialidad de la información recibida a no ser que reciba permiso, quizá más adelante, de ponerlo en conocimiento de la otra parte. De cualquier modo, el mediador podrá utilizar esa información para conseguir el acuerdo.

Este modelo se emplea frecuentemente en las negociaciones comerciales y las disputas que suelen generarse en este tipo de relación. No es inusual observar que el conflicto se puede originar dentro de la empresa por dificultades de comunicación. En este sentido, será tarea del mediador no sólo escuchar a las partes, sino además establecer las pautas para que éstas se escuchen mutuamente.

Se intenta que los participantes adviertan algunos intereses compartidos que les ayuden a acercarse al acuerdo entre ambos. El mediador puede ayudar a las partes para que tomen conciencia, sin perjudicar sus aspiraciones, de las aspiraciones de la parte contraria.

Para terminar, las características esenciales del modelo son:

— Entiende la comunicación en un sentido lineal.
— Las dos partes se expresan.
— El mediador ha de facilitar la comunicación.
— Importancia de la comunicación verbal.
— Entiende el desacuerdo como causa del conflicto, sin considerar sus orígenes en múltiples causas.
— Trabaja sobre intereses, necesidades, etc., sin intentar modificar la relación entre las partes.
— Su método propone la aireación del conflicto, permitiendo que afloren las emociones para poder avanzar.
— El éxito se alcanza cuando se llega a un acuerdo.

1.3. Modelo Circular Narrativo de Sara Cobb

Este modelo no entiende el conflicto como algo asociado al antagonismo y la agresión en las relaciones humanas, sino como una presencia interna y prácticamente continuada en las personas. Es decir, se basa en el supuesto de que los seres humanos viven entre el deseo y el deber. Se establece una diferencia entre conflicto y disputa, siendo esta última el conflicto que se establece entre dos o más personas incapaces de manejarlo.

La escuela de Sara Cobb define la mediación como una institución que concede a las partes una manera, un procedimiento, para gestionar sus disputas, más que resolver el conflicto en concreto, lo que en determinadas circunstancias no es posible.

Las ideas clave para sus seguidores son:

1. La disputa se desarrolla fundamentalmente en el campo de la comunicación.
2. Las pautas repetitivas de interacción determinan la manera de comunicarse.

El método que utiliza el mediador consiste en aumentar las diferencias que los separan, al mismo tiempo que legitima cada una de ellas, con el fin de cambiar la «historia» que han elaborado individualmente y que instauró la disputa.

El mediador debe conseguir ayudar a las partes a construir una nueva historia a partir de la nueva revalorización y la del otro, mediante la comunicación de causalidad circular. El mediador provoca que los interesados expresen todos los aspectos del conflicto, para poder comenzar la búsqueda de las posibles soluciones.

Se comienza con entrevistas individuales en las que se estimula la reflexión y el análisis de la relación, y posteriormente se llega a las reuniones conjuntas cuando aumentan las probabilidades de comenzar a trabajar sobre las condiciones concretas del acuerdo.

1.4. Modelo de Carnevale (1986)

Carnevale distingue en su modelo cuatro estrategias de acción que pueden usar el mediador en función de la importancia que concedan a dos factores: en primer lugar, la importancia que otorgue a que las partes consigan sus aspiraciones y lleguen a un acuerdo, y en segundo lugar la percepción que tenga de un campo común entre las partes que facilite una solución aceptable para ambas:

— **Integración:** el mediador empleará esta estrategia cuando exista un importante campo común entre las partes y se conceda mucho valor a las aspiraciones de las partes.

— **Presión:** esta estrategia será la elegida por el mediador si éste no concede tanta importancia a las aspiraciones de las partes y no se percibe un campo común tan amplio.
— **Compensación:** será la preferida si el mediador considera importante que las partes alcancen un acuerdo pero no percibe muchas coincidencias entre ellas.
— **Inacción:** esta estrategia es la más aconsejable si las coincidencias entre las partes son amplias, por lo que no necesitarán casi ayuda externa y crecen las probabilidades de que los negociadores alcancen el acuerdo por sí mismos.

El modelo de Carnevale tuvo una gran repercusión en el ámbito científico, ya que supuso un importante esfuerzo por analizar las variables significativas en el proceso de mediación y la relación que se establece entre ellas. Fue una importante aportación al estudio de la mediación. No sólo propuso un modelo teórico, además éste era de carácter muy operativo y práctico y sentaba las bases para que futuras investigaciones añadieran otros factores y variables relacionados con las tareas del mediador y el proceso de la mediación.

1.5. Modelo de Contingencias Estratégicas

Sin duda, este modelo es el que más apoyo científico tiene (Wagner y Hollenbeck, 2004). El modelo citado insiste en el importante papel que en la resolución de conflictos tiene el poder de las partes, la reeducación de la incertidumbre, la sustitubilidad y la posición de las partes. El modelo de contingencias intenta hacer un acercamiento al estudio de las estrategias y tácticas desde lo que ha sido llamado «aproximación contingente», es decir, su interés se ha centrado en los mecanismos específicos que se han empleado para la solución de conflictos en marcos contextuales concretos (Kressel y Pruitt, 1989).

Un ejemplo del citado modelo ocurrió en una fábrica tabaquera situada a las afueras de París. Los mecánicos de la citada empresa trataban de mantener en alto secreto sus conocimientos laborales, lo que les daba fuerza en una negociación y les hacía imprescindibles. Sus estratagemas para que ninguno de los jefes y trabajadores de producción pudieran reparar las máquinas les llevaba a aprender de memoria manuales y tirarlos a la basura o bien esconderlos en sus propios domicilios. Además cuidaban de que ningún aprendiz o extraño por ellos no deseado asumiera los conocimientos tan celosamente guardados. De esta forma, podemos decir que en la planta mandaban los mecánicos de mantenimiento gracias a la información sobre las máquinas que sólo ellos poseían (Wagner y Hollenbeck, 2004).

Este relato ilustra la utilidad del modelo de contingencias estratégicas al explicar claramente cómo en ocasiones el poder jerárquico y formal se ve anulado por un grupo que se convierte en el único capaz de subvenir los problemas y la incertidumbre del futuro. De esta manera pueden conseguir suficiente poder para desobedecer a sus superiores jerárquicos. Cuando en una mediación una parte necesariamente depende de la otra el acuerdo se verá forzado, y la finalización del conflicto será ficticia.

Una de las principales aportaciones desde esta perspectiva es la que realiza Bercovitch (1991, 1992). Para él los resultados de la mediación estarán determinados no sólo por los factores antecedentes sino también por los presentes en el conflicto. Bercovitch señala las siguientes variables del contexto:

1. **Naturaleza de la disputa:** incluye características como la historia que precede al conflicto, su intensidad o duración. Es importante conocer los antecedentes que han provocado la situación actual para comprender el conflicto, indagar sobre las causas de éste para ser capaces de tener una perspectiva global y amplia del momento actual a partir de las condiciones previas que lo definen.
2. **Naturaleza de los problemas:** se trata de definir lo más detalladamente posible las características del conflicto, delimitar todos los temas y asuntos a tratar que lo componen, para sentar las bases del entendimiento que llevarán a las partes a encontrar una solución.

3. **Naturaleza de las partes en conflicto:** su actitud ante la mediación, su poder, su experiencia en problemas anteriores. El mediador debe conocer profundamente a las partes implicadas en el conflicto para poder desarrollar su labor de manera exitosa, ya que cada actuación dependerá de las características específicas no sólo del conflicto en sí, sino también de las particularidades de cada una de las partes, de su manera de ser y actuar y de su historia previa.
4. **Características del mediador:** su experiencia, habilidades personales o autoridad entre otras. Por último, el mediador debe reflexionar sobre la influencia que su propia persona tendrá sobre el proceso mediador. Efectivamente, sus características personales y su modo de enfrentarse al proceso de mediación tienen un peso específico a la hora de hablar de éxito en la mediación (véase el capítulo sobre eficacia en mediación).

Una vez que se han estudiado todas estas variables, el mediador pone en práctica sus estrategias y técnicas basándose en toda la información existente y tras analizarla detenidamente. Se trata por tanto de determinar las causas y condiciones de un conflicto, las herramientas que usaremos para intervenir y los resultados que obtendremos en función del tipo de intervención.

En definitiva, el modelo de las contingencias estratégicas describe los factores a considerar por el mediador de manera precisa. Su utilidad reside en la observación de que las raíces del éxito mediador se anclan en la habilidad para resolver los problemas y conflictos interpersonales y organizativos. Los mediadores deben comprender y explotar esta simple premisa, ya que ese conocimiento puede ayudarnos a adquirir y mantener las mejores condiciones para alcanzar una solución mediada positiva.

2. PRINCIPIOS Y CARACTERÍSTICAS DE LA MEDIACIÓN

El marco general del que debe partir el mediador profesional y los principios genéricos de referencia para la formación en los procedimientos de mediación se basan en los siguientes elencos:

1. **Una concepción positiva del conflicto.** Entendemos el conflicto no como algo negativo o sinónimo de violencia, sino como algo consustancial con los seres humanos y sus formas de vida social y que, según como se afronte, puede resultar constructivo y beneficioso para las partes.
2. El **uso del diálogo** como alternativa a otras posibles respuestas menos constructivas ante los conflictos, como son las de agresión y violencia o las de huida y sumisión.
3. Una apuesta por la potenciación de **contextos cooperativos en las relaciones interpersonales.** «Yo gano/tú ganas», frente a posiciones adversariales del tipo «yo gano/tú pierdes», de manera que quede patente que la obtención de los intereses propios no conlleva que los otros no consigan los suyos.
4. El **desarrollo de habilidades de autorregulación y autocontrol** como elemento clave para favorecer en los individuos la toma de decisiones de forma autónoma y ajustada al entorno social donde viven, lo que contribuye a una mejor integración y al desarrollo de su autoestima.
5. La **práctica de la participación democrática,** ya que a través de estos procedimientos experimentan la importancia de sus opiniones, sentimientos, deseos y necesidades, tanto propias como de los otros, y su contribución a la mejora de situaciones injustas o desagradables. La responsabilidad de la resolución de un conflicto recae en las partes directamente implicadas en él.
6. El **desarrollo de actitudes de apertura, comprensión y empatía** que implica un compromiso de atención al otro, hacia lo que cuenta, lo que necesita, lo que desea, intentando ponerse en su lugar. A través de estos procedimientos las personas tienen oportunidad de experimentar cómo cada uno percibe diferentes aspectos de una misma situación y de sentir que la opinión del otro

merece el mismo respeto que la propia. Estas actitudes explican buena parte del éxito y de los fracasos que finalmente puede exhibir el mediador.

7. El **protagonismo de las partes en la resolución de sus conflictos,** ya que cuando las partes involucradas en un conflicto son capaces de identificar sus necesidades e intereses frente al otro, y de colaborar conjuntamente en la búsqueda de soluciones satisfactorias para ambos, es más probable que la salida al conflicto sea asumida y desarrollada comprometidamente por esas partes.

La mediación constituye una «intervención no forzada en un conflicto de una tercera persona neutral para ayudar a las partes implicadas a que los transformen por sí mismas». A partir de este contexto las características que distinguen a la mediación de otros procedimientos son la voluntariedad de las partes, el esfuerzo de las partes por comunicarse, comprenderse y llegar a acuerdos justos, y la intervención de terceras personas, los mediadores.

Como controladores del proceso, los mediadores no asumen la responsabilidad de transformar el conflicto, sino que ayudan a las partes a identificar y satisfacer sus intereses, a comprenderse y a sopesar sus planteamientos; contribuyen a que se genere confianza entre las partes y en el proceso; proponen procedimientos para la búsqueda de soluciones; no juzgan a las partes...

CUADRO 3.1

Características de la mediación. Llanos, Ponti y Costa (2004)

- Es un proceso voluntario.
- El mediador debe ser independiente e imparcial.
- El mediador no está investido de poder para imponer un acuerdo.
- El mediador ayuda a las partes a superar el conflicto y a ser capaces de llegar a un acuerdo.
- El mediador debe analizar la negociación desde tantos puntos de vista como negociadores existan.

La mediación, por tanto, no puede reducirse a una mera resolución del conflicto de cualquier manera, porque es esencial la manera de resolverlo. La mediación busca fundamentalmente un acercamiento y estrechamiento de la relación entre las partes.

En cuanto a procedimientos, normas, tiempos, técnicas, finalidad..., en el caso de la mediación formal todo está más reglado y requiere ciertas condiciones y fases:

- Las técnicas son más fluidas y propias de la comunicación diaria entre las personas; empatizar, escuchar, parafrasear, ayudar a reformular, ayudar a buscar soluciones...
- Las normas son más flexibles: el mediador puede ser cualquier persona que actúa de modo intuitivo y espontáneo en cualquier situación de conflicto.
- No orientada necesariamente hacia el acuerdo sino hacia la mejora de las relaciones.

Es importante recordar a los participantes los resultados positivos de las experiencias de otras organizaciones, a fin de hacerles ver las ventajas del procedimiento de mediación y con ello motivar un mayor compromiso e implicación.

Según Guillén (2004), la flexibilización de la mediación ha derivado en una cierta libertad de los mediadores para imprimir un sello personal en su quehacer diario, que paulatinamente se ha convertido en ciertos estilos a la hora de mediar, y que a su vez se ha transformado en tendencias generales que conforman una tipología.

Así, podemos hablar de mediación facilitadora, evaluadora y transformadora.

a) Mediación facilitadora

La mediación facilitadora es sin duda la mediación como tradicionalmente se ha entendido. Este modelo se identifica porque el mediador asume el control del proceso, con el objetivo de que mediante su asistencia las partes desplieguen su poder y realicen una búsqueda y análisis de las posibles alternativas para resolver el conflicto. El mediador se abstiene de ofrecer opiniones personales y recomendaciones, y por supuesto de influir sobre la decisión que tomarán las partes. Una vez que las partes han tomado la decisión por sí mismas, el mediador debe cerciorarse de que ambas son conscientes de las consecuencias que la decisión tendrá para ellas y para otras personas a las que pueda afectar (hijos, socios, empleados, etc.). Los mediadores facilitadores no precisan de conocimientos específicos sobre el tema objeto de la disputa.

b) Mediación evaluadora

Al contrario de lo que ocurre en la mediación facilitadora, en esta ocasión las partes buscan un mediador que sea gran conocedor de la materia objeto de disputa y esperan de él que tenga la capacidad para opinar y evaluar la conveniencia de las distintas opciones posibles para resolver el conflicto. El mediador incluso puede influir en la decisión final o modificarla.

Este tipo de mediación ha sido objeto de multitud de críticas, ya que se señala que el mediador no ha de poseer conocimientos profundos sobre la materia objeto del conflicto porque la neutralidad e imparcialidad de éste puede verse afectada. El poder que el mediador posee para influir en la decisión que adoptarán las partes puede llegar a convertirlo en un «juez o árbitro» dentro del proceso, con lo que las partes perderán lo que para muchos es la seña de identidad de la mediación: la libertad de las partes para tomar su propia decisión, su autodeterminación.

c) Mediación transformadora

En este tipo de mediación, el mediador no sólo reconoce a las partes su capacidad para resolver el problema, sino que les insta a reconocer y aceptar las necesidades, solicitudes y perspectivas de la otra parte como válidas y como un producto de la propia naturaleza del conflicto. Se intenta modificar la actitud combativa de las partes, para conseguir que sean ellas y el mediador quienes controlen el proceso. Se pretende además que las personas obtengan un doble beneficio; por una parte, la resolución de la disputa en concreto; y por otra parte, que adquieran en este proceso unos conocimientos que podrán serles de utilidad en futuras discrepancias. Si analizamos las distintas tipologías que los diversos autores han aportado sobre las posibles formas de mediación observaremos que han tenido en cuenta tanto las tareas que desempeña el mediador como el contexto social en que surge el conflicto y en el que realiza su labor.

Según el papel que desarrolla el mediador, Susskind y Madigan (1984) distinguen entre:

- *Mediación activa:* en este tipo de mediación la tercera parte interviene activamente, haciendo múltiples sugerencias y desarrollando un plan específico de un modo ordenado, con un plan de actuación delimitado en cuanto a estrategias y tácticas.
- *Mediación pasiva:* el mediador restringe sus esfuerzos para conseguir que las partes sigan negociando más que en su actuación. La importancia radica en su presencia y todo lo que ella significa.

Pruitt (1981) distingue en la mediación activa lo que denomina:

- *Mediación de proceso:* en la que el mediador pretende desarrollar las condiciones de negociación y habilidades en las partes que faciliten el progreso.
- *Mediación de contenido:* en la que el interés básico se centra en los temas o problemas concretos que deben tratarse.

Esta clasificación resulta ser muy parecida a la planteada por Touzard (1981), que distingue entre *mediación centrada en la tarea* y *mediación centrada en las relaciones personales*.

Por último, conozcamos la clasificación propuesta por Bercovitch (1991). Este autor propone dos tipos de mediación:

- *Mediación formal:* supone un proceso muy estructurado, con unas reglas definidas en las que el mediador actúa como representante de una institución u organismo oficial.

— *Mediación informal:* en este tipo de mediación el mediador no representa explícitamente a ningún organismo, sino que es solicitado para intervenir en el proceso, aprovechando su experiencia, credibilidad y habilidades para conseguir un contexto de negociación favorable.

En el momento de intervenir como mediador en una situación conflictiva es necesario evaluar una serie de variables iniciales. Los principios que influirán de forma decisiva en el desarrollo de la mediación pueden resumirse en seis:

1. *Nivel y momento*

El nivel de desarrollo del conflicto y el momento en el que el mediador entra a jugar su papel en la situación ya deteriorada por anteriores intentos infructuosos que llevan a la búsqueda de un tercero.

2. *Capacidad*

Las reales capacidades y habilidades de los interlocutores para llegar a acuerdos. Directamente conectado con la tolerancia a situaciones en las que la otra parte también consigue lo que buscaba. Está relacionado con disposiciones personales no destructivas y que en ocasiones es difícil manejar en el conflicto.

3. *Poder*

Forma en la que está distribuido el poder entre las partes en litigio y papel del mediador como factor de reequilibrio e incluso como posible agente que desestabiliza una previa situación del poder entre las partes.

4. *Procedimientos*

Prácticas y/o procedimientos anteriores de resolución de desacuerdos en los que las partes desarrollan pautas de comportamiento establecidas y no siempre fáciles de cambiar.

5. *Complejidad*

La propia complejidad de los temas tratados, tanto por su envergadura, amplitud, profundidad y dilatada historia.

6. *Tareas de mediador*

El rol y las tareas del mediador según la definición y expectativas que cada una de las partes tiene de éste.

3. EL PLAN DE MEDIACIÓN

Según Reina (2004), trabajar el conflicto de forma conciliadora supone un paso importante en la consolidación de la mediación como una de las experiencias más avanzadas en estos momentos en gestión de conflictos. El objetivo y la habilidad para establecer diálogo entre partes enfrentadas no ha sido, ni de lejos, la metodología de los muchos que trabajamos en los conflictos. No emitir juicios, que los demás no los hagan, que no se descalifique, no dar la razón a nadie sin conocer las versiones de cada una de las partes, estar convencidos de que las partes enfrentadas tienen capacidades para llegar al consenso si consiguen establecer un debate razonado, separando los sentimientos de las necesidades y las posturas, son afirmaciones que han encontrado no pocas dificultades de aplicación en nuestra práctica diaria.

Todo proceso de mediación, en tanto que una intervención externa y que puede tener consecuencias de difícil rectificación, debe tener un plan detallado. La planificación de una mediación inicialmente debe contestar a las siguientes cuestiones:

— ¿Quién debe o no participar en el esfuerzo mediador?
— ¿Cuál es el mejor ámbito de mediación?
— ¿Qué procedimiento y/o papel se utilizará?
— ¿Qué cuestiones, intereses y alternativas de acuerdo son importantes para las partes?
— ¿Cuáles son las condiciones psicológicas de las partes?

— ¿Cuál es el plan general de las primeras negociaciones conjuntas en presencia del mediador?
— ¿Cómo serán identificados y ordenados los puntos a tratar en la agenda de trabajo?
— ¿En qué forma se definirán las normas y pautas de conducta?
— ¿Cómo se va a educar a las partes acerca del procedimiento?
— ¿Qué dificultades se prevén y cómo se piensa hacerles frente?

Sean cuales sean las respuestas a estas cuestiones, es importante iniciar el trabajo con un análisis descriptivo previo del conflicto. Para ello proponemos el esquema siguiente, en el que de menor a mayor intensidad podemos evaluar en qué puntos se ha desarrollado el conflicto y los métodos que se han utilizado en su abordaje.

En el siguiente esquema se utiliza la cuadrícula inferior como espacio para recoger datos. Es importante identificar aquellos hechos significativos que marcan la evolución y el recrudecimiento del conflicto.

Es importante que cada una de estas hojas de descripción sea cumplimentada por las partes por separado. Inicialmente será un material útil para evaluar la situación por parte del mediador, aunque en ocasiones también puede utilizarse como primera aproximación de posiciones compartiendo un análisis meramente descriptivo de la historia del conflicto.

4. FASES DEL PROCESO DE MEDIACIÓN

Así como en la negociación se ha realizado un importante esfuerzo por establecer una distinción ente las distintas etapas que conforman su proceso para poder generalizar a otros problemas y otros contextos, en los estudios sobre mediación se tiende a mantener compartimentos, sin intentar definir un proceso aplicable a múltiples situaciones.

Sheppard y colaboradores (1991), en este estudio establecen una taxonomía que puede encuadrar casi cualquier intervención de terceros. Según este autor, la mediación atraviesa las siguientes fases:

1. **Fase de definición:** en esta primera fase las partes se exploran mutuamente, se determina la causa del conflicto que les ocupa, se encuentra la información necesaria y se buscan alternativas para encauzar la disputa. Se trata, por tanto, de definir el conflicto que ha llevado a las partes a solicitar la intervención de un mediador, de analizar el origen de esa situación conflictiva y conseguir un mayor conocimiento de cada una de las partes sobre la otra. De esa manera se establece el punto de partida para que se pueda iniciar la tarea del mediador de asesoramiento y orientación en la búsqueda de posibles soluciones.
2. **Fase de discusión:** el objetivo de esta fase es el de clarificar la información y presentar nuestros argumentos a la parte contraria. En esta fase cada una de las partes expone sus puntos de vista con respecto al conflicto y a la manera que consideran más apropiada para resolverlo, facilitándose mutuamente toda la información y datos necesarios al respecto.
3. **Fase de selección de alternativas:** en esta fase se filtra la información para decidir su importancia y se busca una alternativa que resuelva el conflicto. Una vez que las partes han propuesto y argumentado distintas opciones para solucionar el conflicto deben elegir aquella que ambas consideren que es más satisfactoria para ambas y que no suponga un perjuicio para ninguna de ellas. Recordemos que son las partes quienes deben decidirlo, no el mediador.
4. **Fase de reconciliación:** se trata de una reconciliación de las partes tras la decisión adoptada, que sirve para reforzarla o para escuchar posibles apelaciones y objeciones. Esta última fase propuesta por Sheppard pretende cerrar el proceso dando la oportunidad, si es necesario, a las partes de plantear alguna crítica o puntualización a la alterna-

tiva seleccionada. Una vez que se ha aclarado cualquier posible objeción, la solución elegida toma aún más fuerza.

Sheppard nos ofrece además una serie de puntos clave que debemos tener en cuenta en el desarrollo de las cuatro fases:

1. **Control sobre el proceso:** el mediador dirige la interacción entre las partes pero no los aspectos sustanciales que debe incluir dicha interacción.
2. **Control sobre el contenido:** el mediador trata de definir qué aspectos se deben tener en consideración o cuáles son los temas concretos que se deben discutir.
3. **Control motivacional:** el mediador debe intentar estimular a las partes y encaminarlas hacia acciones específicas que allanen el camino para la consecución del acuerdo.
4. **Control por requerimiento:** el mediador deja trabajar a las partes para que logren la solución del conflicto y sólo interviene si alguna de ellas lo solicita, para orientarlos ante determinadas dificultades que surjan durante el proceso.

Legitimidad y confianza son dos aspectos centrales que influirán en forma determinante en el proceso de mediación (remitimos en este punto al lector al capítulo sobre mediación laboral). En ambos casos no estamos hablando de realidades tangibles o demostrables sino de percepciones. Es conveniente no olvidar en ningún momento que nos movemos en un terreno en el que los aspectos subjetivos son cruciales para el desarrollo positivo o el bloqueo y ruptura definitivos. En este sentido es necesario examinar los problemas derivados de ambos así como su posible abordaje.

Legitimidad

La legitimidad se refiere a la aceptación y el reconocimiento por una parte de que un oponente, sus cuestiones, intereses y emociones son auténticos y razonables desde ese punto de vista y se ajustan a principios reconocidos. Sin percepción de legitimidad las negociaciones no pueden ni tan siquiera iniciarse.

Una parte reconoce la legitimidad de otra en el momento en que está dispuesta a hablar con la primera. Las negociaciones a menudo fracasan porque una parte no percibe o reconoce a la otra como portavoz o representante de la opinión contraria. Sólo la mejora de la comunicación y el ajuste de la imagen pueden eliminar las barreras que se oponen a la legitimidad.

También en ocasiones estas percepciones están ligadas a aspectos de tipo personal. El hecho de que el interlocutor sea precisamente ese y no otro comporta facilidades o trabas en el reconocimiento de la legitimidad, pues no olvidemos que hablamos de percepciones. En este caso será necesario valorar la necesidad de cambios en las personas para que componentes individuales no dificulten nuestro avance ya de por sí dificultoso en toda mediación.

La legitimidad de los intereses y cuestiones tratadas plantea otra serie de dificultades. Será necesario reformular las cuestiones planteadas en forma alternativa si queremos que la otra parte reconozca la legitimidad de una propuesta. En este punto el mediador es una figura clave. En función de cómo se presente la demanda o necesidad aumentará, disminuirá o desaparecerá la percepción de legitimidad por la otra parte.

Los sentimientos y emociones asociadas también son legítimos. En toda disputa o desacuerdo existen reacciones psicológicas asociadas. No es necesario que éstas coincidan, es más, probablemente la discrepancia será total al respecto y esto no dificulta la legitimidad de los sentimientos. El mediador debe buscar la legitimidad en el reconocimiento de las partes en aceptar que estos sentimientos existen y en reconocer que, cualquiera que sea la razón, un oponente tiene sus motivos subjetivos y personales para sentirse en determinada forma.

Confianza

La confianza alude generalmente a la capacidad de una persona para depender o asignar confiabilidad a la veracidad o la exactitud de las declaraciones o el comportamiento de otra.

Las bases de la percepción de confianza se basan en las vivencias anteriores de los negociadores y en las imágenes, estereotipos y grupos de referencia. La semejanza de las cuestiones actuales con otras anteriores, la experiencia pasada con el comportamiento de determinada persona, las referencias recibidas de otras instancias o personas, tanto de forma personal como pública, condicionan la confianza.

Crear confianza está ligado a la formulación de posturas congruentes, claras y que no contradigan manifestaciones anteriores. Las solicitudes de ayuda honesta y clara, la transparencia, la actitud clara de ayuda y principalmente la comprensión acerca de las inquietudes del otro, incluso en el caso de discrepancia, son las claves para ir construyendo la confianza.

4 El mediador

1. DEFINICIÓN DEL MEDIADOR

El proceso de mediación implica la intervención de un tercero aceptable por las partes, imparcial y neutro, carente de poder de decisión y habilitado para ayudar a las partes contendientes a alcanzar voluntariamente un arreglo mutuamente aceptado relativo a los temas en discusión. La mediación deja el poder de decisión en manos de las partes o personas en conflicto y, como hemos ya señalado, es un proceso voluntario en cuanto los participantes deben estar de acuerdo en aceptar la ayuda de un tercero.

El mediador trabaja en la resolución de disputas latentes, ayuda a los participantes a identificar a las personas que se verán afectadas por un cambio (hijos, padres, trabajadores...) o las que pueden repercutir, en relación con problemas futuros, decisiones y resultados del proceso mediador. Además, el mediador ayuda a desarrollar un proceso de educación mutua acerca de las cuestiones y los intereses en juego, y a colaborar con los participantes para diseñar y aplicar un procedimiento de resolución de conflictos y problemas (Moore, 1986). El mediador puede asumir diferentes roles y funciones para ayudar a las partes a resolver sus disputas. La complejidad del papel que juega un mediador se pone de relieve cuando revisamos las funciones tan variadas que el mediador desempeña.

Como veremos, las funciones específicas de los mediadores varían de importancia de acuerdo a la complejidad del proceso y a la intensidad del conflicto. Por ejemplo, los mediadores que dirigen un caso de personas muy extremas en sus posturas ejercen con mayor énfasis ciertas funciones en las que reparan menos, por el contrario, los mediadores de conflictos más débiles o cuyas partes adoptan un estilo de negociación «blando». Sin embargo, no por eso disminuye la complejidad en el desempeño de sus papeles o roles. Según la *American Arbitration Association,* el mediador puede asumir las diferentes funciones y roles que a continuación se enumeran:

- Inaugura los canales de comunicación que promueven o hacen más eficaz la comunicación.
- Es quien legitima y ayuda a todas las partes a reconocer los derechos de otros a participar en la mediación.
- Es el facilitador del proceso que suministra un procedimiento y a menudo preside formalmente la sesión de mediación. El mediador es con frecuencia una fuente de informaciones y habilidad.
- Es el instructor que educa a los negociadores novicios, inexpertos o sin preparación, formándolos en el procedimiento de negociación.
- Es el multiplicador de los recursos que suministra asistencia procesal a las partes y las vincula con expertos y recursos externos, por ejemplo abogados, peritos, factores de decisión o artículos adicionales para el intercambio, todo lo cual puede permitirles ampliar las alternativas aceptables de resolución.

- Es el explorador de los problemas y permite que las personas en disputa examinen el conflicto desde diferentes puntos de vista, ayuden a definir cuestiones e intereses fundamentales, y busquen opciones mutuamente satisfactorias.
- Es el agente de la realidad que ayuda a organizar una resolución razonable y viable. Cuestiona y se opone a las partes que afirman metas extremas o poco realistas.
- Es la víctima propiciatoria que puede asumir parte de la responsabilidad o la culpa por una decisión «perjudicial» que las partes de todos modos estarían dispuestas a aceptar. Es muy frecuente que las recompensas y los castigos se relacionen directamente con el rol de mediador; puede ser ascendido en el escalafón jerárquico y recibir honores especiales; puede, por el contrario, ser privado de su status; en último extremo, puede ser fusilado o desterrado.
- Esto les permite mantener su integridad y, cuando tal cosa es apropiada, obtener el apoyo de sus propias bases.
- Es el líder que toma la iniciativa de impulsar las negociaciones mediante sugerencias de procedimiento, y a veces de carácter sustancial.
- Es el sustituto de la responsabilidad individual. No es raro que el mediador juegue un rol muy importante al relevar a las partes de una serie de responsabilidades individuales que ellos intentan a toda costa evitar. Al renunciar al protagonismo las partes dejan a un lado una serie de quebraderos de cabeza, ya que es el mediador el que tiene que encargarse de resolver los problemas más difíciles. Fromm (1941) ha hablado en su libro «El miedo a la libertad» de esta tendencia de la mayoría de las personas a delegar en otras la solución de sus problemas personales o sociales.

Moore (1986) afirma que el mediador trabaja para reconciliar los intereses competidores de las partes. La meta del mediador es ayudar a las partes a examinar el futuro y sus intereses o necesidades, y a negociar el intercambio de promesas y relaciones que serán mutuamente satisfactorias y se ajustarán a las normas de equidad de dichas partes. El mediador carece de autoridad de decisión, y las partes en disputa, por tanto, a menudo buscan los servicios de un mediador, ya que de esta forma (y no en procesos legales tradicionales) pueden retener el poder final de la decisión.

La mediación es además un proceso voluntario, y en ese marco de voluntariedad es donde sitúa el mediador sus servicios profesionales. El término voluntario alude a la participación elegida libremente y al acuerdo final pactado libremente. No se obliga a las partes a negociar, a practicar la mediación o a aceptar a una parte interna o externa en una disputa, ya que «no existe disminución legal para la parte que rehúsa participar en un proceso de mediación (...) como un mediador carece de autoridad para imponer unilateralmente una decisión a las partes, no puede amenazar con un fallo a la parte recalcitrante» (Stulberg, 1981). Generalmente acostumbra a utilizarse un mediador cuando:

1. Los sentimientos de las partes son intensos e impiden un acuerdo.
2. La comunicación entre las partes es mediocre tanto por la calidad como por la cantidad, y las partes no pueden modificar por sí mismas la situación.
3. Las percepciones erróneas o los estereotipos están estorbando la realización de intercambios productivos.
4. Las formas repetitivas de comportamientos negativos están constituyendo obstáculos.
5. Hay desacuerdos graves respecto a los datos sobre qué información es importante, cómo se la obtiene y cómo se evaluará.
6. Hay muchas cuestiones en disputa y las partes discrepan acerca del orden y la combinación en las que las evaluará.
7. Hay intereses aparentes o reales que son incompatibles, y que las partes reconcilian con dificultad.
8. Las diferencias de valor aparentes o no significativas dividen a las partes.

9. Las partes no tienen un procedimiento de negociación, están usando el procedimiento equivocado, o no utilizan el procedimiento más ventajoso posible.
10. Las partes están teniendo dificultades para iniciar negociaciones o han llegado a un callejón sin salida en su regateo.

Según Guillén (2004), dado lo nuevo del rol de mediador, del proceso mediador, y de la escasa historia de la mediación, la información existente sobre el mediador y la mediación es escasa. Partes, mediadores y asesores confluyen bajo un marco conceptual que aún no ha hecho arraigo en nuestra cultura. Además, el horizonte amplio y novedoso donde hacer mediación puede entenderse en principio por lo que «no es». El mediador no es un árbitro, pues no ha de decidir, ni es un asesor, ya que no debe aconsejar, ni es terapeuta. Tampoco es un asesor del juez ni un perito, pues si se le dota de la capacidad de informar al juez de los detalles de las conversaciones mantenidas, la comunicación que debe entablar con las partes se vería afectada y no sería sincera.

Dentro de los principios de la mediación, el consentimiento informado y la autodeterminación requeridos en todos los estándares de práctica de mediación definen el marco en el cual se va perfilando el rol del mediador. Con todo, estamos considerando los siguientes ejes del proceso mediador: participación, poder y capacidad para decidir. Establecer una dinámica común en estos factores se convierte en el trabajo inicial del mediador, que requiere por lo menos de una buena y flexible disposición.

La **neutralidad** es otra de las características básicas. Cuando se habla del mediador, se describe su proceder como neutral, es el tercero neutral, el que ejercita la neutralidad desde la participación y el compromiso, el que ejerce una autoridad equilibrada poniéndose al servicio de las partes, de todas las partes por igual. Seguramente, este deber de ser neutral es la primera consigna para los mediadores. Desde el punto de vista clásico, Welton y Pruitt (1987) defienden que los mediadores serán mejor aceptados si son percibidos como imparciales. Para Calcaterra (2002), la neutralidad es la cualidad que el mediador debe obligatoriamente tener para garantizar un proceso justo.

Pero el concepto de neutralidad, tal y como se entiende en mediación, dista del tradicionalmente entendido en el ámbito judicial, ya que mientras el juez debe encontrar la «verdad real» y resolver según dicta la Ley, el mediador es un intermediario que debe conseguir que las partes encuentren la verdadera satisfacción de sus intereses autocomponiendo el resultado de la disputa. Un mediador debe determinar y revelar todas las relaciones monetarias, psicológicas, emocionales, asociativas o de autoridad que mantiene con cualquiera de las partes de una disputa, y que podrían provocar un conflicto de intereses o afectar la neutralidad aparente o real del profesional en el cumplimiento de sus deberes. Si el mediador o cualquiera de las partes importantes cree que los antecedentes del mediador encierran cierta posibilidad de modificar tendenciosamente su actuación, debe descalificarse él mismo apartándose de la tarea mediadora. Entendemos que la neutralidad del mediador corre peligro si:

— Consiente que la historia de alguna de las partes prevalezca sobre la otra.
— Se deja llevar por alguna de las partes, pasando a ser adversario de la otra.
— Adopta una definición del problema.
— Opina y aconseja a las partes o a una de ellas en concreto.
— Fomenta una negociación prematura.

Ovejero (2004) propone tres principios del negociador plenamente asumibles en mediación. Según él, en la mente del mediador deben activarse las siguientes ideas:

a) No debe haber ganador ni perdedor.
b) Negociar no es imponer tus ideas.
c) Ceder no es perder.

A decir de R. Benjamín (1996), «neutralidad sugiere que el mediador es capaz de ser objetivo e ir más allá del conflicto... quizás esto no sea muy preciso; el mediador se involucrará activamente con ambas partes de un modo equilibrado».

Tal vez esta actitud equilibrada tenga más que ver con flexibilidad que con posturas objetivas. Ser flexible puede representar para el mediador moverse de un lado al otro, ampliar su espacio de comprensión y dar cabida a otra versión, moverse hacia atrás, hacia arriba, y ver la escena y sus actores desde distintos ángulos, entrar en toda la dimensión que cada parte propone, y dejar un espacio para la salida y la comprensión; ser flexible significa que puedo moverme y que además soy capaz de permitir que otros también se muevan aunque sea en direcciones diferentes a mis esquemas. Estamos hablando de flexibilizar una postura para poder entrar y salir del relato de cada parte, habilidad para estar cerca y comprender; en suma, hablamos de un compromiso con las partes allí presentes, siendo este el motor sobre el que gira la neutralidad, el equilibrio y la flexibilidad.

La postura de un tercero neutral implica asimismo que éste se comprometa activamente con cada parte; eso es lo buscado. Durante la formación y el entrenamiento de mediadores conviene trabajar las capacidades necesarias para convertirse en mediador: expresarse, preguntar, entrenarse en la resolución de conflictos, incluyendo la tolerancia a la crisis y situaciones de conflicto.

Para Moore (1986), en la tarea del mediador se conjugan una serie de papeles. Así, el mediador debe adoptar un rol comunicador entre las partes abriendo nuevos canales o reestableciéndolos. También debe asumir el papel de legitimador, es decir, debe establecer compromisos entre las partes y ciertas reglas que tengan vigencia mientras dura el proceso. El mediador asume además la función de facilitador, en el sentido de que debe asesorar sobre el abordaje de los temas, la estructuración de la agenda de trabajo, etc.

Se han establecido asimismo roles distintos en función de las tareas prioritarias que debe desempeñar el mediador en cada momento del proceso: generador de información, explorador de problemas, o guía de la elección de acuerdos. Touval y Zartman (1989) han agrupado las funciones del mediador en tres papeles esenciales: comunicador, formulador y manipulador. El papel de comunicador ha sido suficientemente explicado y justificado hasta este momento. En cuanto al papel como formulador se refiere a la labor de examinar y definir los problemas que componen el conflicto, sugiriendo nuevos planteamientos y formas de solución. Si este papel no resulta demasiado eficaz proponen el de manipulador, en el que el mediador mueve de manera más activa a las partes hacia el acuerdo valiéndose de su prestigio, recursos o influencia.

Con todo lo dicho, y desde las definiciones del rol del mediador, si nos centramos en las cualidades del mismo mucho es lo que se espera de su persona. Fundamentalmente, la articulación de estas cualidades (sabiduría, creatividad, buena escucha, efectividad, confiabilidad, entre otras) debiera dar por resultado una personalidad creativa, coherente y creíble. La primera tarea del mediador, por tanto, es examinar los propios supuestos acerca del conflicto, evaluar su estilo personal y establecer un punto de referencia para controlar su respuesta a circunstancias conflictivas y así poder actuar acorde a las circunstancias.

La meta final de todo proceso mediador es la consecución de un acuerdo justo y equitativo por todas las partes. La responsabilidad del mediador es ayudar a las partes para alcanzar este tipo de acuerdo. De ser posible, un mediador debería desarrollar un proceso final que documente el acuerdo alcanzado en la mediación.

La satisfacción del mediador con el acuerdo logrado debe ser plena, a menos que el mediador sienta que el acuerdo:

1. Es ilegal.
2. Es notoriamente no equitativo para una o más partes.
3. Es el resultado de información falsa.
4. Es el resultado de regateo de mala fe.
5. Es imposible de hacer cumplir.
6. No se puede sostener durante el tiempo (en el futuro).

Unidas a estas circunstancias están las causas de abstención. Más adelante haremos un comentario detallado a alguna de ellas, pero adelantemos su enumeración más habitual por parte de los legisladores. El mediador debe abstenerse de mediar cuando:

— Tenga interés personal en el asunto objeto de mediación.

— Tenga o haya tenido relación profesional anterior con alguna de las partes.
— Tenga vínculo de parentesco, amistad íntima o enemistad manifiesta con alguna de las partes.
— Haya intervenido como perito o testigo en alguno de los procesos judiciales que las partes hayan ejecutado.

Si ocurre alguna de las circunstancias señaladas, el mediador puede seguir alguna o todas las siguientes alternativas:

1. Informar a las partes de las dificultades que ve en el acuerdo.
2. Informar a las partes de las dificultades y dar sugerencias que puedan remediar los problemas.
3. Retirarse como mediador sin informar a alguna parte de las razones particulares de la renuncia.
4. Retirarse como mediador pero informar por escrito a ambas partes de las razones para tal acción.
5. Retirarse como mediador y revelar públicamente las razones generales para tomar tal acción (regateo de mala fe, acuerdo no razonable, ilegalidad, etc.).

Dado lo intrincado de la escena de la mediación donde se unen variables del mediador, éste debe autoconocerse para impedir que sus valoraciones y estilos interfieran la resolución de conflictos de las partes en la mediación. El mediador debe ayudar, no ser un foco conflictivo nuevo.

2. HABILIDADES DEL MEDIADOR

«Lamentablemente la mediación no suele estar a la altura de nuestros ideales. La mayoría de los mediadores influyen en el proceso de resolución de disputas no sólo dando forma a acuerdos, sino también convenciendo a las partes de que los suscriban. Así, en una negociación en la que una parte es más fuerte que la otra, la meta del mediador (llegar a un acuerdo) permite tres estrategias: el mediador puede intentar que ambas partes hagan concesiones análogas, que las haga la parte más débil o que las haga la parte más fuerte. Pero el mediador casi siempre opta por la vía de menor resistencia, tratando de que sea la parte más débil la que haga las concesiones. De esta forma pueden surgir concesiones claramente unilaterales. Alternativamente el mediador que desea un poder más dividido puede intentar lograr concesiones de la parte más poderosa o bien intentar concesiones por las dos partes, aunque no siempre se trata de concesiones racionales.

Los mediadores profesionales disienten a veces de cuál de esas estrategias es la más conveniente, pero siempre se inclinan a escoger la que alienta el acuerdo y usan las herramientas o argumentos necesarios para convencer a las partes de que la acepten» (Bazerman y Neale, 1992).

El texto que en 1992 Bazerman y Neale escribían suena a antiguo y poco real para nuestra época. Radicalmente esto ya no es así. La tarea del mediador es mucho más ambiciosa y su prestigio, después de casi dos décadas, ha ganado cotas que los autores citados no podían imaginar. Pero esta perspectiva pesimista está presente aún en algunos colectivos profesionales —e incluso en algunos mediadores—, y por ello es necesario que el mediador sea exquisito en su preparación. Insistir en sus conocimientos, habilidades específicas para el manejo de los conflictos y ensayo de las diversas tácticas, es de todo punto necesario.

En efecto, generalmente el mediador no se presenta como un especialista en contenidos específicos sino como alguien con habilidades centradas en el proceso. Como consecuencia de lo anterior, nos encontramos ante una actividad problemática y difícil de definir que se ocupa de entender desde una visión global o sistémica una forma de interacción entre las partes. El mediador actúa como asesor en aspectos de metalenguaje en el momento en que trabaja para la creación de vínculos intangibles orientándolos hacia la obtención del acuerdo.

El mediador, por tanto, necesariamente debe trabajar desde la cooperación, la igualdad y la posición simétrica, tanto si asesora dentro del sistema como si asume la coordinación del proceso mediador de forma externa. Para que esta tarea pueda desarrollarse con éxito es necesaria una actitud activa del mediador centrada en las siguientes tareas:

Cuestionar lo obvio y trabajar con preguntas

Constantemente el mediador se estará cuestionando sobre aspectos aparentemente superados o ya discutidos por las partes. En muchas ocasiones el profesional se propone investigar lo obvio. Esta contribución del «ignorante» puede ser de gran ayuda en la medida que lleva a las partes a reflexionar sobre sus necesidades reales. En efecto, en este marco de «despiste intencionado», la del mediador es una actividad en que la formulación de buenas preguntas es capital. No es válida la buena respuesta que el mediador pueda dar a una situación si no quiere suplantar a las partes. Es deseable que el mediador, aunque tenga respuestas, no las ofrezca a las partes sino que reiteradamente cuestione y pregunte, para que el proceso de descubrir la respuesta sea compartido y no impuesto.

Anti-ambiente

La posición del mediador siempre es de anti-ambiente o, dicho en otra forma, creando el clima contrario al que existe entre las partes. Si las partes están excitadas el mediador buscará la tranquilidad y el apaciguamiento, y si están apáticas intentará estimular la actividad inyectando energía.

Co-pensar y co-sentir

El mediador se identifica subjetivamente con el sistema que le ha designado o con las partes que disputan. De esta forma, su intervención en el razonamiento, análisis y desarrollo del proceso se ve enmarcada. La diferencia es que al estar fuera, al no ser parte ni juez, puede ver las contradicciones, los sentimientos duales, los motivos no confesados. El mediador intentará pensar cómo piensa cada parte, descubrir qué lógica siguen, cómo distorsionan emocionalmente y cómo buscan las soluciones.

Idénticamente el co-sentir es consustancial a la mediación. Esta es una actividad en la que es necesario identificarse empáticamente con el interlocutor sin dejarse atrapar en sus emociones. Es necesario ir sintiendo con las partes los fracasos y éxitos siempre con distancia para poder ir cuestionando estos sentimientos.

Buscar lo posible

El mediador busca lo posible, sin cuestionar la idoneidad de lo demandado. No es el ideal sino lo viable. Siempre desde un enfoque de utilidad y con la máxima de que en general todo acuerdo es mejor que un mantenimiento del conflicto.

Mantener la distancia

Una excesiva empatía o identificación con las posturas de las partes es muy arriesgada para un buen desarrollo de la actividad mediadora.

A fin de garantizar una distancia correcta es generalmente conveniente evitar:

1. Mantener relaciones sociales con las partes.
2. Mantener relaciones comerciales con las partes.
3. Tener relaciones jerárquicas.
4. No tener un contrato de relación claramente establecido.
5. No disponer de un lugar físico de referencia en el que realizar la actividad.
6. Actuar fuera del rol, tomando decisiones en su lugar, hacer gestiones a propia iniciativa en su nombre, etc.
7. Compartir o identificarse totalmente con una de las partes.

3. CARÁCTER DEL MEDIADOR PROFESIONAL

¿Cuáles son los secretos para el éxito en la función de la mediación? ¿Hay que ser un psicólogo social experto? ¿Es preciso ser un trabajador social licenciado además en derecho? ¿Un gurú del desarrollo de las personas? ¿Basta conocer bien la evolución de las familias o de las relaciones laborales? He aquí algunas recomendaciones fruto de nuestra experiencia profesional.

A lo largo de nuestra experiencia profesional en mediación en múltiples sectores de la vida, especialmente en contextos laborales, hemos ido constatando una serie de rasgos de actitud y carácter, junto a algunas cualidades personales enormemente valoradas por las personas que se enfrentan a un conflicto y por el entorno que rodea al profesional de la mediación (Instituciones, otros profesionales...), y que sin embargo son obviadas en muchas ocasiones al concebir los perfiles ideales. No entraremos en este apartado en las aptitudes puntuales referidas arriba.

Puede pensarse que tales rasgos, que indicaremos a continuación, consisten en generalidades, aplicables por tanto a cualquier profesional competente y con sentido común, e incluso en muchos casos a cualquier persona en su vida. Puede tener ello algo de cierto, pero estamos convencidos de que estas características son especialmente convenientes para el profesional que asume el rol de mediador dada la singularidad de esta profesión, al menos en la manera en la que nosotros la concebimos.

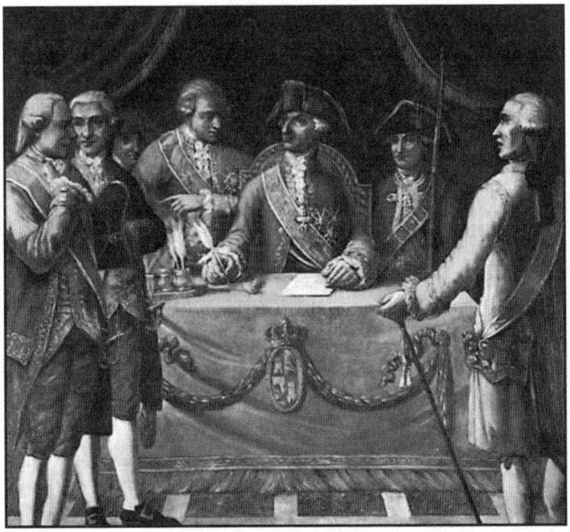

Figura 4.1.—Mediación desde el poder. *(Carlos III. P. P. Montaña, siglo XVIII).*

No quisiéramos que se dedujera una simplificación trivial de una función tan compleja y difícil como ésta, que demanda cada vez más un nivel de exigencia casi imposible de alcanzar. Pocos autores como David Ulrich han sabido conceptualizar esta complejidad, agrupando sus requisitos en estos cinco mandamientos: ser expertos funcionales, actuar como estrategas de las relaciones humanas, impulsar el cambio, crear cultura de ganar-ganar y tener credibilidad personal. Vaya por delante que comulgamos a pies juntillas con semejantes retos, que tenemos muy presentes en nuestro trabajo y que recordamos con frecuencia. Pero, además, nos parecen muy convenientes los puntos que indicamos a continuación y que recomendamos convencidos a quien pueda interesarle este «oficio». La enumeración es la siguiente:

1. *El sentido del humor.* Nada como esta poderosa arma, tan valiosa frente a la adversidad o la dureza de algunas situaciones y de enorme utilidad en nuestra relación con los demás para hacerles la vida más agradable. Cuentan los cronistas que el monarca Carlos III exhibía un enviable sentido del humor que aplacaba las diatribas y desacuerdos entre sus colaboradores.
2. *La humanidad.* El mediador debe tener una especial sensibilidad hacia todos los aspectos humanos, ha de ser real; si es de «cartón-piedra» se termina notando y queda en evidencia. Ha de gustarnos la gente, ser de carne y hueso.
3. *Modestia, sencillez y naturalidad.* A los genios y prepotentes no los llamó Dios para este trabajo. Sólo generan rechazo, envidia e insolidaridad. La grandeza, si la alcanzas, será porque otros te la reconozcan. La naturalidad, el ser auténtico como ser humano, sin aparentar, ayuda enormemente a la empatía con los demás y a caer bien.
4. *La capacidad de escucha activa, comprensión y paciencia.* Normalmente, además, van por este orden. Las personas necesitan imperiosamente ser escuchadas, y en mediación esto se manifiesta rotundamente. El

profesional de la mediación ha de escuchar al menos el doble de lo que habla. Después de haber escuchado, comprender y demostrar empatía es básico y, frecuentemente, también resulta fundamental una buena dosis de paciencia.

5. *Las dotes de comunicador.* Esta es una competencia tremendamente apreciada y reconocida. Comunicar con la gente en las dos direcciones es crítico. De una buena o mala comunicación dependen cuestiones importantísimas como la motivación, el reconocimiento, la orientación, las odiosas confusiones y los malos entendidos. Además, lo primero que impacta en las emociones de nuestro interlocutor, junto al aspecto físico, es nuestra manera de comunicar. Decir exactamente lo que queremos y generar con ello el impacto deseado es todo un arte que hay que esforzarse en dominar cuando te dedicas a la dirección de personas.
6. *La convicción en lo que hace.* El mediador-conciliador debe exhibir un compromiso con las ideas, con los proyectos, con las personas. Generar más compromiso a tu alrededor, otra de nuestras prioridades, se consigue mejor si empieza por demostrarlo uno mismo.
7. *La persuasión.* Nos dedicamos a mediar, ya sean argumentos, ideas, propuestas..., en definitiva, a convencer a las personas de que aquello que pensamos es bueno y razonable para ellos y sus conflictos. Si a esto sumamos el conflicto de intereses habitual en las situaciones a las que nos hemos de enfrentar en nuestra función, la persuasión es clave.
8. *La discreción.* Entre otras cosas sirve para generar confianza en los demás. Hablar de más o traicionar la confidencialidad supone que la gente termine por no contarte las cosas y por rechazar el proceso de mediación-conciliación. Eso, en recursos humanos, es un fracaso absoluto.
9. *La prudencia.* Gracián la elevó a la categoría de arte, y no por gusto. La moderación en el comportamiento, hasta donde llevan los límites de la sensatez y la ponderación, es de gran valor para el mediador-conciliador.
10. *La ecuanimidad.* Entre otras cosas, nos dedicamos a hacer políticas y tomar decisiones que afectan a la vida de las personas, a su desarrollo, a sus condiciones económicas, familiares y laborales. Ser ecuánime implica aquí ser respetado en esa labor de arbitraje que cada día necesitan encomendarnos más nuestras organizaciones.
11. *La sobriedad y el ejemplo.* Igual que la anterior, ambas nos proporcionan credibilidad. En algunos conflictos el mediador actúa como un modelo de conducta, proporcionando así una indicación concreta de lo que deben ser y hacer las partes. Un mediador respetuoso, cordial y con una comunicación ejemplar servirá de magnífico paradigma a la relación que se espera de las partes.
12. *La capacidad de ver más allá de lo evidente.* Hay que leer entre líneas e interpretar entre conversaciones. Es importante tener una cierta intuición e inteligencia para captar aquello que pase desapercibido a simple vista, gracias a una aguda observación de nuestro entorno.
13. *La observación cuidada.* Saber conocer a las personas y sacar de este conocimiento conclusiones realistas y acertadas es algo que el mediador necesita para llegar a una solución mediada óptima. Para ello, además de las competencias técnicas, la observación cuidada del entorno, de las partes y de la dinámica del proceso ayuda enormemente.
14. *El poco apego al pasado, el desarraigo.* Si queremos ser «campeones» del cambio hay que viajar ligero de equipaje. Los lastres entorpecen mucho, hacen que perdamos el tiempo y la atención, y que el esfuerzo para cambiar las cosas sea mayor. Hay que estar dispuestos a cambiar el rumbo y mirar al futuro permanentemente.

15. *La ética, la integridad por encima de todo*. Si hay una función a la que debe exigírsele integridad es la de recursos humanos, precisamente porque la materia prima sobre la que trabaja resulta que es de carne y hueso. Los principios y las reglas morales que afectan al comportamiento y a las relaciones humanas confieren a esta función un atractivo único y apasionante que la convierten a veces en todo un apostolado.

En definitiva, el mediador no debe limitar su función al mantenimiento de la paz o al ordenamiento del conflicto en la mesa de negociación. Su papel debe ser el de una persona que constituye un recurso activo, y a la cual las partes pueden acudir y, cuando tal cosa es adecuada, debe estar dispuesto a suministrar sugerencias y alternativas de procedimiento y sustantivas, que ayudarán a las partes en el curso de las negociaciones eficaces. El mediador tiene que ser una persona creíble, merecedora de la confianza de las partes, sincera y honesta, y aquí se sitúa el eje arquimédico que determina en buena medida el éxito de nuestra función y el prestigio ante los demás. Trabajar con personas de carne y hueso es algo que marca la diferencia frente a otras profesiones y actividades.

4. ÁREAS CLAVE DE EFECTIVIDAD

La efectividad es la medida en que un profesional obtiene los resultados requeridos para la posición que ocupa. Lo que finalmente nos interesa son los resultados obtenidos, los acuerdos pactados y firmados al final del proceso mediador o en los días subsiguientes. Cada puesto de trabajo es un espacio con diferentes áreas de efectividad.

A pesar de ser evidente, no nos contratan como mediadores para estar ocupados o para realizar unas actividades, sino por los resultados obtenidos (outputs). Las actividades, en sí mismas, no tienen sentido si no contribuyen a un resultado.

CUADRO 4.1

Ventajas de la presencia de un mediador.
Llanos, Ponti y Costa (2004)

- Facilita que en el proceso negociador las partes se orienten hacia la solución del conflicto.
- Ordenación del debate negociador posibilitando la intervención en el diálogo de todas las partes.
- Favorece la reducción en las posibles escaladas de tensión, cortando intervenciones agresivas y propiciando recesos.
- Facilita el análisis del proceso negociador en las sesiones separadas con las partes negociadoras.
- Puede ayudar a las partes a buscar una salida al problema y a preparar propuestas basadas en intereses.

Lo primero que debemos hacer es identificar cuáles son los resultados adecuados a cada puesto, es decir, sus áreas clave de efectividad. Éstas proporcionarán el marco básico de un buen desempeño en la tarea de mediación.

Estamos habituados a describir los puestos de trabajo en términos de actividades y no de resultados. Si alguien te pregunta a qué te dedicas, la respuesta acostumbra a ser una lista de actividades, es decir, explicamos lo que hacemos pero raramente indicamos para qué lo hacemos.

Por otro lado, tampoco es frecuente que se pregunte a otra persona, en una situación social, respecto a cuáles son los resultados clave requeridos en un puesto de trabajo.

No obstante, el resultado de la orientación hacia la actividad es que muchos puestos son presentados en términos de administrar, organizar, planificar, etc., y describen el tipo de trabajo pero no el resultado final. Para obtener las áreas de efectividad del proceso mediador es necesario preguntar para qué es necesaria realizar determinada actividad y cuál es el resultado que es necesario obtener. Para seleccionar áreas clave es necesario hacerse las siguientes preguntas:

- ¿Para qué se necesita un profesional de la mediación?

— ¿Qué cambiaría si se eliminaran estos especialistas?
— ¿Cómo sé, sin que nadie lo diga, que soy un mediador eficaz?
— ¿Cuál es la contribución efectiva del mediador?
— ¿En qué consiste realmente la autoridad del mediador?
— ¿En qué me concentraría por un período largo de tiempo si deseara claras mejoras en los resultados?

En definitiva, debe responderse a la pregunta «¿Para qué me pagan?»; en otras palabras: ¿Cuál es la contribución específica del mediador a la reducción de conflictos en la sociedad?

Para formular áreas clave de forma eficaz es necesario tener en cuenta las siguientes indicaciones:

— Acostumbrar a tener de una a cuatro palabras.
— Evitar palabras que indiquen direccionalidad como «incrementar, maximizar, satisfacer, optimizar...».
— Evitar cantidades y calendarios.

5. CÓDIGO DE CONDUCTA MEDIADORA

Según el *Council of Mediation Organization,* la mediación es un enfoque de la resolución de los conflictos en que un tercero imparcial interviene en una disputa, con el consentimiento de las partes, para ayudarlas y facilitarles la obtención de un acuerdo mutuamente satisfactorio en relación con las cuestiones en disputa.

La mediación es una profesión con responsabilidades y deberes éticos. Los que se dedican a su práctica deben asumir la idea de que todos los litigantes tienen derecho a negociar y tratar de determinar los resultados de sus propios conflictos.

Los mediadores deben saber que sus deberes y obligaciones se relacionan con las partes que comprometen los servicios, con el procedimiento de mediación, con los restantes mediadores, con los organismos que encauzan la práctica de la mediación y con el público en general.

Los mediadores a menudo son profesionales (abogados, terapeutas y asistentes sociales) que tienen obligaciones regidas por otros preceptos éticos. El presente no debe interpretarse como un código de comportamiento que implica una competencia, sino como una pauta suplementaria para los profesionales que practican la mediación. Cuando median, lo estarán subordinando a estas normas éticas.

Este código no está ideado para desplazar o superar a las leyes o a las normas oficiales que prescriben las responsabilidades de los mediadores y de otras personas pertenecientes a las profesiones auxiliares. Es un código personal de conducta destinado al mediador individual, y su propósito es afirmar principios aplicables a todos los mediadores profesionales utilizados por los organismos privados, municipales, nacionales o regionales.

1. Responsabilidad del mediador frente a las partes

La responsabilidad principal por la resolución de una disputa descansa sobre las propias partes. El mediador debe reconocer siempre que los acuerdos alcanzados en las negociaciones han sido convenidos voluntariamente por ellas. Es responsabilidad del mediador ayudar a los litigantes a alcanzar un arreglo. Un mediador nunca debe imponer el acuerdo a una de las partes. El mediador no debe tratar de adoptar una decisión sustantiva en relación con las partes. Sin embargo, éstas pueden convenir en que solicitarán al mediador una recomendación referida a un acuerdo.

Es deseable que el acuerdo sea concertado mediante negociaciones, sin la ayuda de un mediador. La intervención a cargo de un mediador puede ser promovida por las partes mismas o por un mediador. La decisión de aceptar la mediación corresponde a las partes, excepto cuando la legislación, una orden judicial o un contrato imponen la mediación. Los mediadores informarán a todas las partes del coste de sus servicios antes de intervenir. Las partes deben estar en condiciones de calcular el coste del servicio en relación con el de otros procedimientos de resolución de las disputas.

En términos ideales, cuando hay costes emanados de la situación, el mediador debe tratar de que las partes coincidan en dividirlos equitativamente. Cuando tal cosa no es posible, todas las partes deben llegar a un acuerdo en relación con el pago.

2. Responsabilidad del mediador ante el proceso de mediación

La negociación es un procedimiento establecido en nuestra sociedad como medio de resolver las disputas. El proceso de la mediación implica la intervención de un tercero en las negociaciones, para ayudar al desarrollo de diferentes soluciones que las partes aceptarán voluntariamente como base del acuerdo.

Las presiones que ponen en peligro la acción voluntaria y el acuerdo de las partes no deben ser elementos de la mediación.

La mediación es un proceso participativo. Un mediador está obligado a instruir a las partes y a comprometerlas con el propio proceso. Un mediador debe considerar que dicha educación y ese compromiso son importantes, no sólo para resolver la disputa actual sino también para preparar a las partes con el fin de que afronten los conflictos futuros con una actitud más creativa y fecunda.

Conveniencia de la mediación. La mediación no es una panacea aplicable a todos los tipos de conflictos. Los mediadores deben conocer todos los procedimientos de resolución de las disputas y las condiciones en que cada uno es más eficaz. Los mediadores están obligados a informar a los participantes sobre los métodos más adecuados según el tipo de disputa y la clase de resultados deseados por las partes

Como el **estatus, la experiencia y la capacidad** del mediador confieren peso a sus sugerencias y recomendaciones, el mediador debe evaluar cuidadosamente el efecto de sus intervenciones o las propuestas, y aceptar la responsabilidad total por lo que se refiere a su honestidad y su mérito. Puesto que la mediación es una opción voluntaria, la aceptabilidad del mediador para las partes como persona íntegra, objetiva y ecuánime es absolutamente esencial si se quiere obtener un desempeño eficaz de los procedimientos de mediación. El modo en que el mediador afronta sus deberes y responsabilidades profesionales será un indicio de su utilidad como mediador. La calidad del carácter así como los atributos intelectuales, emocionales y técnicos se manifestarán en el comportamiento del mediador y en sus comunicaciones orales y escritas con las partes, otros mediadores y el público.

Publicidad y anuncios. Un mediador no debe formular afirmaciones o pretensiones falsas, engañosas o injustas acerca del proceso de mediación, sus costes y beneficios, así como su propio papel, sus cualidades o sus calificaciones.

Imparcialidad. El mediador está obligado, durante el cumplimiento de los servicios profesionales, a mantener una postura de imparcialidad hacia todas las partes afectadas. La imparcialidad significa que el mediador está libre de tendencia o favoritismo, tanto en la palabra como en la acción. La imparcialidad implica un compromiso de ayudar a todas las partes, y no a una sola, a alcanzar un acuerdo satisfactorio. La imparcialidad significa que un mediador no representará un rol antagónico en el proceso de resolución de la disputa.

Confidencialidad. La información recibida por un mediador en situación de confidencia, o en una sesión privada, una reunión parcial o una sesión conjunta con los litigantes, es confidencial y no debe ser revelada a las partes ajenas a las negociaciones. La información recibida en una reunión parcial no será revelada en la sesión conjunta sin obtener previamente autorización de la una de las personas de quien se obtuvo la información.

Las siguientes excepciones se aplicarán a la norma de confidencialidad: en el caso de un perjuicio infligido a un menor por uno o más litigantes o en un caso en que el mediador descubre que se cometerá probablemente un delito que puede determinar graves perjuicios psicológicos o físicos a otras personas, el mediador está obligado a informar de esos actos a los organismos adecuados.

Uso de la información. Como la información revelada en la mediación es confidencial y el éxito del proceso puede depender de esa confidencialidad, los mediadores deben informar a los participantes y obtener su consentimiento en el sentido de que la información comunicada en el proceso de mediación no será utilizada por las partes en procedimientos antagónicos futuros.

El mediador también está obligado a oponerse a revelar información confidencial en un proceso de carácter antagónico. Rehusará atestiguar voluntariamente en un procedimiento judicial ulterior, y resistirá hasta donde se lo permita su capacidad la conminación dirigida a sus anotaciones o su persona. Esta cláusula puede quedar anulada por consentimiento de todos los participantes en el asunto.

Autoridad y fuerza jerárquica. En caso de que una parte necesite información adicional o ayuda con el fin de que las negociaciones se desarrollen de un modo equitativo y ordenado o de que exista la posibilidad de que se alcance un acuerdo justo, equitativo y perdurable, el mediador está obligado a remitir a la parte a los recursos —trátese de datos o de personas— que pueden facilitar el proceso. Para desarrollar las áreas de responsabilidad son necesarias también las de autoridad.

La responsabilidad que la sociedad delega al mediador viene acompañada por su autoridad para favorecer la mediación y llevar a cabo el proceso. Las áreas de autoridad de un puesto de trabajo es todo aquello que la persona que desarrolla la actividad puede decidir sin consultar. La autoridad formal que ejerce el mediador en función del puesto que ocupa en la estructura que ampara el proceso mediador y en el mismo proceso consiste en lo que se puede decidir sin necesidad de ser aprobado por otros.

El mediador es el organizador clave del proceso y define los métodos a utilizar en las sesiones. Esto quiere decir que toma a su cargo tanto la determinación de las fases inmediatas como las más alejadas en cuanto a la consecución de un objetivo. Frecuentemente, es el mediador el único que conoce la planificación de las tareas; las partes sólo se hallan enteradas de los objetivos generales.

Incluye la influencia sobre las acciones de otros o la utilización de sistemas, recursos, espacios, etc... Decidir es entonces la clave. La mediación como actividad profesional, como trabajo, ofrece posibilidades de decisión y, en consecuencia, áreas de autoridad, siempre en el marco delimitado por otras instancias.

Bienestar psicológico. Si un mediador descubre antes de la mediación o en el curso de la misma que una parte necesita ayuda psicológica, debe practicar las previsiones apropiadas. Los mediadores reconocen que la mediación no es un sustituto adecuado de la terapia, y deben remitir a las partes al procedimiento correspondiente. La mediación no se realizará cuando las partes están embriagadas o padezcan daños psicológicos importantes que perjudiquen gravemente su capacidad de juicio.

La ley. Los mediadores no son abogados. El mediador nunca ofrecerá asesoramiento legal a las partes en disputa: en caso de ser necesario, las remitirá a los abogados adecuados. Este mismo código de conducta se aplica a los mediadores que a su vez están formados en el derecho. El rol de un mediador imparcial no debe confundirse con el de un abogado que está defendiendo a un cliente.

El acuerdo. La meta de la negociación y la mediación es un acuerdo que aparece como justo y equitativo a los ojos de todas las partes. La responsabilidad del mediador frente a las partes consiste en ayudarlas a obtener este tipo de arreglo.

Siempre que sea posible, un mediador debe elaborar una declaración escrita que documente los acuerdos alcanzados en el curso de la mediación. La satisfacción que un mediador pueda tener con el acuerdo es menos importante que la satisfacción de las partes.

En el caso de que se concierte un acuerdo que a juicio del mediador 1) es ilegal; 2) exhibe una grosera ausencia de equidad con respecto a una o más partes; 3) es el resultado de información falsa; 4) es el resultado de la mala fe: 5) es de aplicación imposible; o 6) tal vez no se mantenga en el curso del tiempo, el mediador puede atenerse a una de las siguientes alternativas o a todas:

1. Informar a las partes de las dificultades que percibe en el acuerdo.
2 Informar a las partes de las dificultades y formular sugerencias que pueden corregir los problemas.

3. Retirarse del caso sin revelar a ninguna de las partes las razones específicas del retiro.
4. Retirarse, pero revelando por escrito a ambas partes las razones de su actitud.
5. Retirarse y revelar públicamente las razones generales que lo mueven a adoptar esa actitud (negociación de mala fe, arreglo irrazonable, ilegalidad, etc.).

Finalización de la mediación. En el caso de que las partes no puedan llegar a un acuerdo, ni siquiera con la ayuda de un mediador, a éste le corresponde la responsabilidad de lograr que las partes conozcan el impasse y de sugerir la suspensión de las negociaciones. Un mediador está obligado a informar a las partes cuando ha sobrevenido un impasse definitivo, y debe remitirlas a otros medios de resolución de la disputa. Un mediador no debe prolongar las discusiones improductivas que determinan el aumento de los costes en tiempo, emocional y monetario para las partes.

3. Responsabilidad del mediador frente a otros mediadores

Un mediador no debe incorporarse a una disputa que está siendo mediada por otro sin conferenciar primero con la o las personas que dirigen dicha mediación. El mediador no debe interceder en una disputa simplemente porque es posible que otro mediador también esté participando. Inversamente, no debe suponerse que esta falta de participación de un mediador indica la necesidad de que intervenga otro mediador.

En las situaciones en que más de un mediador participa en determinado caso, cada uno asume la responsabilidad de mantener informados a los restantes acerca de los procesos esenciales para llevar adelante un esfuerzo cooperativo, y debe mostrar a los co-mediadores toda la cortesía posible.

Durante las negociaciones, el mediador debe evitar cuidadosamente cualquier demostración de desacuerdo con los co-mediadores o de crítica de los mismos. Las discusiones acerca de las posiciones y los actos que los mediadores deben manifestar en casos particulares no deben infringir los principios de la confidencialidad.

4. Responsabilidad del mediador ante su organismo y su profesión

Los mediadores a menudo trabajan para organismos que son responsables del suministro de ayuda a los procesos de mediación empleados por las partes en disputa. El mediador debe reconocer que como empleado de dichos organismos es su representante, y que no se lo juzgará exclusivamente sobre una base individual, sino también como parte de una organización. Por consiguiente, una conducta impropia o un defecto profesional perjudican no sólo al mediador individual sino también al empleador, y por eso mismo arriesga la eficacia del organismo, de otras entidades, y la aceptabilidad del propio recurso.

El mediador no debe usar su posición para obtener beneficios o ventajas personales, ni comprometerse en formas de empleo, actividades o iniciativas incompatibles con su propia tarea.

Los mediadores no deben aceptar dinero u objetos valiosos por la prestación de servicios fuera del sueldo regular o los honorarios establecidos de común acuerdo, y no deben incurrir en obligaciones con las partes que puedan interferir con la imparcialidad de su desempeño.

Entrenamiento y educación. Los mediadores aprenden su oficio por diferentes vías: la educación formal, los programas de entrenamiento, los talleres, la experiencia práctica y la supervisión. Los mediadores asumen la responsabilidad de perfeccionar constantemente sus propias cualidades y de adquirir bases teóricas, y deben ocuparse de mejorar su propio desempeño y la profesión buscando alguna forma de incrementar su educación en el proceso de negociación y mediación durante cada uno de los años de su práctica.

Un mediador debe promover la profesión y realizar contribuciones a la especialidad, estimulando la investigación, la publicación y otras formas de educación pública y profesional, y participando en esas actividades.

Conocimiento experto. Los mediadores deben cumplir sus servicios sólo en las áreas de la mediación en que están cualificados, a través de la experiencia o mediante el adiestramiento. No intentarán mediar en un campo poco conocido para ellos, o cuando existe el riesgo de que se inflija daño psicológico, financiero, legal y físico a una de las partes como consecuencia de su falta de experiencia.

Un mediador está obligado a buscar a un colega formado en la disciplina necesaria, o a remitir los casos a otros mediadores que están entrenados en la especialidad requerida, cuando él no posee las cualidades requeridas.

Servicios voluntarios. Un mediador está obligado a cumplir cierto servicio voluntario en cada año de práctica, con el fin de suministrar ayuda a los que no pueden pagar la mediación y para fomentar el progreso de la especialidad. Queda a cargo del mediador individual la cuantía y el tipo de servicios que prestará en beneficio de la profesión y la sociedad.

Los mediadores deben cooperar con su propia institución y con otros organismos estableciendo y manteniendo la calidad, las calificaciones y las normas de la profesión. Los mediadores deben participar en las evaluaciones individuales y de los organismos y serán supervisados por un organismo, un colega designado de común acuerdo, o la junta de ética de la organización profesional. Los mediadores comprometidos en el incumplimiento de este código de conducta deben notificar el caso a su organismo. Los mediadores que se enteren de violaciones en detrimento de este código ético también deben transmitir esta información a su organismo o a la junta de ética.

5. Responsabilidad frente al público y a otras partes no representadas

La mediación es esencialmente un proceso privado y voluntario. El propósito principal de la mediación es ayudar a las partes a concertar un acuerdo. Dicha ayuda no suspende los derechos de las partes de apelar a las sanciones económicas, sociales, psicológicas y legales. Sin embargo, el proceso de mediación puede incluir la responsabilidad del mediador de afirmar el interés del público o de otras partes no representadas con el fin de que se resuelva determinada disputa, de que disminuyan los costes o los perjuicios y de que se reanude la vida normal. Los mediadores deben cuestionar los acuerdos que no corresponden al interés del público o de otras partes no representadas, cuyas necesidades deberían ser contempladas a pesar de que no es precisamente lo que sucede. Los mediadores deben preguntar si los intereses de otras partes o las partes mismas deberían estar presentes en las negociaciones. Sin embargo, se entiende que el mediador no regula ni controla ningún aspecto del contenido de un aspecto negociado.

Un mediador no debe utilizar la publicidad para afirmar su propia posición. Cuando dos o más mediadores están mediando una disputa, la información pública debe comunicarse mediante un procedimiento convenido de común acuerdo.

Finalmente, el código ético arriba descrito se traduce en algunas legislaciones en un cuadro puntual de **deberes del mediador.** El que sigue es un enunciado tipo:

- Evitar la mediación cuando concurra alguna causa de abstención.
- Actuar de forma neutral e imparcial.
- Garantizar los derechos de las partes e informarlas del proceso, el coste y las características del procedimiento de mediación.
- Entregar copia a las partes antes de realizar la intervención del compromiso, expreso y firmado, al sometimiento del proceso mediador.
- Promover que las partes tengan en cuenta los intereses de personas no representadas en el proceso. En caso de niños o de personas dependientes, el bienestar de los mismos debe ser considerado protagonista del procedimiento.
- Realizar personalmente la actividad mediadora.
- Promover el entendimiento y la comunicación entre las partes.
- Ejercer la actividad mediadora de buena fe.
- Garantizar la confidencialidad y el secreto profesional.

— No realizar actividades profesionales, durante o posteriormente al proceso, dentro de una ámbito diferente de la mediación salvo que ambas partes lo autoricen (mediador que ejerce posteriormente de abogado de una de las partes).
— No abandonar la mediación sin causa justificada.
— Redactar y firmar los partes de las sesiones, los justificantes requeridos por las partes y el acuerdo final. Entregar a las partes copia de los documentos citados y remitir la oportuna documentación a la Administración que tutela el proceso.

6. COMPETENCIAS PROFESIONALES DEL MEDIADOR

6.1. El mediador como figura profesional

Definir la figura del mediador como profesional comporta una serie de consideraciones altamente complejas. La mediación en sí es un campo interdisciplinar que se ve tremendamente favorecido por las aportaciones que desde distintas disciplinas pueden realizarse. No podemos obviar la importancia del Derecho a la hora de comprender determinadas circunstancias inherentes al conflicto y a su resolución; tampoco son menos importantes las aportaciones que desde la Ciencia de la Organización de Empresas se nos puede ofrecer acerca del papel de un trabajador o grupo de trabajadores en el entramado empresarial. Pero sin duda alguna, la Psicología Social, y más concretamente la Psicología del Trabajo, nos puede llevar a comprender las circunstancias que rodean un conflicto que surge entre trabajadores, es decir, individuos con diferentes motivaciones, diferente grado de percepción de las situaciones y, por supuesto, diferentes visiones en lo que a resolución de conflicto en función de intereses personales (individuales) se refiere. Además, la Psicología Social tiene innumerables leyes y explicaciones referidas a los conflictos familiares.

Por un lado, en el ámbito laboral emergen multitud de circunstancias que pueden conllevar la aparición de conflictos entre trabajadores, o entre la patronal y aquéllos. No son menos innumerables las casuísticas de los conflictos familiares y de los conflictos médico-paciente o vendedor-cliente.

Estas circunstancias, pues, son de diversa índole, dependiendo no sólo de quiénes sean sus protagonistas, sino de la situación particular que rodea a cada uno de ellos. Así, en el día a día del trabajo, las fricciones, los conflictos, están influidos por multitud de variables, muchas de ellas de difícil control. Ante una situación que requiera de mediación profesional se deben tener en cuenta las circunstancias del trabajo, esto es, el ambiente laboral, sus condiciones y condicionamientos. Este análisis engloba desde el estudio del resto de personas que acompañan o colaboran en el quehacer diario del mediador, hasta las condiciones ambientales o ecológicas, sean éstas cuales sean. Otras veces, los aspectos más importantes se derivan de las ambigüedades del rol del propio trabajador, o por qué no, de la propia empresa, de los métodos de ejecución de las tareas o de la forma en que los servicios deben prestarse, del papel de los mandos en la toma de decisiones, etc.

Por tanto, un conflicto puede surgir fruto de una multicausalidad, o bien ser unicausal pero estar mediado por circunstancias de índole muy diversa y que deben ser tenidas en cuenta cuando el conflicto surge. Entonces, cuando surge un problema en el ámbito laboral, ¿quién es la figura competente para ejercer de mediador?

Entendemos que el profesional de la mediación debe tener una visión amplia de todas las circunstancias que acontecen en el trabajo para poder ejercer su función con unas garantías de éxito.

6.2. Las competencias del mediador

Cada vez cobra más importancia el término «competencias» en el desempeño de tareas profesionales en detrimento de valores más «tradicionales» como son la excelencia académica, la titulación, el currículum formativo, etc. En efecto, cada día parece más obvio que la idoneidad o no de un profesional para el desempeño de una profesión depende fundamentalmente de sus competencias.

La palabra competencia está cada día más en boga y hace referencia a las aptitudes y a los rasgos de personalidad, elementos éstos que caracterizan y permiten explicar las diversas variaciones de conducta según la ejecución de una determinada tarea. Por tanto, basándose en las aptitudes y en los rasgos de personalidad, la competencia se relaciona con la acción operativa integrada de los elementos antes citados y los conocimientos que se van adquiriendo a través de la experiencia para poder desarrollar una misión en el ámbito laboral. Así pues, las competencias se relacionan con una categoría individual, con lo cual no pueden desarrollarse competencias sin las aptitudes necesarias.

Definimos competencias como un conjunto de destrezas y habilidades, vinculados a una tarea, que son consecuencia y resultado de la experiencia, que constituyen saberes articulados —y de alguna manera automatizados—, y que permiten actualizar los sistemas de información y utilizarlos sin tener que concentrar en ellos nuestra atención. Es decir, las competencias son aquellas características inherentes a la persona, que la dotan de las facultades para poder y saber hacer (Mitrani, 1992). Así, «la competencia es una capacidad, ya que refiere a lo que la persona, el trabajador es capaz de hacer, y no a lo que hace siempre en cualquier situación» (Del Pino, 1997).

Las competencias representan un conjunto de aptitudes diversas, son un conjunto de saberes, es decir, conocimientos, y de saber hacer, de determinados procedimientos y patrones de conducta. Es decir, dentro de una estructura psíquica se establece una suma de conductas organizadas y que se pone de manifiesto cuando es necesario.

En definitiva, las competencias están vinculadas a una tarea y a un conjunto de actividades que son consecuencia de la experiencia y se constituyen como saberes estructurados y articulados de manera automática, de forma que la persona moviliza este saber en un momento concreto, sin tener que acudir a las indicaciones o normas de conductas.

Las competencias siguen unas fases de aprendizaje. En primer lugar, comienzan por una fase cognitiva, al tomar contacto con el trabajo a ejecutar. Parte de comprender las exigencias y por intentar procesar los procedimientos necesarios para desarrollar el trabajo; en esta etapa se requieren ciertas cualidades intelectuales. Una segunda fase permite aumentar la rapidez de ejecución. Y en una tercera fase se va a determinar la competencia; es cuando la competencia se automatiza y por tanto cada vez es menos dependiente de un constante control cognitivo.

En mediación son necesarias una serie de aptitudes específicas para adquirir competencias concretas, pues estas aptitudes desempeñan un papel de aprendizaje. Así, las aptitudes distintas desarrollan un papel significativo durante la adquisición de las competencias, por lo que el rol de las aptitudes intelectuales y de las capacidades cognitivas es muy importante.

El concepto de competencias está asociado al análisis de las actividades y al listado de lo que es necesario para cumplir de forma efectiva las misiones. A continuación procederemos a describir las competencias que se consideran de especial interés en la figura del profesional de la mediación y que han llegado a ser denominadas supracompetencias o competencias genéricas.

La lista de competencias que se expone se ha determinado a partir de la utilización de un instrumento para el análisis de puesto denominado PAQ (Position Análisis Questionnaire) que establece 187 factores de trabajo en 5 apartados: procesos mentales, procesamiento de la información, relaciones interpersonales, resultados del trabajo y contexto y características del trabajo. A partir de la información obtenida a través del instrumento citado y de la observación de la realidad diaria del trabajo, y a su vez dependiendo de las circunstancias de cada puesto concreto de una organización con relación al puesto que nos ocupa, el mediador, hemos ido recogiendo y configurando en el tiempo esta lista de competencias que hacen referencia tanto a aptitudes y rasgos de personalidad como a competencias individuales y que corresponden a actividades, estrategias y habilidades representativas de la cultura de la organización o institución administrativa que cobija la figura del mediador.

Es obvio que esta lista, como hemos indicado, establece tanto competencias de uso general como competencias específicas de un sector determinado, y serán operativas siempre y cuando se respete el proceso de definición de cada competencia y, por supuesto, si este listado es operativo, práctico y por lo tanto utilizable, ante lo cual esta lista es válida si puede representar y contemplar las exigencias que el profesional necesita en el desempeño del puesto.

En definitiva la lista de competencias recoge las que a continuación se describen y entre las cuales citamos:

— Competencias intelectuales.
— Competencias interpersonales.
— Competencias de orientación hacia los resultados.
— Competencias personales.
— Competencias en las relaciones con los demás.
— Competencias de comportamiento dentro de la organización.

Competencias INTELECTUALES

Visión estratégica. Supone una visión de conjunto. Esta competencia favorece la comprensión de los objetivos, cuando éstos no son operativos ni a corto plazo, y afectan a la mediación como proceso complejo. La visión estratégica se une a la función estratégica del mediador. En efecto, una de las funciones más importantes de un mediador es la estructuración de los objetivos y de las tácticas para alcanzar el acuerdo. En general, dichos objetivos y tácticas surgen de las siguientes tres fuentes:

1. Desde «arriba», esto es, en cuanto dictadas por las autoridades que se hallan por encima de las partes, como en el caso de los conflictos colectivos laborales, en los que la indicación de mediación procede de arriba. Sin embargo, aun cuando la obligación de asistir a un proceso mediador procede del legislador, las partes son frecuentemente consultadas para establecer quién será el mediador, el calendario, los objetivos de las reuniones...
2. Desde «abajo», esto es, cuando se trata de la decisión de las partes. Ocurre frecuentemente en mediación familiar y en casos en que el mediador tiene que asumir la dirección de las instrucciones, con lo que se halla íntimamente implicado en la estructuración de las tácticas a seguir.
3. Del mediador mismo cuando posee cierta autonomía.

Análisis y evaluación de las situaciones. La capacidad de análisis requiere del abordaje situacional partiendo del desglose de todas y cada una de las circunstancias que puedan estar afectando. Este análisis permite establecer sistemas de evaluación y valoración, que suponen una tolerancia a la crítica (positiva y negativa) y una predisposición continua al cambio y a la innovación.

Planificación y organización. La planificación requiere, una vez comprendidos los objetivos estratégicos, del establecimiento de los objetivos operativos que nos permitan contribuir a alcanzar las metas organizacionales.

Competencias INTERPERSONALES

Dirigir y persuadir a las partes. Es la competencia que facilita el que las partes consideren a la persona capacitada para guiar el procedimiento que les permita llegar a un acuerdo. Supone una capacidad de influencia sobre el grupo. Esta competencia está estrechamente relacionada con la capacidad de liderazgo.

Espíritu de decisión. Supone la capacidad de toma de decisiones y de hacer que el grupo adopte éstas como método para la consecución de objetivos compartidos. Requiere de competencias intelectuales como la capacidad de análisis.

Sensibilidad interpersonal. Esta competencia facilita la comprensión de los estados internos (emocionales) de las partes. Requiere un saber situarse en el lugar del otro. Esta competencia contribuye a dar carisma a la persona, y en muchos textos es definida como empatía.

Capacidad de comunicar, de hacerse entender por todos a través de la palabra, los gestos, los movimientos. Para que la comunicación sea eficiente, requiere que el emisor transmita credibilidad y competencia, y que los receptores sientan atracción (hacia el tema) y similitud. La capacidad de comunicar parte del reconocimiento del derecho de los receptores a opinar de modo diferente. Esta capacidad es fundamental para la motivación y satisfacción de las partes enfrentadas.

Adaptabilidad y flexibilidad a las nuevas situaciones, a las nuevas tecnologías, a los nuevos tipos de conflicto que surgirán en el futuro, a los nuevos enfoques y paradigmas en su resolución.

Competencias de ORIENTACIÓN HACIA LOS RESULTADOS

Es obvio que una de las funciones más importantes de todo mediador es la coordinación de las actividades de mediación, viéndose obligado a asumir el papel de supervisor de las normas y del proceso que conduce a la consecución de objetivos. El mediador debe tener una disposición a la acción con la finalidad última de alcanzar los objetivos y ser reconocido por ello. En la medida en que los objetivos y los resultados son establecidos con la participación de la persona, la energía que impulsa al trabajo y a la mejora continua aumenta considerablemente, ya que constituye un potente factor motivacional.

No quiere decir esto que el mediador lleve a cabo las tareas encomendadas a las partes. Por el contrario, es él el que modera dichas tareas a los demás. A veces el mediador carece de la habilidad suficiente para esta delegación de autoridad y de cometidos, y entonces él mismo realiza parte de las tareas que son propias de las partes. Pero esto presenta un doble peligro: por un lado, puede convertirse así en el «házmelotodo» de las partes; por otro lado, impide que éstas tomen sus propios acuerdos de una manera eficaz.

Competencias PERSONALES

Aproximación a los problemas. Los problemas son tomados como oportunidad para mejorar aspectos deficitarios y aportar nuevas ideas y soluciones que contribuyan a la consecución de los resultados. Desde este punto de vista, los problemas no son «escondidos», sino que se ponen de manifiesto al ser detectados, para poder realizar un análisis que facilite la búsqueda de soluciones. Un problema, un error, un conflicto, es visto a priori como una oportunidad de mejorar.

Dominio de sí mismo ante situaciones controvertidas, conflictivas. Supone una capacidad de autocontrol de las emociones y los impulsos.

La promoción de la credibilidad. Los mediadores deben afirmar su credibilidad (Moore, 1986) frente a los participantes en el conflicto, desarrollando las expectativas de éstos en el sentido de que el mediador y el proceso de mediación los ayudarán a resolver la disputa.

La credibilidad personal depende de la posesión de características específicas que tanto los mediadores como los litigantes relacionan con el éxito del proceso de mediación. Landsberger (1956) comprobó que las partes en disputa en las negociaciones por problemas obreros, cuando evaluaban los atributos del mediador eficaz, incluían la originalidad de las ideas, un adecuado sentido del humor, la discreción, la capacidad de crear la sensación de que mantiene «cierta unidad» con los litigantes y de que está interesado en el bienestar de éstos, la disposición a comportarse como un promotor enérgico cuando es necesario, el control sobre sus propios sentimientos, el esfuerzo hacia la dinámica y los aspectos complejos de una disputa, y cierto conocimiento específico del área en que está actuando. Las actividades que le permitan exhibir estas cualidades generalmente reforzarán la creencia de las partes litigantes en el sentido de que el mediador posee atributos útiles para la resolución del caso.

La credibilidad institucional alude a la reputación de la organización que emplea al mediador. Se basa en la historia de la organización, que se haya desempeñado con éxito en el campo de la resolución de disputas, con un personal de imparcialidad intachable o, por lo menos, nunca francamente tendencioso. La credibilidad institucional puede ser un factor decisivo en la aceptación o el rechazo de los mediadores o las organizaciones de mediación.

Los mediadores que desean promover la credibilidad institucional pueden producir folletos que describan su conocimiento de experto y sus servicios, presentar una lista de clientes anteriores a los presuntos usuarios, explicar los casos anteriores que ilustran los tipos de disputa en que el interventor ha mediado, presentar credenciales de afiliación a asociaciones reconocidas de resolución de las disputas o revelar las fuentes de financiación de la organización, para demostrar su imparcialidad institucional.

Competencias EN LAS RELACIONES CON LOS DEMÁS

Receptividad. Esta competencia parte de la escucha activa, de la predisposición a otorgar la importancia a las situaciones vividas por otras personas.

Disponibilidad para colaborar con otros, para ayudar cuando los objetivos se ven comprometidos, para hacer cosas nuevas, para afrontar nuevos retos o para ser un animador.

Sentido de equipo, por oposición al sentido de grupo. El equipo es una unidad en la que cada miembro debe contribuir a alcanzar metas comúnmente compartidas y aceptadas, y donde el diálogo, la comunicación y la búsqueda de nuevas ideas y mejoras suponen el eje de actuación sobre el que establecer objetivos.

Respeto y lealtad con las partes en conflicto y con sus ideas, con sus formas y con sus opiniones.

Competencias de COMPORTAMIENTO DENTRO DE LA ORGANIZACIÓN

Inserción/ Integración. Es la competencia que permite al mediador formar parte de un entorno novedoso, sin que ello le ocasione problemas importantes en su adaptación. Presupone el aceptar y el ser aceptado por los demás.

Capacidad de representación de los intereses de otras personas (y de los propios) en otros entornos. Esta competencia implica una buena capacidad de comunicación y un alto nivel de tolerancia a la crítica.

Para desarrollar estas competencias es preciso la existencia de unas cualidades específicas, es decir, aptitudes y rasgos de personalidad y, por supuesto, conjuntamente con la experiencia; así pues son determinantes para desarrollar con eficacia un puesto concreto.

De todas las competencias aquí enumeradas, merece la pena destacar la imprescindibilidad de la capacidad de establecer comunicación de forma fluida y eficaz con terceros. Es más, las únicas herramientas que posee el mediador son aquéllas que le permitan hacer valer su análisis del conflicto desde la imparcialidad de sus comentarios: la comunicación asertiva y empática.

La búsqueda de profesionales que reúnan muchas de las competencias aquí enumeradas no resulta tarea fácil. No obstante, es necesario seguir incidiendo en la necesidad de formar a nuestros futuros profesionales, mediadores o no, en competencias que contribuyan a la eficiencia empresarial con la aportación del valor personal añadido.

Pero después de esta enumeración genérica, nosotros preferimos aplicar las competencias al mediador desde una óptica mucho más concreta. Así podemos hablar de dos grandes grupos: competencias genéricas y competencias específicas. Son competencias genéricas la orientación a las partes por igual, la orientación a resultados y el sentido de la responsabilidad. Son competencias específicas las habilidades de escucha activa, de reformulación, de conducción del proceso, de empatía y los conocimientos jurídicos. Estos aspectos específicos los veremos en el capítulo siguiente.

7. PRÁCTICA: LOS ESTILOS PERSONALES

A fin de conocer su estilo de influencia en las relaciones interpersonales le proponemos que conteste a las siguientes cuestiones con sinceridad a fin de que sus respuestas reflejen su comportamiento real. Una vez complete el cuestionario proceda a su corrección e identifique su estilo. ¿Corresponde, a su juicio, al de un mediador eficaz?

En cada pregunta observará que hay tres alternativas posibles. Usted debe asignar a cada alternativa el valor 0, 1 o 2 aplicando el siguiente criterio:

2: Haría con toda seguridad.
1: Haría ocasionalmente.
0: Nunca haría.

Por favor, responda a las cuestiones que encontrará a continuación sin repetir valores en la misma pregunta.

1. Uno de sus amigos le comenta que va a cambiar de trabajo, usted:

   a) Le manifiesta los inconvenientes y riesgos que ve en su decisión.
   b) Le expresa su respeto por la decisión, a pesar de no estar de acuerdo.
   c) Con entusiasmo y optimismo le refuerza su decisión.

2. Cuando aparece un conflicto durante una reunión, usted:

   a) Intenta mantenerse al margen, si es posible.
   b) Busca áreas de entendimiento entre las partes.
   c) Razona y justifica su punto de vista.

3. Al decidir dónde ir de vacaciones, usted:

   a) Se asegura de que toda la familia esté de acuerdo buscando su opinión.
   b) Consigue que todos vean las ventajas, contagiando su entusiasmo.
   c) Si la familia ve inconvenientes, intenta cambiar de tema.

4. El microondas que compró ayer no funciona. El vendedor duda de su capacidad para hacerlo funcionar, usted:

   a) Busca áreas de entendimiento y llegar a un acuerdo favorable para ambos.
   b) Es claro en sus intenciones: le tienen que cambiar el microondas.
   c) Usa su condición de socio de la OCU (Organización de Consumidores) para presionar al vendedor.

5. Ha oído comentarios que parecen indicar que sus jefes están descontentos del rendimiento de su Departamento, usted:

   a) Presenta de forma espontánea un plan de mejora a sus superiores.
   b) Pide activamente opiniones y sugerencias a sus jefes.
   c) Revisa con sus colaboradores los objetivos de trabajo.

6. Estaba previsto organizar una reunión para su departamento en las Islas Canarias. Unos días antes de realizar el viaje se comunica que no hay presupuesto, usted:

   a) Sugiere posibles soluciones al problema: reducción de dietas, colaborar en parte de los gastos, etc..
   b) Contagia a los otros su entusiasmo para aprovechar lo que queda del presupuesto para hacer otras actividades alternativas.
   c) Reconoce que no es viable hacer el viaje y cambia de tema para no perder más tiempo.

7. En la decisión respecto a las actividades durante un viaje con amigos, usted:

   a) Presenta ideas para pasarlo lo mejor posible.
   b) Consigue que los otros respalden sus ideas ofreciéndose a organizarlo todo.
   c) Hace todo lo posible para conocer las preferencias de las otras personas recogiendo sugerencias y propuestas.

8. Usted quiere cambiar de trabajo y está participando en un proceso de selección. Ha superado las pruebas psicotécnicas y prácticas. Tienen que convocarle para una entrevista. Pasados quince días, usted:

   a) Espera otros quince días para ponerse en contacto con ellos.
   b) Los llama por teléfono recordando que tiene pendiente una entrevista.
   c) Espera con paciencia, llamarán si se comprometieron.

9. En la panadería de su barrio ha visto que siempre que entra un joven senegalés la dependienta dice que no tiene pan y no es cierto, usted:

   a) Compra su pan y no saca el tema en la conversación, no es su problema.
   b) Manifiesta a la dependienta que el joven tiene los mismos derechos que otra cualquier persona.
   c) Es claro y abierto en su opinión respecto a la discriminación y expresa su postura de no comprar más si no le venden en la próxima ocasión.

10. Cuando recibe una llamada telefónica equivocada, usted:

    a) Repite el nombre de la persona con quien quiere hablar para asegurarse de que no la conoce.
    b) Dice claramente que se han equivocado de número y cuelga.
    c) Le propone que lo vuelva a intentar o que llame al servicio de información.

11. Necesita un préstamo económico de un familiar para un asunto profesional, usted:

    a) Le explica las ventajas que obtendrá en el proyecto.
    b) Le pide su opinión respecto al proyecto.
    c) Le expone el proyecto y espera su reacción.

12. Hace rato que está haciendo cola para comprar la entrada del cine, y aparece una persona que se adelanta sin esperar su turno, usted:

    a) Lo manda sin miramientos al final de la cola.
    b) Le propone que otro día mire la fila antes de colarse.
    c) Consigue que las otras personas digan algo.

13. Su vecino se queja del volumen de su televisor, usted:

    a) Le recuerda que hace una semana él hizo una fiesta hasta altas horas de la madrugada.
    b) Lo escucha con paciencia y le dice que intentará bajar el volumen.
    c) Rápidamente muestra su desacuerdo y le cierra la puerta.

14. Una vez más lo paran por la calle para pedirle dinero en favor de la ADA (Asociación de Drogadictos Arrepentidos), usted:

    a) Escucha con atención lo que le quieren explicar.
    b) Acelera el paso y los deja con la palabra en la boca.
    c) Cambia de acera para no ser molestado.

15. Está esperando en el dispensario para que le administren un inyectable y observa cómo una ATS grita a los pacientes de mala gana, mientras que otra parece más amable y de trato más cordial. Cuando le toca el turno con la más desagradable, usted:

    a) Habla con la ATS y le dice claramente que tiene derecho a escoger y que espera a la otra.
    b) Entra comentando: «cuidado con lo que hace... que esto duele».
    c) Sugiere a la señora a la que le toca después que pase y usted espera a la otra.

16. Después de pasar unas vacaciones en el extranjero comprueba con disgusto que lo que decía el folleto y lo que ha encontrado no es lo mismo. Usted va a la agencia y:

    a) Demuestra su confianza en ellos y espera que le compensarán los inconvenientes.
    b) Explica una serie de anécdotas para explicar las quejas que tiene del servicio.
    c) Pide directamente el Libro de Reclamaciones.

17. Cuando le encomiendan un trabajo nuevo, usted:

    a) No lo cuestiona, aun sin estar totalmente de acuerdo.
    b) Pide alguna aclaración.
    c) Solicita progresivas explicaciones hasta verlo totalmente claro.

18. Este año tiene que decidir si va o no a casa de la familia de su pareja a pasar las Navidades, usted:

    a) Razona por qué no quiere ir.
    b) Es paciente y propone alternar al próximo año.
    c) Presiona firmemente para no ir.

19. Cuando se debe tomar una decisión en grupo, usted:

    a) Manifiesta claramente su punto de vista, esté o no de acuerdo con los otros.
    b) Deja que sea el grupo quien tome la decisión y se adapta a la mayoría.
    c) Procura consensuar los puntos de vista de todos los asistentes.

20. Cuanta más autonomía y responsabilidad le dan sus superiores para desarrollar el trabajo, usted:

    a) Resuelve las situaciones y problemas con más tranquilidad.
    b) Recuerda a sus colaboradores las obligaciones y tareas, controlándolos más.
    c) Reconoce que con frecuencia ello le confunde y le provoca dudas.

Corrección del cuestionario

Contabilice sus respuestas anotando en la casilla en blanco el valor asignado a cada opción en cada pregunta (el número se refiere a la pregunta, y la letra a la opción). Sume los valores obtenidos y traslade el valor al anexo 1 expuesto a continuación.

A fin de poder interpretar correctamente los resultados obtenidos a continuación aportamos algunas definiciones.

2-c		1-a		1-b		1-c		2-a	
5-a		4-c		3-a		2-b		3-c	
6-a		7-b		4-b		3-b		6-c	
7-a		10-b		5-b		4-a		8-c	
8-b		12-a		7-c		5-c		9-a	
10-c		13-c		8-a		6-b		13-b	
11-c		14-b		9-c		9-b		14-c	
12-b		15-a		10-a		11-a		15-b	
15-c		16-c		11-b		12-c		17-a	
16-b		18-c		14-a		13-a		18-b	
17-b		19-a		17-c		16-a		19-b	
18-a		20-b		20-c		19-c		20-a	
Total		Total		Total		Total		Total	

Corrección: Ver anexo 1.

ANEXO 1

Los estilos personales

24	•	•	•	•	•
23	•	•	•	•	•
22	•	•	•	•	•
21	•	•	•	•	•
20	•	•	•	•	•
19	•	•	•	•	•
18	•	•	•	•	•
17	•	•	•	•	•
16	•	•	•	•	•
15	•	•	•	•	•
14	•	•	•	•	•
13	•	•	•	•	•
12	•	•	•	•	•
11	•	•	•	•	•
10	•	•	•	•	•
9	•	•	•	•	•
8	•	•	•	•	•
7	•	•	•	•	•
6	•	•	•	•	•
5	•	•	•	•	•
4	•	•	•	•	•
3	•	•	•	•	•
2	•	•	•	•	•
1	•	•	•	•	•
0	•	•	•	•	•
	Persuasión	**Firmeza**	**Conciliación**	**Captación**	**Evasión**

Persuasión

Hace referencia a la capacidad, a la razón, a la lógica, los hechos. Comporta proponer, dar ideas, hacer sugerencias. Razonar en favor de la propia postura aportando argumentos contrarios a la posición de la otra parte. Aportar datos y posiciones sustentadas en la racionalidad.

Firmeza

Comporta exponer las propias expectativas, pedir, dictar o exigir; evaluar o dar juicios sobre los otros. Incluye el uso de recompensas y castigos, tangibles o no. Dar normas, requisitos, etc. Juzgar en forma positiva o negativa la conducta de otros basándose en criterios personales.

Conciliación

Nos referimos a la capacidad de tender puentes, arrastrar, comprometer, comprender. Comporta implicar, escuchar, abrirse, manifestar el honesto interés en el parecer de otros. Compartir información, escuchar, resumir, admitir errores, mostrar incertidumbre.

Captación

Inspirar, motivar, hallar un terreno común. Poner de relieve los acuerdos, señalar los intereses comunes. Revelar y apelar a aspectos compartidos. Articular opciones beneficiosas para ambas partes. Interesarse por los beneficios para la otra parte.

Evasión

Desviar, eludir, retirarse para evitar el enfrentamiento. Supone replegarse para esperar otro momento. Difuminar con humor, buscar la reducción de la tensión. Cambiar de postura. Desestimar diferencias. Huir de forma esquiva.

De acuerdo con los resultados obtenidos podemos ver tres tipos de perfiles:

Estilo agresivo

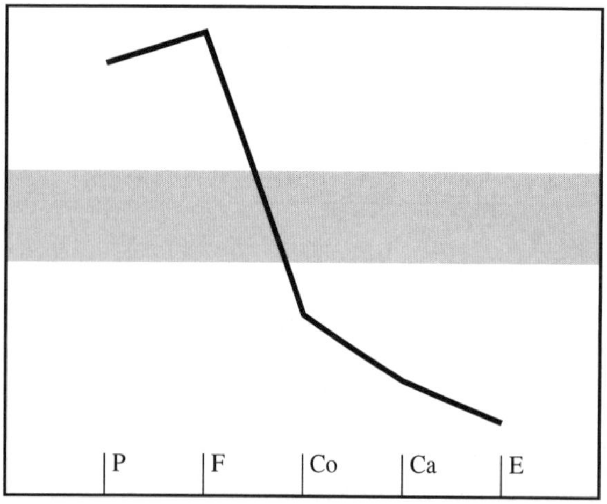

Cuando los resultados en los primeros estilos (persuasión y firmeza) sean puntuados en forma claramente por encima de la media, son estilos basados en la presión. Fácilmente pueden llegar a la ruptura, pues la victoria racional ocupa un papel importante. Reaccionan mal a las situaciones en las que tienen poco poder pero tendrán buenos resultados si éste está de su parte.

La bajas puntuaciones en los estilos de atraer (conciliación y captación) llevan a correr el riesgo de deteriorar las relaciones con quien negocian. Reaccionan más a las situaciones muy conflictivas, son buenos compradores y malos vendedores.

Estilo huidizo

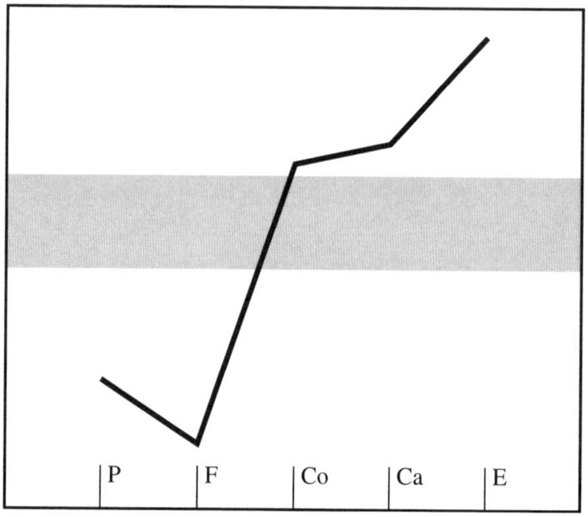

Por el contrario, con este estilo más centrado en la atracción (conciliación y captación) puede mantener excelentes relaciones con la otra parte. El riesgo está en su afán de agradar, en su excesivo interés por las personas. No tiene precio en las situaciones de conflicto, y aunque dudamos que sea capaz de resolverlas, sí puede abordarlas y actuar como mediador. Trabaja sin problemas aunque no tenga el poder. Excesivamente blando para conseguir hacer valer sus intereses. Ante las situaciones difíciles preferirá una retirada o una palabra amable para suavizar la relación.

Estilo compensado

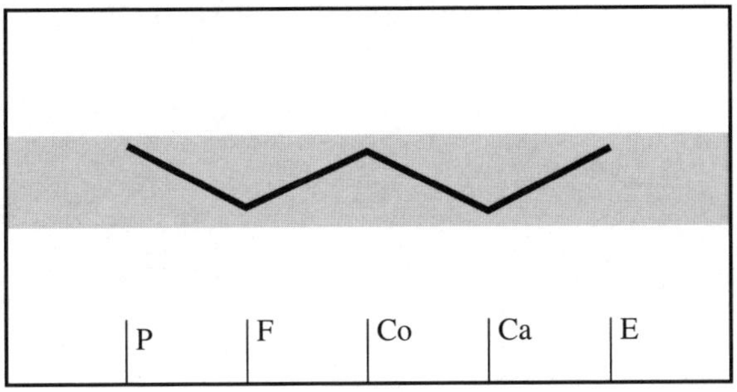

tuaciones difíciles preferirá una retirada o una palabra amable para suavizar la relación.

Una persona compensada en su capacidad para proponer con claridad y firmeza, a la vez que dispuesto a cuidar la relación e incluso a llevar a cabo una retirada a tiempo para volver en otro momento con más oportunidades.

5 Herramientas del mediador: habilidades de comunicación y escucha activa

1. INTRODUCCIÓN

La comunicación es un elemento esencial en la resolución de los conflictos. De hecho, podríamos definir el proceso de mediación como consistente en dotar a las partes en conflicto de unos recursos comunicativos de calidad para que puedan solucionar por sí mismas las controversias y disputas. A lo largo del todo proceso las partes hablan de reproches, posturas, opiniones, deseos, necesidades y sentimientos, y los mediadores deben ayudarles a que se expresen de forma constructiva y a que se escuchen de tal manera que la comunicación que establezcan pueda ayudarles a resolver el conflicto.

En la raíz de gran parte de los conflictos podemos encontrar una mala comunicación. Cuando una persona malinterpreta lo que otra ha querido decir y reacciona defendiéndose ante lo que considera una ofensa, aumenta la tensión del conflicto y nos encontramos más lejos de solucionarlo. Por el contrario, cuando dos personas en conflicto pueden establecer una comunicación eficaz y clara (ambas se hacen entender y se entienden mutuamente) pueden descubrir que realmente no existía un problema o que era pequeño y de fácil solución. Incluso en el caso de que el problema fuera importante, una comunicación de calidad puede ayudar a las partes a que trabajen juntas para encontrar soluciones que satisfagan a ambas. Por tanto, la comunicación es un elemento fundamental de los conflictos porque:

- Una comunicación de calidad es una herramienta necesaria para llegar a la base de los conflictos y encontrar soluciones satisfactorias para las partes.
- Una mala comunicación puede ser en sí misma la causa de los conflictos.

Muchos estudios sobre problemas en familias y parejas, o sobre las relaciones interpersonales entre compañeros de trabajo o las relaciones jefe-subordinados, parecen estar de acuerdo en que éstas son deficitarias en dos habilidades básicas: habilidades en la comunicación y habilidades se solución de problemas. El dominio de recursos para «entenderse» y comunicarse y el dominio de la lógica interna del proceso que se sigue en la solución de un problema parecen ser objetivos fundamentales en todo programa de mediación que pretenda ayudar a las empresas, familias o parejas que sufran o mantengan relaciones deterioradas hasta el punto de abrir conflictos rupturistas donde la agresividad y el choque son soluciones dolorosas para ambas partes.

La vida diaria del trabajo, de una familia o una pareja plantea a todos y cada uno de sus miembros multitud de problemas (económicos, de reparto de tareas, interaccionales, etc.) cuya solución demandará de todos ellos intercambio comportamental (peticiones, expresión de sentimientos, sugerencias, cambio de planes u objetivos) más o menos efectivos para la solución de los mismos. Existe cierta evidencia empírica de que la percepción de éxito en encontrar solución a muchos de estos problemas juega un significativo papel no sólo en la solución constructiva de conflictos, sino también en la salud emocional y social de las personas. Este éxito o fracaso no depende tanto de criterios puramente aleatorios e imponderables como de las condiciones y de los modos específicos en que se produce el intercambio comportamental. Y esto debemos dejarlo muy claro para todos los mediadores.

Cuando empleador y empleados, padres e hijos, dos o más personas, tienen el objetivo de resolver algún problema que su convivencia les plantea surge una necesidad: la de comunicarse. Este es el paso previo para resolver el problema. A su vez, la calidad de la comunicación que se establece facilitará la cantidad, gravedad, solución o cronicidad de muchos de ellos. Es más, el mediador debe proceder con ambos entrenamientos latentes, paralelamente, considerando el repertorio de habilidades básicas que componen la comunicación de las partes: escuchar, informar o autoexpresar, hacer peticiones selectivamente y proporcionar feedback positivo y correctamente. Estas habilidades son los soportes necesarios para dialogar sobre los problemas y llegar a alguna solución o acuerdo. Sin embargo, a efectos de un mejor análisis y facilitar su comprensión, se procede a desarrollar estos dos conjuntos de habilidades por separado.

Un mediador, según Moore (1986), que se atenga a la teoría del conflicto basada en la comunicación, puede comenzar observando que los litigantes mantienen un diálogo muy mediocre: uno apenas puede hablar sin que el otro lo interrumpa, afrontan dificultades para concentrar la atención en los problemas actuales y constantemente derivan hacia discusiones acerca de las ofensas pasadas, lo cual tiende a agravar el conflicto, de modo que la sesión se convierte en un concurso de gritos, desacuerdos y hasta insultos. El mediador observa la interacción, forma la hipótesis de que una causa del problema es la incapacidad de los litigantes para hablar unos con otros de un modo constructivo y moderado, y procede a realizar experimentos con modificaciones de los esquemas de comunicación (calidad, cantidad y forma), para comprobar si él o ella pueden modificar la dinámica del conflicto.

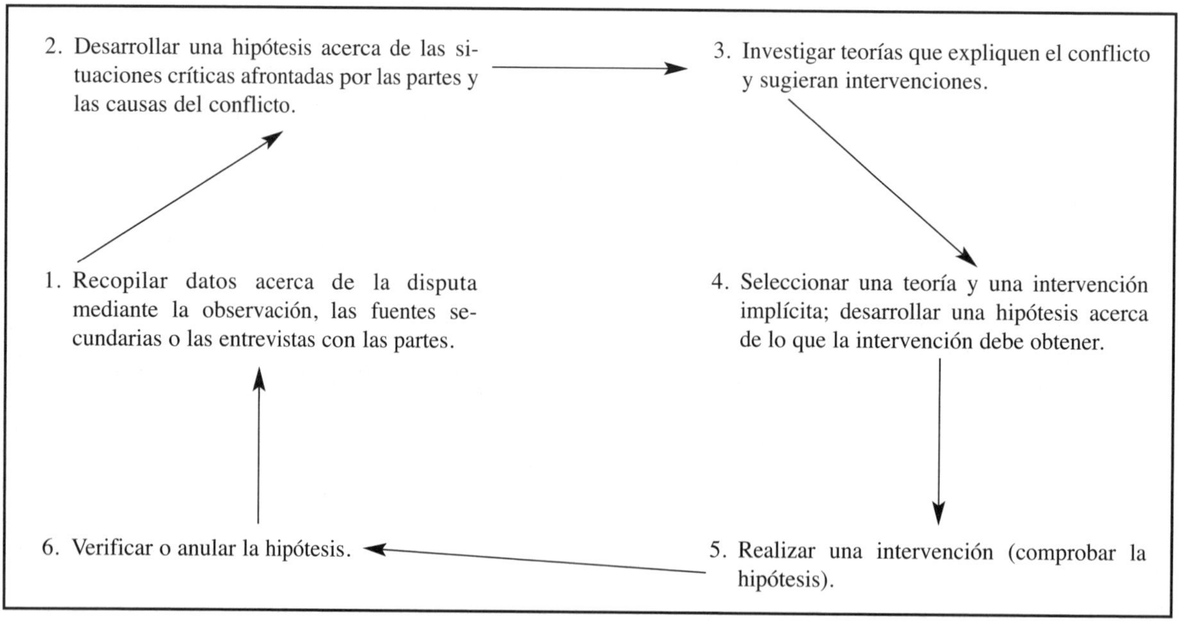

Gráfico 5.1.—Proceso del mediador en la elaboración y comprobación de una hipótesis. Moore (1986).

2. NATURALEZA DE LA COMUNICACIÓN

La comunicación es un proceso básico para la supervivencia de cualquier organismo. Todos los seres, en sus aspectos biológico y social, dependen de los procesos de intercambio de información para poder sobrevivir. En el caso del hombre su importancia es aún mayor si se piensa que éste es además un producto cultural y que, como dijo un conocido antropólogo, Franz Boas, hace más de noventa años, la esencia, el alma de la cultura y, por ende, de la vida misma, es la comunicación.

Para Watzlawick, Beavin y Jackson (1981) el primer axioma de la comunicación es considerarla como un proceso esencial a la persona humana y por tanto su acompañante inseparable. Para otros autores la comunicación es un proceso por el cual se transfiere una idea de una fuente a un receptor, con la intención de cambiar su comportamiento. La comunicación también es considerada como el vehículo gracias al cual las organizaciones están incrustadas en su ambiente. Así tenemos las afirmaciones de Kochan, Katz y McKersie, 1993), que lo caracterizan como: «La comunicación es la verdadera esencia de un Sistema Social u Organización».

En el desarrollo de esta unidad temática no pretendemos detenernos en mayores consideraciones sobre la importancia social del proceso de la comunicación ni tampoco sobre los diferentes modelos teóricos que se han utilizado para explicar la naturaleza de la misma. Nuestro objetivo es más bien conocer, siguiendo los modelos de Shannon y Weaver (1949) y de Argyle (1979), los componentes básicos del proceso, a fin de esteblecer una estrategia de entrenamiento dirigido a mediadores tendente a mejorar sus competencias en comunicación.

Según el modelo de Shannon y Weaver, 1) una fuente de información, 2) codifica un mensaje, 3) que se transmite, 4) a través de un circuito que se puede ver afectado por «ruido» irrelevante, 5) hasta una fuente de decodificación, 6) donde se interpreta y se recibe como mensaje (ver gráfico 5.2).

Según el modelo de Argyle (1972), un emisor (E) 1) tiene unos objetivos sociales tales como establecer o afianzar una amistad, pedir información, etc. 2) Para lograr dichos objetivos necesita una buena percepción de la situación, de los objetivos del otro, las actitudes, las «reglas»..., a fin de elegir la estrategia adecuada; 3) sobre la base de sus observaciones ha de hacer una traducción o, dicho en otros términos, dar un significado a lo que observa. Obviamente en esta traducción intervienen elementos cognitivos como la experiencia anterior, expectativas y procesos atencionales. Y, finalmente, 4) debe enviar mensajes a través de conductas motoras de tipo verbal y no verbal. 5) Estos mensajes producen unos cambios en el medio interpersonal que se observan a través de las respuestas del receptor, quien al mismo tiempo establece un proceso similar de percepción-traducción-actuación. 6) El feedback continuado de los efectos que los mensajes del E producen en el R es el indicador para el E

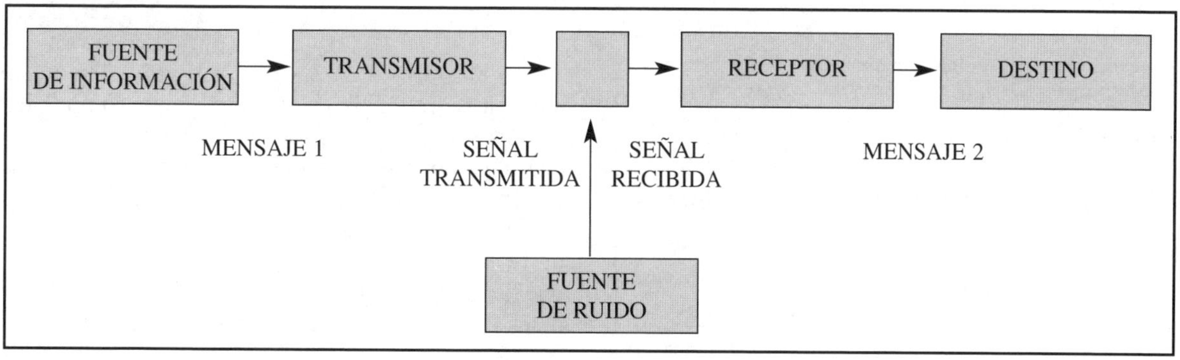

Gráfico 5.2.—Esquema de Shannon y Weaver (1949).

sobre si debe continuar o corregir dicha acción. Es el indicador por excelencia que permite a cualquier componente de la interacción auto-regularse en función de la situación y de sus objetivos de comunicación. Al emisor le permite percibir los obstáculos a su comunicación, adaptar los mensajes a las circunstancias y, por tanto, mejorar su eficacia (ver gráfico 5.3). La ausencia o escasa claridad en los objetivos, errores en la observación y estimación de la situación, atribuciones inadecuadas de los efectos de nuestras acciones y la existencia de «ruidos» (//) pueden interferir el proceso de comunicación.

Para comprender aún más el proceso de la comunicación hemos de enfatizar la naturaleza comportamental e interactiva del intercambio de mensajes que se da entre un emisor y un receptor en el contexto de una relación interpersonal y, como mínimo, triádica durante el proceso de mediación. Todo mensaje se envía 1) a través de una conducta verbal y/o no verbal, y 2) es una respuesta a un mensaje del otro, 3) un reforzamiento de las acciones anteriores del otro, y 4) es un estímulo antecedente para la acción posterior y futura del otro.

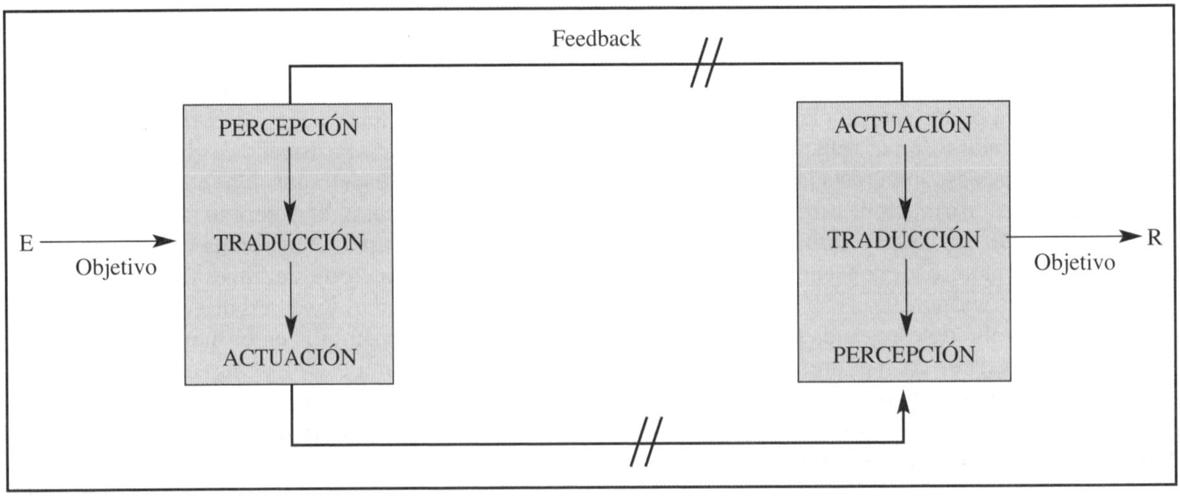

Gráfico 5.3.—Modelo de Argyle, adaptación de Pendteton (1980).

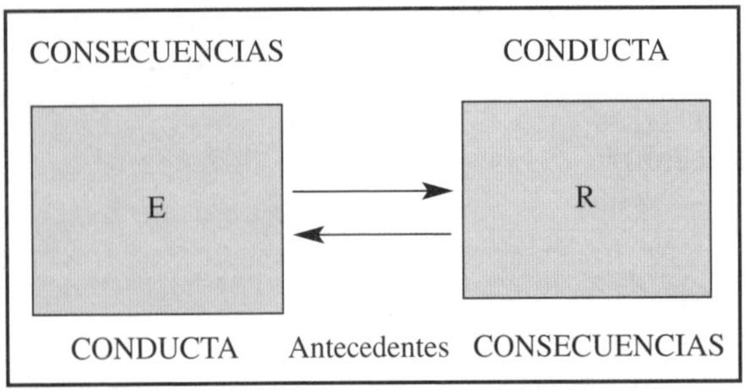

Gráfico 5.4.—Esquema de interacción.

En el gráfico 5.4 puede verse gráficamente la naturaleza interactiva a que aludimos, en donde las cadenas de comunicación se establecen según secuencias comportamentales: la conducta de E es consecuencia reforzante para la conducta de R, que a su vez es consecuencia reforzante de la conducta de E. Ambas conductas, junto con la situación en que tiene lugar la interacción, son antecedentes o señales discriminativas que estimulan la emisión de conductas de comunicación. La interacción y sus efectos son considerados aquí según un modelo mediacional. En este sentido, la reacción de cada persona ante otra no sólo se ve influida por lo que está ocurriendo entre ellos de modo manifiesto sino también por la interpretación personal de los acontecimientos. Como dicen Nierenberg y Calero (1973), el habla tiene al menos tres niveles de significado: 1) lo que el hablante está diciendo; 2) lo que el hablante piensa que está diciendo, y 3) lo que el interlocutor piensa que está diciendo el hablante. El proceso de comunicación efectiva implica, por tanto, un esfuerzo para asegurarse de que el mensaje —sea verbal o no verbal— refleja lo que el emisor intenta decir, y de que el mensaje es, de hecho, el que el receptor registra y entiende. Este proceso es de suma importancia en la mediación.

En resumen, y según lo dicho hasta aquí, podemos definir de un modo aproximado lo que se entiende por comunicación interpersonal así como los componentes de la misma. Comunicación interpersonal equivale tanto como 1) interacción recíproca y contingente, cara a cara entre dos o más interlocutores —emisor y receptor— 2) en el marco de secuencias de comportamiento orientadas a un objetivo, que 3) transmiten recíprocamente informaciones o mensajes 4) a través de canales verbales y no verbales de transmisión, y esto es precisamente lo que ocurre intrínsicamente durante la mediación.

La comunicación se define como el trato o la interacción entre dos o más personas, y esto se basa principalmente en emitir y captar mensajes.

Si abordamos la comunicación en un sentido más amplio debemos considerar tanto el conjunto de interacciones que se producen como las consecuencias que de ella pueden derivarse. Pero el mensaje, una vez emitido, sufre distorsiones e interferencias que lo hacen erróneo, o más aún, puede ser emitido erróneamente. La persona que recibe el mensaje cambiará por tanto su conducta y su comportamiento se verá afectado. Por eso, la comunicación no se limita exclusivamente a emitir mensajes, sino que requiere algo más complejo: **despertar en el otro ideas, imágenes, conceptos, sentimientos, actitudes o cualquier otra forma de respuesta.** En este marco, el mediador debe insistir en una pedagogía de respeto activo en cada una de las partes.

El resultado de la comunicación no es lo que dice el emisor (trabajador), sino lo que entiende el receptor (usuario).

Desde esta perspectiva podemos afirmar que:

Existe comunicación siempre que una persona influye en el comportamiento de otra.

A la luz de esta definición el mediador debe comprender la complejidad que encierra el proceso de la comunicación al igual que los riesgos de la misma. Ésto residen fundamentalmente en el hecho de que los interlocutores, como vimos anteriormente, siempre responden en parte a su experiencia externa y en parte a la estimulación que proviene de sus propios pensamientos y expectativas (Diego, 2003). Así, el mensaje emitido puede ser sólo parte del que se desea expresar; puede no ser el mismo que el mensaje recibido debido a errores de codificación, transmisión o decodificación. Es decir, puede que el emisor no encuentre o no sepa el mejor modo de expresar el mensaje que se pretende enviar; puede que existan interferencias personales (ansiedad...) o situacionales (fuente de «ruido») que faciliten que el mensaje se pierda o distorsione mientras lo estamos expresando, o puede, finalmente, que el receptor «malinterprete» el mensaje que el emisor pretende enviarle. Otra fuente de riesgo es la existencia de las metacomunicaciones o comunicaciones sin contenido explícito. Factores tales como la postura, los gestos, el tono de voz, el ritmo, etc., constituyen cualificadores importantes que matizan e incluso introducen significados diferentes a los contenidos explícitos de la comunicación verbal.

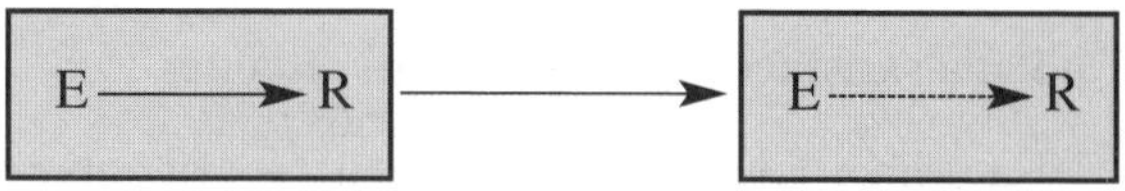

1.º 2.º

La funcionalidad de los mensajes no verbales (postura, gestos, contacto visual, comportamiento espacial...) ocupa un lugar central en el proceso de una comunicación efectiva tanto en la vida laboral como familiar, por lo que nos vamos a detener brevemente en ella. En efecto, no es necesario hablar, ni siquiera mirar a los otros, para comunicarnos. Con sólo nuestra presencia física creamos una imagen en base a la que los demás hacen inferencias sobre nuestro estado, nuestros pensamientos, nuestra personalidad o nuestros deseos.

En las relaciones humanas las primeras impresiones son importantísimas para las relaciones ulteriores. Automáticamente, cuando vemos a una persona por primera vez, antes incluso de intercambiar una palabra con ella, formulamos un juicio basado en su aspecto exterior, en la expresión de su cara, en sus gestos y movimientos..., y es muy difícil que luego modifiquemos esta primera impresión, aun a pesar de pruebas o argumentos en contra.

Pero no es únicamente esto, sino que nuestro comportamiento varía en función de las presunciones que hayamos realizado. No es necesario más que comparar cómo nos comportamos cuando estamos absolutamente solos, en una sala de espera, por ejemplo, y cómo modificamos nuestra postura, gestos y compostura en general cuando aparece otra persona que, posiblemente, no nos haya dirigido ni una mirada.

2.1. Finalidad de la comunicación

El mediador y las partes se comunican como reacción a estímulos, ya sean externos o internos. Si analizamos las razones por las que nos comunicamos en mediación, entenderemos mejor los efectos de la comunicación. La gente se comunica para satisfacer necesidades personales, para crear relaciones, para entender la cosas, para asegurarse de que las entienden y, a veces, para divertir a los demás.

Para satisfacer necesidades personales

En primer lugar, las personas establecen comunicaciones con otras para satisfacer determinados deseos y necesidades. En esto consisten todas aquellas comunicaciones que se centran sobre quién habla (y que se refleja en el uso frecuente de palabras y conceptos como «yo», «para mí», «me»...).

Sin embargo, cuando la comunicación se convierte en un proceso basado en este nivel egocéntrico, es muy probable que acabe convirtiéndose en un proceso disfuncional en el que la comunicación ni siquiera se atienda.

Para establecer relaciones con otras personas

En relación con el objetivo anterior, es evidente que la mayoría de nuestras necesidades exigen para su satisfacción del concurso de otras personas. Por ello, empleamos mucho tiempo en establecer contacto con otras personas, creando vínculos con los que nos rodean. Este tipo de comunicación induce a la confianza y el agrado mutuo, porque no está centrada exclusivamente en el individuo del que parten los mensajes.

Para crear un clima de comprensión con los demás

También empleamos la comunicación para obtener y compartir información sobre temas que nos interesan. Con ello logramos dos objetivos: por un lado, satisfacer nuestras propias necesidades de conocimiento del entorno, y después informar a los demás como paso previo para una persuasión posterior.

Para persuadir a otros y lograr cambios de actitud

Muchos de los mensajes que emitimos y recibimos (piénsese en la publicidad, la política, etc.) pretenden convencer de algo para crear actitudes y opiniones y modificar conductas. La mediación tiene momentos sutiles en los cuales el mediador debe acercar posturas por medio la persuasión.

Para entretener

Aunque en ocasiones la comunicación parezca servir sólo como diversión, siempre mantiene un fondo de persuasión o de información. Las moralejas de los cuentos, el fondo de los chistes satíricos, las opiniones que subyacen en el teatro y el cine, son ejemplos claros de que incluso la comunicación más aparentemente superficial tiene como finalidad convencer y enseñar.

2.2. Elementos del proceso de comunicación

Los elementos que participan en la comunicación son los recogidos en el esquema tradicional que todos conocemos, recogido en el gráfico 5.5.

Emisor y receptor

Son los protagonistas de la comunicación.

El emisor debe controlar su propia conducta *(qué dice y cómo lo dice)*, pero también tiene que prestar una atención continua a las reacciones de su destinatario para ver cómo está siendo recibido su mensaje y adoptar las acciones oportunas.

El análisis de la comunicación supone el análisis de todos los mensajes, tanto por parte del emisor como de los receptores, que se producen durante el proceso y que inciden en los presentes modificando su comportamiento, sus pensamientos y sus actitudes.

Mensaje

Lo que se transmite en el proceso de comunicación no se refiere únicamente al contenido concreto objeto de la presentación, sino que existen multitud de mensajes paralelos, conscientes o inconscientes, que lo condicionan. Para analizar el mensaje debemos incluir todo el conjunto de señales que se están produciendo.

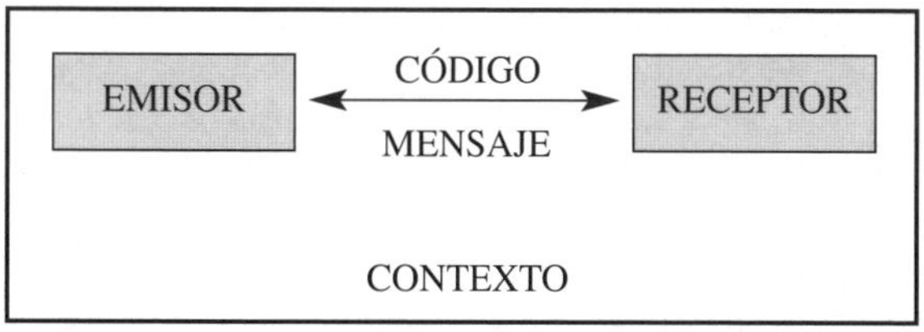

Gráfico 5.5.—Elementos del proceso de comunicación.

Canal

Es importante también el medio de comunicación o canal que utilizamos para dirigirnos a nuestros interlocutores.

Código

Debemos asegurarnos, por otra parte, de que estamos utilizando un código común, que comprende desde el idioma hasta todos los componentes de nuestro mensaje, gestos, argot, términos técnicos... El conocer a nuestro interlocutor nos será de gran utilidad en este punto.

Contexto

En último término, la situación en la que se produce la comunicación condiciona tanto algunos significados concretos como el clima en el que ésta se va a desarrollar.

Entendiendo contexto en un sentido amplio, abarcamos en él desde la situación específica de comunicación hasta las causas por las que la misma tiene lugar, el estado psicológico de los participantes en el proceso (expectativas, estado de ánimo...), el entorno físico, etc.

Todos estos elementos pueden comportarse de forma paralela, proporcionando el soporte para una comunicación fluida, o, por el contrario, chocar entre sí provocando malentendidos o bloqueos. Es nuestra responsabilidad como comunicadores minimizar las distorsiones en el mensaje.

Lo que sí es cierto en todos los casos es que existen elementos, «ruidos» en la comunicación, que distorsionan los mensajes haciendo que lo que intentamos transmitir y lo que realmente llega a nuestros oyentes sea, a veces, muy diferente.

Si queremos que nuestro mensaje alcance los objetivos prefijados debemos comprobar constantemente, mediante preguntas, ejemplos, resúmenes, que el mensaje es interpretado correctamente.

En último término, el responsable directo de que la comunicación sea correcta es siempre el emisor.

3. COMUNICACIÓN VERBAL

Una clasificación sencilla de los tipos de mensajes que emitimos podría realizarse en torno a dos ejes: un eje vertical que simboliza la influencia del sonido en la comunicación, y un eje horizontal en el que lo relevante son las palabras.

Como señalan Munduate y Martínez (1998), la tarea fundamental en mediación es utilizar el lenguaje verbal para dar y recibir feedback. El feedback es el proceso por el que se informa al emisor del mensaje recibido para comprobar su validez. Un medio de enviar feedback puede consistir por ejemplo en sintetizar el mensaje recibido: «¿lo que quieres decir exactamente es que...?», atendiendo a continuación a la confirmación o rectificación concreta por parte del emisor. Antes de enviar feedback para contrastar la información recibida, podemos asegurar la fidelidad de la información observando atentamente a nuestro interlocutor y pidiendo aclaraciones si algún aspecto nos resulta confuso. Antes de realizar cualquier planteamiento o responder a una propuesta de nuestro interlocutor, es preciso tener la seguridad de haber comprendido el mensaje en toda su extensión, con los matices que los aspectos no verbales hayan podido transmitir.

Se requiere además que el emisor contraste la fidelidad en la recepción de su mensaje, procurando feedback del receptor si éste no se lo envía espontáneamente. El medio más fácil, directo y útil de obtener feedback consiste en preguntar a la otra parte sobre el significado de nuestro mensaje, prestando atención en no herir o rebajar a nuestro interlocutor. Ello se consigue empleando argumentos relativos a nuestra capacidad de expresión en lugar de dudar de la capacidad de comprensión o asimilación de la otra parte.

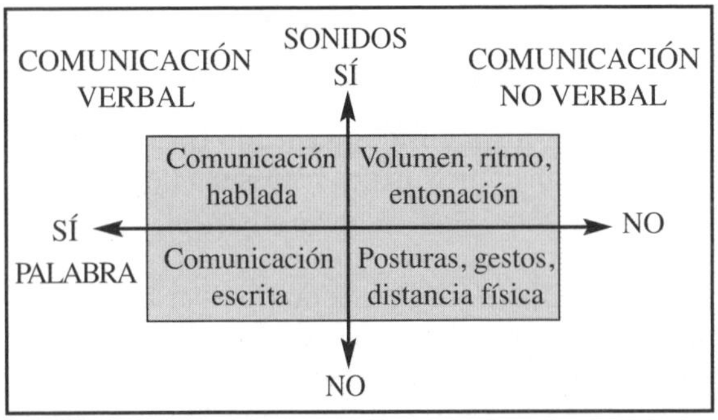

Gráfico 5.6.—Clasificación de los tipos de mensajes que emitimos.

Resulta útil sustituir las preguntas del tipo: ¿me has comprendido?, ¿has entendido?, ¿qué he dicho?, por otras del tipo: ¿me he explicado?, ¡no sé si he llegado a expresar lo que quería!, quizá me he liado con la exposición, etc. Como hemos indicado, el feedback permite al emisor contrastar si el mensaje ha sido interpretado por el receptor en los términos que él deseaba.

Adelantamos además, de este modo, una táctica clave en la mediación, que consiste básicamente en hablar menos y escuchar más. Preguntar a la otra parte, hacer que la otra parte hable, pedirle aclaraciones y que vaya exponiendo sus argumentos es una táctica básica en la negociación.

La siguiente cuestión reside en la idoneidad del feedback en todas las fases de la mediación. ¿Es conveniente siempre el feedback? Si nos centramos en la generalidad de la comunicación, la respuesta depende del objetivo de la misma. Si el objetivo es la precisión en la transmisión de información, el feedback resulta imprescindible; si el objetivo es la velocidad en la transmisión de información, las situaciones sin feedback resultan más aconsejables.

Resulta evidente que las situaciones en las que los receptores pueden preguntar, pedir aclaraciones o sintetizar al emisor el mensaje recibido se prolongan temporalmente sobre las situaciones en las que el emisor se limita a transmitir un mensaje sin prestar atención ni ser molestado por el receptor o los receptores del mismo. A su vez, estas últimas situaciones no reúnen la fidelidad de las primeras, es decir, los receptores no interpretan con la misma precisión y claridad la información remitida.

Es como un profesor que dicta su clase, impertérrito ante sus alumnos, sin que éstos puedan preguntar, pedir aclaraciones o hacer la mínima observación sobre el tema. El profesor concluirá rápidamente la impartición del tema, en detrimento de la precisión en la asimilación por parte de los alumnos. Por el contrario, cuando el profesor se detiene para preguntar a sus alumnos, atiende las solicitudes de aclaración por parte de éstos, etc —es decir, obtiene feedback de sus alumnos—, puede que se prolongue temporalmente la impartición del tema en favor de la precisión en la transmisión del mismo.

La cuestión que surge por tanto a continuación reside en el objetivo de la comunicación en mediación: ¿rapidez o precisión? La respuesta es rotunda en favor de la precisión. El emisor precisa asegurarse de que su mensaje ha sido interpretado tal y como era su deseo, por lo que el objetivo es siempre la precisión, es decir, que la información se transmita sin desviaciones ni alteraciones de los propósitos para los que fue elaborada. Por ello, obtener y dar feedback resulta básico y conveniente en la negociación, a pesar de que ello prolongue el proceso. El objetivo es llegar a un acuerdo mediante el diálogo libre entre las partes.

3.1. La escucha activa

Lo que más necesitamos en nuestra actividad de mediación es escuchar, actividad fundamental que no nos han enseñado suficientemente y que tampoco hemos desarrollado con el tiempo. Pensemos detenidamente: ¿Qué enseñamos a los niños en primer lugar? A hablar, ¿y luego? A leer, ¿y más tarde? A escribir... ¿Ha pensado cuándo le enseñaron a usted a escuchar?

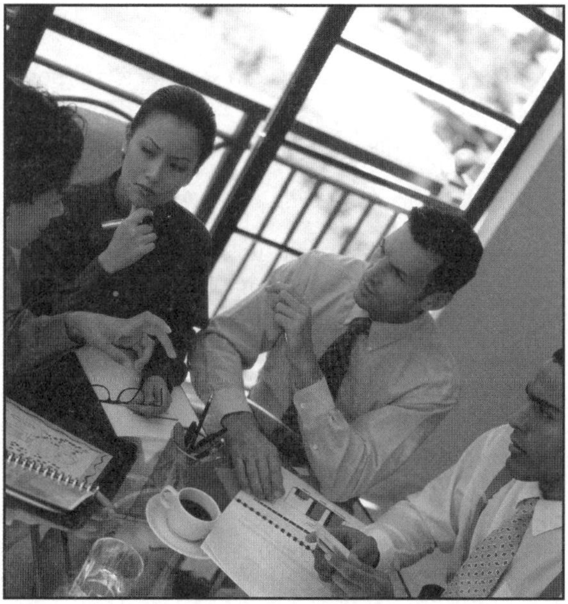

Figura 5.1.—La mediación cobra especial importancia en las disputas del mundo actual.

En muchas comunicaciones se puede venir abajo gran parte del trabajo debido a una falta de habilidad manifiesta por parte del profesional para escuchar con atención.

Casi todas las personas dedicamos alrededor de un 70 por 100 de nuestra jornada a comunicarnos de alguna manera. El cuadro 5.1 desglosa aproximadamente esos porcentajes.

Van-Der Hofstandt (1999) define la escucha activa como: «El esfuerzo físico y mental de querer captar con atención la totalidad del mensaje que se emite, tratando de interpretar el significado correcto del mismo, a través del comunicado verbal y no verbal que realiza el emisor e indicándole mediante la retroalimentación lo que creemos que hemos entendido».

Si analizamos el contenido de la definición, comprenderemos que para que se produzca una escucha eficaz deberemos seguir este proceso:

1. Ser consciente del otro: concentrarse en el mensaje de la otra parte, evitando la distracción mental (prejuicios, evaluar anticipadamente, etc.) o ambiental (ruidos, espacio físico, etc.), realizando el esfuerzo personal de centrar la atención a través de la empatía y demostrando al emisor que percibimos su mensaje.
2. Observar e interrogarse constantemente: el significado de las palabras que nos están ex-

CUADRO 5.1

Porcentajes de tiempo dedicados a la comunicación

- El 40 por 100 lo dedicamos a escuchar.
- El 35 por 100 a hablar.
- Alrededor de un 16 por 100 a leer.
- El 9 por 100 restante a escribir.

presando, preguntándose de forma reflexiva y mentalmente ¿es esto lo que quiere decirme?, ¿hay algo más detrás de sus palabras?, ¿con su apasionamiento, qué me quiere indicar? Observar los gestos del lenguaje «no verbal» nos ayudará a entender mejor la intención y el sentimiento de lo comunicado.

3. Retroalimentar resumiendo: parafrasear de vez en cuando precisando al emisor una parte del mensaje. Frases del tipo: *«la impresión de lo que me dices es...»*, *«si entiendo bien quieres decirme...»*, *«los puntos resumidos de lo que hasta ahora me has dicho son... », «aclárame este extremo...»*. Estas expresiones demuestran al emisor que nos mantenemos sintonizados con su proceso de comunicación. Pero una advertencia, cuando tenga que retroalimentar trate de no interrumpir; busque el momento apropiado, ya que la interrupción perturba y no resulta eficaz, porque la otra parte apenas prestaría atención ya que desea continuar con lo que estaba diciendo.
4. Detectar las palabras clave: los mensajes son adornados muchas veces de cientos de palabras, pero son las ideas clave las que dan el contenido exacto de la misiva (recordar la frase «los árboles no dejan ver el bosque). Es en esas palabras clave sobre las que debemos reflexionar continuamente, ya que son las que transmiten de verdad la información y los intereses del emisor».

Según Munduate y Martínez (1998), una clave de gran relevancia es la acción de escuchar a nuestro interlocutor. Observar y prestar atención a todas sus reacciones, tanto verbales como no verbales, porque escuchar requiere buscar activamente el significado del mensaje. Cuando uno escucha, son dos las personas que deben estar pensando: el receptor y el emisor. A su vez, si el receptor adquiere empatía con el emisor, es decir, si trata de ponerse en su lugar, se incrementará la fidelidad del mensaje. Dado que los emisores tienen diferentes actitudes, intereses, exigencias y expectativas, la empatía facilita la comprensión del contenido real del mensaje (Robbins, 1987). Un mediador empático escucha con atención a las partes por igual, se pone en su lugar para captar el significado integral de la información que les está transmitiendo, sin permitir que influyan los juicios ni las interpretaciones prematuras.

El objetivo que se persigue con estos medios es obtener la máxima información de la situación. Si es un hábil mediador, usted paulatinamente tratará de que las partes vayan proporcionando información conforme avanza el proceso. Mediante un intercambio fluido, estamos cumpliendo con uno de los objetivos de la mediación: obtener información, hasta llegar a un punto en que, conociendo —más bien implícitamente— las prioridades, las necesidades y las expectativas de ambas partes, se pueda establecer un punto medio de consenso entre las partes implicadas.

En general recibimos muy poca formación y entrenamiento para mejorar nuestra capacidad de escucha, por lo que es normal ser un mal oyente. Pero la escucha es una destreza más que se mejora con la práctica.

Este tipo de escucha activa se caracteriza por la habilidad de captar y reflejar adecuadamente y en su totalidad el mensaje de la otra persona en su doble vertiente de:

— **Contenidos** (lo que nos quieren comunicar).
— **Sentimientos y emociones** (cómo nos comunican esos contenidos).

Se trata de escuchar evitando juicios de valor sobre lo que nuestros interlocutores están diciendo, no mostrar nuestros propios sentimientos al hablar, etc. Las expresiones impersonales y no comprometidas, del tipo *«parece que» o «se deduce»,* a la larga irritan a la otra persona porque activan sensaciones de sentirse enjuiciado, y dan a entender que se emplea una técnica más que una respuesta de acercamiento.

CUADRO 5.2

Ventajas de la escucha activa

- Mejor conocimiento del otro.
- Relajamos situaciones tensas.
- Logramos mayor cooperación.
- Más tiempo para pensar.
- Conseguimos mayor rapidez en los acuerdos.
- Seguridad en la toma de decisiones.

El dominio de una técnica hace que a las personas les resulte más fácil desarrollar su profesión. Veamos pues las ventajas que puede representar el dominar la escucha activa para el mediador, consiguiendo de esta forma que nuestras intervenciones puedan ser todo lo fructíferas que deseamos:

- Tranquilizamos a las personas que están enfadadas o molestas. Lo mejor que podemos hacer es dedicar el mayor tiempo a escuchar los motivos de su agravio, sin interrumpirles, mirándolos y haciéndoles ver, a través de frases cortas como *«Comprendo* su *disgusto», «Trato* de *ponerme en su lugar», «Bajo ese aspecto yo también...»,* que escuchamos atentamente.
- Es muy probable que una vez se haya extendido y comprobado que le escuchábamos, esté más calmado, encontrándose más dispuesto a aceptar nuestras sugerencias y comentarios, tendentes a encontrar una solución adecuada.
- Nos brinda la oportunidad de percibir las necesidades del interlocutor, ya que al invitarle a que exponga con todo detalle sus comentarios comprenderemos lo que está pensando y entenderemos mejor su problema. Da seguridad y confianza a la otra parte.
- En una mediación es imprescindible que ambas partes se escuchen con suma atención. La única forma de lograr que lo haga la otra parte es satisfaciendo la necesidad que tienen todas las personas de ser comprendidas y escuchadas. Al escuchar nosotros, el oponente se siente también más dispuesto a escucharnos. Hace que la otra parte se sienta importante y más receptiva.
- Al escuchar activamente se consigue precisar y determinar más rápidamente los objetivos, ya que logramos aclarar los malentendidos y acelerar la búsqueda de alternativas en los desacuerdos. Contribuye a crear un clima de armonía a la vez que nos permite centrarnos en las metas importantes.
- Permite más tiempo para pensar, ya que como indicábamos antes, el cerebro recibe mensajes a una velocidad de 150 palabras por minuto, pero tiene capacidad para pensar hasta 700 palabras por minuto. Esta diferencia de tiempo nos permite evaluar la situación y comprender claramente al otro, dándonos más tiempo para pensar y evaluar las respuestas. Con ello ganamos seguridad en la toma de decisiones.
- A veces es difícil entender a las personas que no se expresan bien o que hablan muy deprisa, pero al escuchar con suma atención y ellas percibirlo, no se ofenderán si les pedimos que nos aclaren o repitan alguna frase no entendida. Es importante también realizar retroalimentación resumiendo con nuestras palabras lo que creemos que nos han dicho.

Así pues, como hemos visto, la escucha activa cumple diversas funciones; no obstante, si lo atendemos con respecto al responder a los sentimientos de la gente, según Moore (1986):

1. Asegura que el hablante fue tenido en cuenta.
2. Permite que el hablante y el oyente verifiquen que se ha percibido el significado exacto del mensaje.
3. Demuestra la aceptabilidad de la expresión de las emociones.
4. Permite que el hablante explore y aclare sus propios sentimientos acerca de un tema y la razón de su propia reacción.
5. Es posible que también cumpla la función fisiológica de alentar el suavizamiento de la

tensión a través de la expresión de los sentimientos.

Los mediadores pueden usar la actitud de escucha activa en las reuniones parciales y conjuntas, para evaluar si la expresión de los estados de ánimo es una táctica de negociación destinada a impresionar e influir sobre la otra parte con el fin de que realice concesiones, si es una postura destinada a los otros litigantes o miembros del grupo contrario, o si es un auténtico reflejo de emociones. Cuanto más interactúan el mediador y el litigante, más difícil resulta al segundo mantener posturas emocionales ficticias.

Para realizar una buena escucha es importante que usted como mediador tenga en cuenta los siguientes aspectos y procure tenerlos presentes en el diálogo con las partes:

1. **Elimine las barreras físicas.** Escuchar es tarea difícil; evita pues los lugares bulliciosos, el excesivo ruido ambiental, las interrupciones constantes, etc. Es curioso, a veces, observar cómo algo que hemos dicho no ha sido entendido en parte o en su totalidad debido a estas barreras.
2. **No se desconecte de su interlocutor.** En ocasiones nuestra mente se pierde en otros pensamientos, se abstrae y olvida por completo el hilo de la conversación. Concéntrese y no suscite la agresividad del interlocutor.
3. **Intente mantener el contacto visual.** Resulta un gran medio para evitar las distracciones. El interlocutor percibe que le estamos escuchando y conseguimos que, si existe cierta agresividad, ésta disminuya. Es una de las prácticas más recomendables y de las que puede sacar más provecho.
4. **Evite juzgar de antemano.** Nuestros prejuicios e ideas preconcebidas perturban gravemente una buena escucha. Es muy difícil no tener opiniones forzadas de antemano sobre cosas y personas; por tanto su esfuerzo irá encaminado a evitar en lo posible caer en la tentación precipitada de sacar conclusiones antes del contacto.
5. **Observe lo que dice el lenguaje corporal.** La investigación en este campo nos revela que tan sólo recibimos un 10 por 100 del mensaje transmitido mediante palabras. Existe un 50 por 100 que se capta mediante el lenguaje corporal. Por tanto, si no observamos al interlocutor, podremos estar perdiendo una parte muy importante de lo que realmente quiere decir.
6. **Prescinda del egocentrismo.** No se convierta en el punto de atención, pues si lo hace será incapaz de ponerse en el lugar del otro. Aprender a escuchar a su interlocutor, sin pensar únicamente en lo que nos atañe de lo que está diciendo, permite comprender mejor su pensamiento. A veces es necesario olvidarse de uno mismo y penetrar en el otro.
7. **Reflexione.** A nuestra mente le resulta muy fácil vagabundear, puede elaborar una respuesta con rapidez y dedicar el resto del tiempo a reflexionar sobre otro asunto. Utilice esta rapidez para identificar los puntos esenciales, concentrarse en una idea clave, clasificarla, o para comprobar que hemos escuchado bien.
8. **Juzgue el contenido del mensaje, no a quien lo emite.** No critique al de enfrente, su forma de vestir o su aspecto externo. Si lo hace probablemente no estará prestando atención a lo que dice. Recuerde que un mensaje siempre puede aportar ideas buenas e información valiosa.

CUADRO 5.3

Reglas básicas de mejora de la escucha activa

- Crear y establecer un clima agradable.
- Concentrarse y evitar distracciones.
- Prepararse sobre el tema a escuchar.
- Tomarse el tiempo necesario para escuchar.
- Aceptar al otro tal como es.
- Escuchar y resumir.
- Comprender la estructura del argumento.
- No adelantar conclusiones.
- Escuchar con empatía.
- Preguntar y tomar notas.

En sentido estricto, podemos decir que alguien practica la escucha activa cuando, ante un mensaje que ha recibido de un emisor, le dice lo que ha entendido de lo dicho, destacando el sentimiento que hay detrás de ese mensaje. En un sentido más amplio, podemos indicar que la escucha activa es el resultado de las siguientes acciones:

- **Mostrar interés:** el interés se puede mostrar de forma no verbal, por ejemplo moviendo afirmativamente la cabeza, o de forma verbal. Si se opta por hacerlo de forma verbal, es importante utilizar palabras neutras que no muestren desaprobación ni aprobación hacia lo que la otra persona está diciendo, por ejemplo: «¿puedes contarme más sobre esto?».
- **Clarificar:** significa hacer más claro un mensaje. Sirve para obtener la información necesaria para comprender mejor lo que la persona está diciendo o el problema: «¿y tú, qué hiciste en ese momento?», «¿desde cuándo estáis peleados?». Para facilitar esta acción se suelen utilizar preguntas abiertas que son las que pretenden provocar una respuesta amplia en el interlocutor y no limitada a un sí o un no.
- **Parafrasear:** consiste en repetir en palabras propias las principales ideas o pensamientos expresados por el que habla. Sirve para comprobar que se ha entendido lo que el otro ha dicho y permite constatar que el significado que el emisor ha dado a su mensaje es el mismo que el que ha entendido el receptor: «entonces para ti el problema es una tontería», «entonces, lo que estás diciendo es...».
- **Resumir:** consiste en agrupar la información que nos van dando, tanto la que se refiere a sentimientos como a hechos. Ofrece al que habla una buena oportunidad para corregir o añadir algo sobre lo ya dicho: «entonces, si no te he entendido mal...».

Se puede y se debe escuchar a lo largo de todo el proceso de mediación, aunque en la fase de «cuéntame» es cuando se puede emplear más activamente. Al escuchar, se ayuda a las partes a que aprendan a escucharse entre ellas. Esta herramienta no se puede utilizar cuando hay algo que está interfiriendo e impidiendo centrarse en el otro, por múltiples motivos. En esos momentos es mejor no empeñarse en comprender al otro y cortar el proceso o hablar en primera persona.

Según Ovejero (2004), se deben escuchar con calma y atentamente las contrapuestas del adversario, sin interrumpirle. Es más, cuanto más tiempo hable él, mejor para usted, que tendrá, de esta manera, más tiempo para pensar lo que va a decir, además de que dispondrá de más puntos para atacar a la parte contraria. Anote todos los datos, cifras, fechas, estadísticas, porcentajes, etc., que aporte su interlocutor, sin tener reparo alguno en comprobar los datos, y sobre todo las operaciones de cálculo con papel y lápiz o incluso con una calculadora. Recuerde que las cualidades de observación, de saber escuchar, así como de serenidad de los orientales, ha convertido a estós en hábiles y astutos negociadores: resulta imposible saber lo que piensan simplemente porque suelen escuchar más que hablar.

Para Ovejero (2004) es probable que sus interlocutores se limiten a plantear «reclamaciones» con más o menos énfasis y sin apoyarlas en razones convincentes. En ese caso, no rechace inmediatamente y sin más sus exigencias y pídales en cambio que las justifiquen: «no veo en qué basa usted su propuesta» o bien «¿dónde está la base contractual de su propuesta?» o «las razones que ha expuesto usted hasta ahora no concuerdan a mi modo de ver con su reclamación». Si la otra parte es incapaz de aducir otra cosa en que basar sus exigencias, pregúntele directamente: «¿ha expuesto ya todas sus razones?». A partir de ahí, como señala Goosueens, le quedan a usted dos opciones: puede atacar una u otra razón, o incluso todas las que haya mencionado su interlocutor en apoyo de sus propuestas, dándolas por inexactas o insuficientes, o puede no atender en absoluto a sus razonamientos y propuestas, y, en vez de ello, seguir adelante con contrapropuestas.

CUADRO 5.4

Los diez pecados capitales de la escucha

1. Falta de interés sobre el tema.

Los mejores interlocutores son aquellos que saben mostrar interés real por lo que les exponen, y no se limitan a áreas determinadas de interés. Gracias a este interés lograremos:

— Elevar la autoestima del que nos habla.
— Aprender de temas nuevos.
— Disponer de más opciones para solucionar problemas.

2. Fijarse demasiado en el exterior y descuidar el contenido.

Los buenos escuchadores se fijan con atención en la forma de hablar de su interlocutor, su aspecto externo, su uso del lenguaje y otros rasgos peculiares; pero no se quedan en esto. Además, son capaces de ir más allá, para captar el contenido global del mensaje. Es un error muy común el dejarse influir sólo por aspectos externos, sin profundizar.

3. Interrumpir al que habla.

Es tan descortés «pisar» las ideas de la gente mientras habla como pisarles un pie. Un buen escuchador espera hasta que su interlocutor ha terminado, valora lo que ha dicho y responde después.
¡Contenga sus impulsos hasta haber oído todo lo que le tengan que decir!

4. Concentrarse en los detalles y perderse lo principal.

Los que no saben escuchar se atienen sólo a los hechos, sin identificar los conceptos que les quieren transmitir. ¿Cuántas veces ha interpretado en sentido literal y entendido mal el mensaje?

5. Adaptarlo todo a una idea preconcebida.

Con frecuencia solemos oír las cosas no como son, sino como nos gustaría que fueran. Tendemos a adaptar los mensajes para que no sean discordantes con nuestra forma personal de ver las cosas.

6. Mostrar una actitud corporal pasiva.

Para escuchar bien no es suficiente tener los «oídos abiertos»: hay que escuchar con todos los sentidos. Nuestra postura de interés nos ayudará a concentrarnos, e inconscientemente demostrará a nuestro interlocutor que estamos abiertos a lo que nos expone.

7. Crear o tolerar distracciones.

Nuestro interlocutor se merece con exclusividad toda nuestra atención durante el tiempo que dure su comunicación. El permitir interrupciones, además de una descortesía, nos hace distraer la atención y perder detalles del mensaje.

8. Prescindir de escuchar lo que resulta difícil.

Ante conceptos o vocabulario con el que no estamos familiarizados, tendemos a evadirnos y a no intentar siquiera comprender el mensaje global. Es necesario hacer un esfuerzo adicional y tratar de captar al menos lo principal. Además de un ejercicio mental muy provechoso, permite enriquecer nuestros conocimientos en áreas desconocidas.

9. Permitir que las emociones bloqueen el mensaje.

Las comunicaciones relativas a temas que suscitan emociones tienen el peligro de perder parte de su contenido si quien las escucha e interpreta se deja aturdir por su reacción sentimental. Practicar cierto control emocional cuando estamos ante otra persona que nos habla nos permitirá contar con más alternativas de respuesta, y probablemente más acertadas.

10. «Ensoñaciones».

Las personas que saben escuchar aprovechan la facultad humana que nos permite pensar mucho más rápido que hablar. Con ello podemos evaluar, repasar, resumir y anticipar el mensaje que nos están transmitiendo, aun antes de que terminen. Practicando esta habilidad, se puede diferenciar el objetivo del mensaje de los detalles accesorios, captar contenidos no verbales, y anticipar posibles respuestas.

3.2. Habilidad general del mediador para informar y para realizar peticiones de cambio.

Un buen mediador debe tener en consideración los siguientes requisitos para que su mensaje sea operativo, llegue con las mínimas interferencias a su receptor y sea recibido y aceptado por éste. Estas exigencias de aprendizaje son:

a) *Buscar el momento oportuno*. Enseñamos a las partes a reconocer las señales conductuales —verbales y no verbales— que emite su interlocutor y que indican si es el momento oportuno o no de enviar su mensaje. Además de enseñar este proceso de discriminación encontramos necesario entrenar a las partes a buscar y procurarse las condiciones idóneas de emisión del mensaje.

b) *Utilizar descripciones observables y cuantificables*. Hops considera que un problema crítico en los patrones de interacción en las partes en conflicto es el uso del lenguaje vago e inespecífico. Los inconvenientes de tal uso ya los vimos en otra parte y justifican la relevancia de enseñar a las partes a detallar conductas con precisión y en términos descriptivos.

c) *Hacer énfasis en la información positiva*. Cuando enfatizamos lo negativo el receptor probablemente se sienta acusado y experimente reacciones emocionales negativas, no facilitándose así el cambio y la colaboración.

d) *Evitar la generalización en la transmisión de información*. «Nunca ayuda a clarificar el proceso», «siempre llega tarde» son expresiones que además de presentar los riesgos de la acusación denotan sesgos perceptivos importantes que nos incapacitan para la observación de conductas deseables en las partes y, por tanto, nos inhabilita para mediar constructivamente.

e) *Utilizar mensajes consistentes*, es decir, la dimensión no verbal ha de ser conveniente y oportuna con la dimensión verbal del mensaje. Por ejemplo, utilizar un tono de voz excesivamente elevado, apretar fuertemente el brazo de una parte y tener el ceño fruncido puede ser poco adecuado para sugerir una aproximación a los intereses del tercer interlocutor. Hay entrenamientos muy complicados para esta habilidad en los cuales se enseña a las partes a discriminar estados emocionales a través de las señales no verbales, así como establecer la coherencia entre lo verbal y no verbal del mensaje.

f) *Sugerir y no exigir*. Las peticiones deben formularse mediante sugerencias de lo que a uno le agradaría a fin de tener mayor probabilidad de conseguir los cambios deseados («Me gustaría o me agradaría que...»). Se deben evitar exigencias e imposiciones que pondrían a las partes a la defensiva rechazando el mensaje. En todo momento debe quedar claro que se está «informando» a la pareja de lo que uno desearía y que no existe en el receptor obligación alguna de cumplirlo.

g) *Centrarse en el presente*. Dar información y realizar sugerencias relativas a las conductas que se dan en la actualidad, evitando el recurrir o hacer mención del pasado. Cuando esto ocurre suele ser para traer a colación «cuentas pendientes», propiciándose de este modo la aparición de «ruidos» (ansiedad, irritación...), que interfieren con el proceso actual de comunicación y con la accesibilidad del cambio. Únicamente puede ser admisible para recordar momentos y situaciones agradables que de algún modo pueden introducir un efecto de motivación para el acuerdo.

Elementos de la habilidad de informar son:

- Buscar el momento oportuno.
- Utilizar mensajes operativos.
- Hacer énfasis en la información positiva.
- Evitar la generalización.
- Utilizar mensajes consistentes.
- Sugerir y no exigir.
- Centrarse en el presente.

En nuestro trabajo de mediación, y tanto durante la evaluación como a lo largo de todo el proceso de intervención propiamente dicho, un objetivo prioritario es el entrenamiento en las dos habilidades desarrolladas hasta ahora: habilidad de escuchar y habilidad de informar. Es muy interesante que las partes y/o interlocutores de la unidad familiar o de conflicto laboral aprendan a darse feedback de modo adecuado: comienzan por resaltar los elementos positivos de la conducta realizada por el otro y dan sugerencias positivas de cómo mejorarlo, evitando en todo momento hacer comentarios críticos negativos acerca de los errores.

El objetivo de comenzar la lista informando de los aspectos conductuales positivos de la otra parte, antes de hablar de sugerencias de arreglo, es enseñarles a enfatizar siempre lo positivo a fin de crear un cambio, un ambiente emocional adecuado, y por tanto promover también en el interlocutor una actitud abierta y receptiva a las sugerencias posteriores. El ejemplo que sigue es buena referencia de lo señalado. Observe el lector las posibles consecuencias de utilizar una información poco específica o específica negativa frente a la específica positiva.

Información no específica	I. Específica negativa	I. Específica positiva
Es un egoísta	Que no se vaya a ver la televisión nada más terminar de cenar.	Que me ayude a quitar la mesa y recoger los platos después de cenar para poder ver la televisión juntos.
Es muy pasiva	Que no espere a que sea yo quien tome la iniciativa para salir de casa.	Que tome ella la iniciativa y me proponga salir de casa al menos una vez por semana.

La adquisición de las habilidades de escuchar e informar deben ser objetivos prioritarios en mediación, ya que este proceso tiene como objetivo la modificación de los patrones de interacción entre padres e hijos, empresarios y trabajadores, vendedores y clientes.

3.3. Expresión de sentimientos afectivos positivos y de críticas y sentimientos negativos

Muchas personas que se enfrentan a un conflicto presentan dificultades (inhibición, temor...) a la hora de expresar emociones positivas. Al mejorar la comunicación y la expresión de afectos positivos comienza a desarrollarse cierta empatía entre las partes. Otro medio de desarrollar la empatía es aconsejar a las partes que escriban por separado una lista de sus preocupaciones y ansiedades derivadas del conflicto. Posteriormente deberán intercambiarlas y discutir sus reacciones.

Una de las fuentes de «ruidos» que tiene una gran probabilidad de interferir el proceso de mediación, es la existencia de emociones negativas (irritación desagrado, frustración...) reiteradamente almacenadas. La historia de aprendizaje de muchas parejas o de sindicatos-patronal con relaciones deterioradas ha facilitado que les resulte más rentable bloquear este tipo de sentimientos. Cuando los han expresado en el pasado, lo han hecho de tal modo que las consecuencias (peleas, discusión, distanciamiento de la otra parte, etc.) han resultado ser más aversivas incluso que el soportar almacenados dichos sentimientos. Han aprendido así, por refuerzo negativo, a evitar su expresión y bloquearlos. Obviamente, esta situación es de gran riesgo para el futuro intercambio de las partes, por cuanto la misma relación termina resultando aversiva y de la que uno tratará de escapar, amén de que las fuentes originales que propiciaron dichos sentimientos permanecen inalterables.

Entrenar, pues, a las partes a expresar adecuadamente este tipo de sentimientos está sobradamente justificado porque: 1) ayuda a reducir las fuentes de «ruido» (ansiedad...) que interfieren el proceso de comunicación, 2) puede contribuir a obtener ciertos cambios adaptativos al conocer el otro la existencia de estos estados emocionales y su origen, y por tanto 3) puede motivar al otro a cambiar.

A continuación desarrollamos una guía para expresar críticas y/o sentimientos negativos y sugerir cambios en la pareja. Esta guía contiene elementos comunes con el proceso de solución de problemas (actitud y orientación ante el problema y definición del problema en términos de la situación y de los sentimientos). Veamos con detalle el desarrollo de la misma, alguno de cuyos elementos ya los conocemos por ser comunes a la habilidad de informar:

a) **Determinar el objetivo.** La mayoría de las parejas con problemas, cuando expresan sus quejas y/o sugerencias suelen ser víctimas de los hábitos establecidos en el pasado y terminan enviando sus mensajes a través de gritos, insultos, acusaciones o verbalizaciones del tipo «estoy harto», «ya no puedo más», «no te soporto». Ante determinadas situaciones, y estando experimentando emociones negativas, suele ser muy probable responder con conductas de este tipo, por otra parte muy presentes en nuestro repertorio por estar muy consolidadas en nuestra historia de aprendizaje.

   Un primer paso para cortar la cadena de respuestas inadecuadas que solían estar presentes cuando expresábamos una crítica o una queja es entrenar a la pareja en autoinstruirse y preguntarse acerca de la naturaleza de su objetivo en tales situaciones. La experimentación de una emoción negativa es señal para decirse frases como éstas: «Voy a pararme a pensar cuál es mi objetivo», «¿qué pretendo y qué voy a conseguir hablándole a mi pareja de este modo?», «voy a ver qué puedo hacer para ser más eficaz, es decir, qué puedo hacer para que mi pareja se entere de cuál es el problema, de cómo me siento y, sobre todo, que entienda cómo lo estoy pasando», «si pretendo algún cambio de la situación o de su forma de actuar habré de tener cuidado en cómo lo digo»... Éstas y otras autoinstrucciones pueden ser útiles para lograr que cualquiera de los interlocutores que siente un problema se autorregule y adapte su mensaje a la situación, a los objetivos que pretende: la solución de dicho problema, o, en última instancia, cambiar el comportamiento del otro.

b) **Elegir el momento adecuado.** Éste es un componente de la habilidad de informar en general ya vista anteriormente. Esta habilidad nos permite asegurar las condiciones antecedentes que faciliten que el receptor esté escuchando. Con frecuencia las parejas con problemas suelen expresarse mutuamente sus críticas y emociones negativas, además de con mensajes acusativos, en momentos poco oportunos en los que existe escaso tiempo para ello, o en los que o bien el emisor o bien el receptor se encuentran bajo fuertes estados de ánimo perturbadores (tensión, irritación, cansancio...) que impiden al primero emitir de un modo adecuado y consistente, y al segundo escuchar y mostrarse receptivo ante los mensajes del otro. Todas estas circunstancias interfieren la emisión y recepción adecuada de los problemas que uno u otro pudieran presentar, e impiden, por tanto, introducirse en el proceso lógico de la solución de los mismos (delimitar alternativas, toma de decisiones...).

   Por todas estas razones conviene entrenar a la pareja en discriminar los momentos oportunos de envío de sus mensajes, y sugerirles posponer la crítica o la comunicación de un problema cuando se encuentren experimentando estados emocionales muy perturbadores.

c) **Reforzar.** Comenzar comentando logros o avances en la relación, aspectos del comportamiento del otro que se valoran como positivos o situaciones en el lugar del otro («entiendo que tú...»), son recursos que facilitan que el receptor nos escuche más activamente y esté más accesible a aceptar nuestro mensaje.

d) **Describir la situación-problema.** Describir de modo concreto y específico, no acusatorio, la situación problema o la conducta del otro que deseamos cambiar; es un recurso adecuado para que el receptor tenga «pistas» claras sobre el origen y naturaleza del problema.

e) **Expresar los propios sentimientos.** Expresar los propios sentimientos negativos, responsabilizándose de ellos, y no atribuir al otro o a la situación la paternidad de los mismos. No es lo mismo expresar «Yo me siento mal» o «yo me siento irritado» que «me haces sentirme mal» o «me irritas». Asumir la paternidad de los propios sentimientos a través de la expresión «Yo me siento» facilita que el receptor nos escuche y esté motivado, como vimos en otra parte, a cambiar. En cambio, si se utiliza el otro tipo de expresiones se tiene el riesgo de que el mensaje no llegue.

f) **Sugerir un cambio.** Sugerir y no exigir o imponer (ver «habilidad general de informar»).

g) **Reforzar de nuevo al otro por haber escuchado nuestro problema y/o petición,** y comprometerse a cambiar o plantear un compromiso alternativo.

Conviene advertir a las parejas que si el objetivo, durante este proceso, es lograr un cambio en el comportamiento del otro, es necesario motivarlo a que repita la conducta meta elegida hasta convertirse en hábito. Por esta razón, la dispensa de refuerzo habrá de hacerse extensiva a cada una de las veces en que la conducta alternativa aparece.

El siguiente problema puede ilustrar los pasos recomendados en esta guía: «uno de los componentes de la pareja ha estado esperando al otro en una cita a la que llega con una hora de retraso». La conducta objetivo en esta situación podría ser objeto de entrenamiento para emitir la siguiente crítica (se supone que los componentes previos ya han sido entrenados):

1.º *«Comprendo que no hayas podido evitar el imprevisto surgido en el último momento en tu trabajo y que el tráfico no esté bien a estas horas»* (se pone en el lugar del otro).
2.º *«Pero cuando llegas tarde y he de esperar una hora...»* (describe la situación-problema).
3.º *«Yo me siento muy nerviosa e irritada»* (expresa la paternidad de los sentimientos).
4.º *«Me gustaría que en otra ocasión me llamaras por teléfono para avisarme del retraso o que previeras estos sucesos»* (sugieres alternativas positivas)... *«Me sentiría mejor si...».*
5.º *«Me agrada que lo entiendas y, sobre todo, que estés dispuesto a avisarme»* (le refuerza por la supuesta aceptación de la crítica y su disposición a cambiar).

En todo este proceso de entrenamiento enfatizamos especialmente la consistencia de las dimensiones verbal y no verbal de los diferentes mensajes.

Guía para expresar críticas y sentimientos negativos

- Determinar el objetivo.
- Elegir el momento adecuado.
- Reforzar.
- Describir la situación-problema.
- Expresar los propios sentimientos.
- Sugerir un cambio.
- Reforzar de nuevo.

4. HABILIDADES CONVERSACIONALES DEL MEDIADOR

Existen conflictos cuya dificultad esencial de comunicación radica en la inhabilidad que uno o ambos componentes tienen para conversar. La conversación es un recurso muy accesible y económico que el ser humano tiene para intercambiar con sus semejantes conductas mutuamente gratificantes. Sin embargo, este mismo recurso puede propiciar también intercambios aversivos, y originar conflictos si no se ha aprendido la habilidad de conversar (Diego, 2003).

En los conflictos uno o ambos componentes rehuye el contacto con el otro porque éste se centra excesivamente en sus posiciones, no dándole oportunidad de hablar y exponer sus criterios y opiniones. En otros casos el alejamiento y el origen de sentimientos negativos se debe, por el contrario, a que uno de ellos apenas habla, permanece en un mutismo más o menos prolongado, y elige otras alternativas a la conversación, como la huida, o, en las familias, leer el periódico o ver la televisión.

El mediador en estos casos tiene que centrar sus esfuerzos en reconducir las habilidades conversacionales de las partes. Este esfuerzo suele comenzar informando a las partes de los elementos básicos de la conversación y de las funciones que tienen. Algunos de estos elementos son: 1) hacer preguntas, 2) escuchar activamente, 3) dar información «gratuita» o adicional, 4) dominar la conversación superficial, 5) pasar a un nivel más personal, 6) cambiar de tema, 7) tomar y pasar la palabra..., y 8) cerrar la conversación.

Mediante ensayos de conducta, modelado y refuerzos discriminativos, el mediador debe progresivamente enseñar a las partes a respetarse y a utilizar estos elementos de un modo adecuado según los objetivos de un potencial arreglo interesante para todos. A continuación ofrecemos un ejemplo discriminativo de interacción conversacional.

Interacción conversacional	Adecuada	Inadecuada
E: «¿Qué tal en el trabajo?».	R: «Bien... esta mañana he estado haciendo un trabajo muy interesante».	R: «Bien».
	E2: «¿Ha hablado con su jefe? Cuénteme...¿qué le ha dicho del traslado?».	E1: «¿Ha hablado con su jefe?». R: «Pues sí».
	R: «Pues mire, he tenido que salir a la calle e ir a otras sucursales, que le digo que me gusta más que el trabajo rutinario de la oficina...».	
E: «¿Qué pasa con el traslado?». E3: «Dígame, ¿ha hablado con su jefe?	R: »Sí... me ha recibido y ha estado muy amable, me ha dicho que para el mes que viene me conceden el traslado».	R: «Que me lo conceden».
E4: «¡Qué bien!... Ya puede cambiarse de ciudad, hay que empezar con nuevo optimismo...».		

En estos ejemplos podemos ver cómo un tipo de interacción puede convertirse en un proceso interminable de preguntas y respuestas escuetas a modo de interrogatorio, lo cual suele ser muy poco eficaz para promover una conversación fluida y un contexto de cordialidad para llegar a acuerdos.

El otro modo de intercambio verbal se muestra, en cambio, efectivo para lograr dicho objetivo. Un simple análisis de contenido de ambas interacciones nos muestra las claves de por qué la segunda ha sido efectiva y la primera no. En aquélla existe un elemento básico que facilita y da fluidez a la conversación: la información gratuita o adicional. Ante la pregunta, por ejemplo, de «¿qué tal en el trabajo?», la otra persona responde «bien» y además «...esta mañana he estado realizando un trabajo muy interesante». Esta información adicional sirve de estímulo para continuar la conversación. Como mediador trate de transmitir a las partes en conflicto el hacer énfasis en unos u otros elementos dependiendo del objetivo a lograr en sus intercambios conversacionales.

El principio de interdependencia conductual se aplica también a esta área. Hay personas que se quejan ante el mediador de que el otro «habla poco». Cuando esto ocurre observamos que esta conducta suele mantener una relación funcional con la conducta del otro. Es decir, cuando uno «habla poco», el otro suele dar «excesiva información» y suele mostrar un repertorio muy reducido de conductas (hacer preguntas, escuchar activo...) que estimulen al otro a «hablar más». Y así, las conductas de hablar «poco o mucho» y sus consecuencias emocionales que tienen para un posible acuerdo son el resultado del tipo de interacción comportamental que mantienen las partes. Mediante ensayos discriminativos por parte del mediador se muestra a las partes los cambios que se producen en el estilo de conversar cuando uno de ellos introduce cambios en sus conductas conversacionales.

Partiendo del principio de que «uno es enseñante del otro», el mediador debe comenzar por estos objetivos específicos y diseñar un marco para que las partes cambien su estilo conversacional. Pero ¿qué puede hacer un mediador para ayudar a las partes a mejorar su habilidad conversacional?:

- Hacer sugerencias de cómo mejorar su habilidad de escuchar.
- Hacer de modelo.
- Reforzar los ensayos adecuados.

5. LA COMUNICACIÓN NO VERBAL

Nuestra cultura establece el lenguaje verbal como el canal casi exclusivo de comunicación; de ahí que se haya dedicado un mayor número de estudios a este campo. Estudios clásicos habían demostrado al analizar los impactos de la conducta comunicativa que sólo el 7 por 100 se debe al contenido expresado por la palabra hablada o escrita, mientras que el 55 por 100 de la totalidad de ese impacto está relacionado con la expresión del rostro, debiéndose el 38 por 100 restante a la voz del comunicante. Estudios más recientes que también hacen hincapié en aspectos de la conducta no verbal en la comunicación, en concreto de la expresión gestual, son los de Ertel (2000), que defiende la existencia de una especie de lenguaje vocabulario elemental y que éste puede ser un índice fidedigno de nuestras emociones básicas.

Como señala Ovejero (2004), el lenguaje verbal no es la única forma de comunicarnos, dándose incluso muchas ocasiones en que es más elocuente la comunicación no verbal. Así, «fruncir el ceño, rascarse una oreja o introducir los pulgares en los bolsillos... forman parte de todo un mundo de expresiones de ese enigmático ser que es el hombre; descubrir toda esa gama de colores que adornan y refuerzan allá donde nuestras palabras no tienen la suficiente fuerza para expresar un sentimiento, una emoción, constituye una parte significativa de la investigación del psicólogo de la comunicación» (Pinazo y Musitu, 1993). En todo caso, cada cultura tiene unas pautas propias de comunicación no verbal: un mismo gesto puede significar cosas diferentes en dos culturas distintas. Así, en nuestra sociedad occidental, el gesto de poner la mano izquierda sobre el hombro de nuestro interlocutor mientras le chocamos la mano con la derecha puede ser interpretado o bien como exagerado («está sobreactuando, por lo que debo andarme con cuidado») o bien como que busca el poder («ese es un fuerte impulso, está tratando de dominarme»).

Ahora bien, ¿qué es lo que puede ofrecernos el comportamiento no verbal que no revele el verbal? La comunicación no verbal proporciona una información más fiable, sobre todo en situaciones en las que no podemos confiar en lo que se está comunicando con palabras, bien porque quien habla se propone engañarnos intencionadamente, como en el caso de las situaciones de negociación, o bien porque ha bloqueado o reprimido la información que deseamos conocer.

Más adelante hablaremos de la importancia de escuchar *poniendo los cinco sentidos,* lo cual implica no sólo mostrar interés incluso con nuestra actitud física, sino también estar atentos a la cantidad de información que nuestro interlocutor nos transmite de modo no verbal. Los estudiosos de la comunicación han demostrado que de toda la información que se transmite en un acto de comunicación normal, tan sólo un 10 por 100 llega a través del contenido verbal. El otro 90 por 100 (¡!) es información que transmitimos de modo no verbal, ya sea en aspectos paralingüísticos (relacionados con la voz), un 40 por 100, y en aspectos puramente corporales, un 50 por 100.

Muchos de estos elementos los captamos inconscientemente, e influyen, sin que nos demos cuenta, en nuestra interpretación de los mensajes. Sería deseable, para ser mejores *escuchadores*, que captáramos conscientemente el máximo de la información que nuestro interlocutor nos transmite a través de esos múltiples canales. Para ello tendremos que conocer y ejercitarnos en diferenciar aspectos como los siguientes:

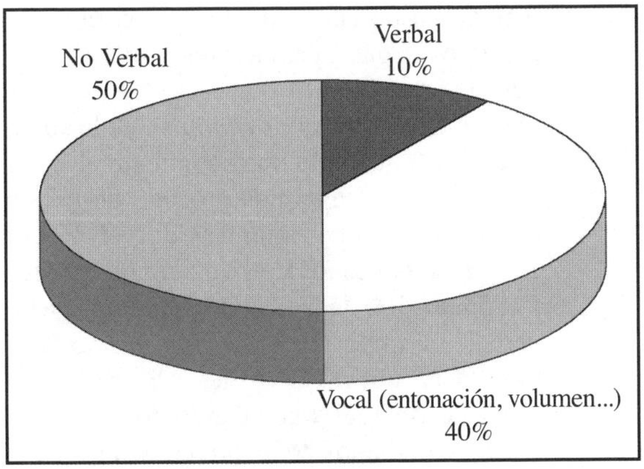

Figura 5.2.—Distribución de nuestra oferta comunicativa habitual.

1. *La voz*

Es importante detectar matices en el tono y timbre de voz (dureza, suavidad, volumen, nasalidad...), pues nos dará información muy útil sobre el estado de ánimo, las intenciones e incluso la personalidad del hablante. Es muy útil fijarse en aspectos como:

— Tono de voz: plano, monótono, sin mostrar sentimientos, chispeante, con cambios de inflexión, fuerte, confiado, firme, débil, dubitativo, tembloroso...
— Velocidad del habla: rápido, medio, lento.
— Altura de la voz: estridente, profunda, suave.
— Dicción: precisa, descuidada, diferencias regionales o coloquiales.

2. *La expresión facial*

«La cara es el espejo del alma». Es un hecho conocido que quienes no quieren mostrar sus sentimientos practican para mantener un gesto inexpresivo («cara de póker»). Hay distintas expresiones como:

— *Las cejas:* si están levantadas y curvadas muestran sorpresa; si están levantadas y juntas demuestran miedo; bajas, con el párpado hacia abajo, asco o repugnancia; y con el ángulo interior levantado, tristeza.
— *La boca:* la boca abierta y los labios tensos indicarán miedo; la mandíbula inferior caída, sin tensión o ensanchamiento de la boca, indicará sorpresa; labios abiertos y tensados en forma casi cuadrada indican ira o gran enojo; y sonrisa relajada indica alegría, tranquilidad y confianza.
— *La nariz:* arrugada indicará desagrado, y con las aletas muy dilatadas excitación o enorme interés.

3. *La mirada*

En nuestra cultura nos resulta muy difícil controlar las emociones que transmitimos con los ojos.

Muchas veces son temblores casi imperceptibles, desvíos momentáneos, pestañeos, que reflejan aspectos internos de gran utilidad para quien está enfrente. Hay que observar los ojos del interlocutor y analizar si:

- Son chispeantes.
- Están llorosos.
- Están desmesuradamente abiertos.
- Están entrecerrados.
- Miran directamente.
- Desvían la mirada hacia otros objetos o hacia el suelo.

4. *La zona proxémica*

Se refiere al espacio físico o distancia que toda persona mantiene con los que le rodean. En gran medida es cuestión cultural, pero también hay diferencias individuales que conviene tener en cuenta y respetar. Se puede observar si:

- Mantiene una distancia apreciable con sus interlocutores.
- Se acerca mucho y avasalla al que tiene enfrente.
- Se aleja cuando otros se acercan.
- Se acerca cuando otros se alejan.

5. *La postura*

Del mismo modo que debemos cuidar nuestra actitud física para mostrar interés, debemos también ser capaces de analizar esos mismos elementos en la postura del hablante. En concreto, observar:

- La inclinación del cuerpo (hacia delante o hacia atrás).
- El cruce de brazos y piernas.
- La cabeza baja, mirando al suelo.

6. *Los gestos*

Analizar los movimientos que realiza con su cuerpo el hablante. Fijarse en:

- Asentimiento con la cabeza.
- Taparse la boca con la mano.
- Rascarse la cabeza o la ceja.
- Tics nerviosos.
- Encogerse de hombros.
- Modo de estrechar la mano.
- Gesticular mucho.

Sin embargo, siguiendo a Ovejero (2004), a pesar de su enorme importancia, gran parte de los seres humanos no somos conscientes de que existe este sutil y elaborado sistema de comunicación, con los riesgos que ello conlleva, sobre todo en el campo de la negociación.

Tres razones explican la poca importancia que, paradójicamente, se le ha dado a un tema tan crucial (Pinazo y Musitu, 1993):

a) *Los mensajes actúan inconscientemente:* gran parte de los mensajes corporales se comunican por debajo de nuestro nivel habitual de conciencia. Actúan en la mente subconscientemente, ejerciendo una poderosa influencia en cómo pensamos, sentimos y nos comportamos, sin que nunca seamos conscientes de qué es lo está produciendo exactamente estas reacciones.

b) *Demasiados mensajes:* la segunda barrera que impide reconocer la importancia del lenguaje verbal es la asombrosa cantidad de información que proporciona. Con tanta información potencialmente disponible sólo podemos llegar a prestar atención a una pequeña parte del todo.

c) *Descuidamos su importancia:* Mehrabian (1972) ha calculado que solamente el 7 por 100 de lo que captamos procede de lo que realmente se dice, mientras que el 38 por 100 viene del tono de la voz en que se dice y el 55 por 100 de las señales del lenguaje no verbal. La importancia de este último también la ha puesto de relieve Birdwhistell (1979) estimando que cuando dos personas conversan, menos de una tercera parte de la comunicación es verbal, siendo no verbal más del 65 por 100.

5.1. Rapport: sentimientos y emociones

La credibilidad personal e institucional es simplemente el punto de partida del ingreso de un mediador en una disputa. Moore (1986) expone que el principal factor de aceptabilidad de un interventor es probablemente el rapport establecido entre el mediador y los litigantes. El término *rapport* alude a la capacidad para comunicarse libremente, al nivel de comodidad de las partes, al grado de precisión en la comunicación y a la calidad del contacto humano. El rapport sin duda está definido por el estilo personal, el modo de hablar, el atuendo y los antecedentes sociales del mediador; los intereses comunes, los amigos o los colaboradores, y el grado de comunicación entre el mediador y los litigantes.

Los mediadores a menudo hablan de la necesidad de crear cierto vínculo entre las partes. Eso puede lograrse identificando las experiencias personales comunes en una etapa temprana de la mediación. Por ejemplo, las formas de recreación, los viajes, los hijos, los colaboradores y otros aspectos por el estilo que los mediadores y los litigantes comparten; conversando acerca de los valores comunes; reafirmando con sinceridad un atributo o una actividad del litigante; o demostrando la sinceridad del mediador a través del comportamiento.

Las emociones, según Moore (1986), son respuestas fisiológicas y psicológicas muy complejas originadas en los estímulos externos. Pueden expresarse a través de cambios neuromusculares, cardiovasculares, respiratorios, hormonales o cualquier otro de índole física. El mediador a menudo debe responder a las bases fisiológicas y psicológicas de los sentimientos, y debe considerar el hecho de que no es posible «resolver» los sentimientos con soluciones objetivas. Las respuestas del mediador a las emociones están formadas por tres pasos distintos: el reconocimiento de que una parte experimenta una emoción fuerte, el diagnóstico de la emoción, y la elección de una adecuada estrategia de intervención que ayude a la parte a administrar el sentimiento. Los mediadores deben observar los signos de las emociones fuertes que quizá perjudiquen la negociación productiva. El tono de voz, el ritmo de las palabras, las expresiones faciales, los cambios de postura o los movimientos corporales son todos indicios que denuncian la presencia de emociones subyacentes.

Los mediadores a menudo tienen poca dificultad para advertir que una parte está experimentando un sentimiento; pero quizá no puedan identificarlo o determinar cuál es la intensidad de lo que la parte en cuestión siente acerca del tema en discusión. La escucha activa a menudo facilita la identificación y el diagnóstico de las emociones. Rogers (1945) registró primero esta forma de comunicación e interacción como medio de encauzar la investigación social, y Gordon (1978) y Creighton (1972) perfeccionaron el concepto señalándola como método de responder a los sentimientos de las personas en conflicto. La escucha activa es una técnica de comunicación en la cual un oyente descifra un mensaje verbal, identifica la emoción exacta expresada, y después reformula, dirigiéndose a la persona que habló, el contenido emocional del mensaje, utilizando las mismas palabras o palabras análogas a las que usó el orador. Por ejemplo, el mediador puede responder: «usted se sintió realmente frustrado y dolorido cuando la ciudad no respondió rápidamente a su solicitud de permiso». Ahora el litigante goza de la oportunidad de comprobar la exactitud de la percepción de sus sentimientos en el mediador. «Sí, ¡me sentí frustrado! Había satisfecho todas las condiciones, pero todavía querían más datos». Es importante que el oyente acepte las emociones del orador sin que ello implique necesariamente que coincide con él o que afirma las mismas creencias acerca de los temas debatidos.

Varios autores han observado las diferentes etapas emocionales que los litigantes recorren en el proceso de desarrollo del conflicto, la distensión y el acuerdo (Douglas, 1962; Kessler, 1978; Ricci, 1980). Al principio de las negociaciones la gente a menudo se muestra irritada, ofendida, frustrada, desconfiada, alienada, sin esperanza, resentida, traicionada y temerosa, o resignada a soportar condiciones insatisfactorias. Para que puedan mantenerse discusiones racionales acerca de las cuestiones importantes, debe controlarse y minimizarse el efecto de las emociones negativas, por la actividad de los propios litigantes o por la de un tercero. Si no existe un control de las emociones en una etapa temprana de la negociación, los sentimientos manifestados francamente o experimentados en silencio probablemente bloquearán después la posibilidad de un acuerdo.

El mediador que desee ayudar a las partes a alcanzar una solución apropiada por lo menos debe minimizar o neutralizar los efectos de los sentimientos negativos, y si es posible originar sentimientos positivos entre los litigantes. Antes de examinar los procedimientos de conciliación utilizados para influir sobre los sentimientos de los litigantes, se realizará una breve digresión con el fin de examinar dos fuentes de emociones en el curso de un conflicto.

6. ESCUCHA Y QUEJA EN MEDIACIÓN

6.1. La queja como información y lenguaje

Como señalan Munduate y Martínez (1998), un aspecto relevante a considerar para diagnosticar una situación preconflictiva se refiere al análisis de las quejas manifestadas por los empleados. Las quejas, tanto individualizadas como sindicalizadas, son síntomas de situaciones de trabajo mal toleradas, que al no ser solucionadas en su momento continúan su evolución, siendo el origen del desencadenamiento de numerosos conflictos. Las situaciones de trabajo mal toleradas suponen un frenazo inconsciente a la cooperación que se puede prolongar indefinidamente si no se explicitan a modo de queja o disconformidad con la situación actual. Si la queja es expuesta y llega a ser solucionada por un supervisor o un mando directivo, se elimina la situación que provocó la misma; pero si no es solucionada, se prevé una promoción de las quejas, que, al continuar sin una solución asequible, provocan una pérdida de esperanza sobre la resolución de conflictos. Este desánimo sobre el estado de la situación laboral puede manifestarse en un rechazo de la cooperación, con síntomas y expresiones individualizadas de malestar e insatisfacción como el absentismo, la petición de cambios, los retrasos o la disminución del rendimiento. A su vez, el desánimo anteriormente indicado puede adoptar un carácter colectivo mostrando expresiones sindicalizadas de malestar como los paros en el trabajo, los panfletos, las reuniones, las huelgas con objetivos dudosos, etc.

La queja es una manifestación de malestar o de voluntad de mejora de las condiciones o de los procedimientos de trabajo. Es un lenguaje que expresa el nivel de satisfacción, la vinculación y la implicación de los miembros de la organización con los objetivos y los resultados.

Para reconvertir la queja en un instrumento de trabajo y en el motor de la mejora constante de nuestro trabajo, es preciso considerar lo siguiente:

a) Una queja siempre debe ser escuchada

Esta afirmación puede parecer obvia, pero en la práctica profesional muchas quejas no llegan a ser consideradas y otras ni siquiera llegan a ser atendidas.

Una queja que no se escucha es una queja que no se soluciona. Es un elemento contraproducente para las relaciones y la efectividad.

No escuchar es desconsiderar.

Una queja no escuchada queda «flotante» en la organización y constantemente reaparece recordando que aún no se le ha dado «salida».

Las quejas que no se han solucionado enrarecen la relación y ante una nueva propuesta, una innovación o un nuevo ajuste, la respuesta es un boicot que indica que, hasta que no se trate el problema o la situación que ha generado esta queja, no se aceptará nada que pueda afectar a las personas.

b) La queja no siempre expresa aquello que manifiesta

La queja, como síntoma de un malestar o de un deseo de mejora, no siempre expresa en la forma y con el contenido adecuado aquello que quiere manifestar, sino que se presenta escondida entre expresiones más reactivas, más emocionales que racionales.

El mediador debe disponer de la técnica y las habilidades necesarias para escuchar a la persona que plantea la queja y para pensar junto con ella, hasta que se defina la intención real de esta disconformidad.

El grado de madurez técnica y personal del interlocutor es esencial para poder trabajar la queja en su origen.

c) *La queja bloqueante*

Una de las causas más comunes que explican el bloqueo de una relación eficaz es, en muchas ocasiones, una acumulación de quejas no consideradas que generan comportamientos que tienden a deteriorar las relaciones humanas, introduciendo una competencia y/o una desconfianza mutua.

Las personas que se encuentran en un ambiente profesional en el que las quejas invaden el día a día llegan a generar nuevas quejas, en muchas ocasiones no intencionadas, para crear más confusión, y generan resistencias, descalificaciones técnicas y personales y bloquean mejoras en los procedimientos de trabajo.

La situación ha llevado al bloqueo y las personas tienen un pensamiento predominante: «no podemos hacer nada, hagamos lo que hagamos no servirá de nada. Esto no lo arregla nadie».

d) *De la queja bloqueante a la queja productiva*

Para abordar la situación de bloqueo en una relación es preciso tratar la queja como síntoma, como eje para iniciar un cambio en las personas respecto a sus enfoques y planteamientos.

Para tratar la queja es importante considerar un esquema que permita pensar conjuntamente con la persona que la genera:

1. Argumentar, con indicios reales que sean reconocidos por ambas partes, en qué se funda la queja, definiendo la magnitud y la frecuencia con que se da esta disconformidad.

   Se tiende a generalizar y maximizar las quejas. Una carencia o una alteración se amplifica para así justificar un bloqueo, o un nivel bajo de resultados, o el incumplimiento de la actividad encomendada.

   «No tengo tiempo... o no puedo trabajar sin este o aquel instrumento»... Es necesario definir el tiempo que falta para realizar la tarea y las que se pueden hacer, o no, con la herramienta solicitada.
2. Si la queja no está argumentada no debe darse por resuelta. Esta observación volverá a convertirse en «queja flotante». La finalidad es poder expresarla en la forma y el contenido reales.

   Si la madurez personal y profesional es baja, o el clima laboral está enrarecido, las personas no manifiestan sus deseos y su malestar abiertamente, sino que lo hacen de manera escondida, cosa que comporta que pasen a ser elementos constantes de malentendidos.
3. Si la queja está argumentada y llega a ser evidente, la necesidad de mejora y la actuación es a nivel de procedimientos organizativos internos.

   La intervención para desbloquear la situación es ajustar, incorporar o anular una forma de relación.

   Sea cual sea la decisión de racionalizar la queja (sí o no), lo más importante es pensar juntos y escuchar la observación para reorientar su finalidad. Si tenemos una queja orientada al bloqueo, deberíamos enfocarla hacia la producción.

En todo caso, para tratar una queja ésta debe ser escuchada activamente. Para hacerlo es necesario situarse en una posición enfocada a atender y se deben utilizar técnicas que faciliten la comunicación.

La posición de escucha y las técnicas de interlocución tienen como objetivo dar un tiempo para que la persona o el grupo afectado se posicione en la observación que ha hecho, y la persona que escucha tenga la distancia suficiente para evitar el perjuicio sobre la persona y la situación que se plantea. Significa considerar:

a) La persona que escucha es consciente de que su interlocutor sabe qué quiere, a pesar de que no lo sepa expresar en la forma y el contenido adecuados.

b) También sabe que su interlocutor conoce parte de la solución o las situaciones posibles que pueden conducir a esta solución.

Todo aquel que convive con una situación que no le es conveniente piensa en la forma de salir de ella. Estas circunstancias pueden ser o no convenientes para la organización, pero el hecho de escucharlas da un punto de partida para su resolución.

c) Reconocer que el otro indica los límites y el nivel de predisposición respecto a las soluciones planteadas.

La aceptación de un cambio de actitud o de un procedimiento de trabajo tiene éxito si se parte de la aceptación de la persona implicada. Desde este punto podemos ampliar e incorporar nuevos avances. Éste es el pequeño éxito que permite llegar a realizar un gran cambio.

6.2. Normas para el mediador

Munduate y Martínez (1998) sintetizan algunas normas básicas de la discusión, deducidas de los trabajos de Kennedy, Benson y McMillan (1982), Fisher y Brown (1991) y Pruitt y Carnevale (1993):

1. *Saber escuchar:* en el diálogo se presentan racionalmente las razones —veladas o explícitas— para hacer algo o no hacerlo, para adoptar una u otra postura, para aceptar en su totalidad o parcialmente un acuerdo. A través del diálogo se puede conocer el grado emocional o ideológico que se suma a la esencia del conflicto. Si no se escucha, difícilmente se sabrá dónde está la barrera que separa cada concepto. Además, el no escuchar obliga a la otra parte a la reafirmación de la intransigencia de sus posturas.
2. *No interrumpir:* una de las medidas más sencillas y positivas que podemos tomar para mejorar nuestra capacidad como negociadores es eliminar de nuestro comportamiento el hábito de interrumpir al interlocutor. La persona que interrumpe a otra le está diciendo realmente que «cierre la boca» (Kennedy, Benson y McMillan, 1982). Se trata de evitar transformar el diálogo en voces inaudibles, en falta de respeto a la otra parte, provocando tensión y malestar en la mesa de negociación.
3. *No atacar:* el éxito de la negociación está en el acuerdo, no en machacar y crear «mártires» en la otra parte. Como indicábamos al comienzo de este capítulo, se pueden «atacar» las ideas expuestas, pero no a las personas, ya que resulta más costoso reponer los daños personales que buscar soluciones a los problemas planteados.
4. *Realizar preguntas y respuestas constructivas:* se trata de potenciar un estilo de negociación que Fisher y Brown (1991) denominan «incondicionalmente constructivo», utilizando el diálogo para *a*) *animar* al contrario a la exposición de razones; evidentemente no va a estar dispuesto a descubrir ni su juego personal, ni su línea estratégica, ni el límite de sus posiciones, pero sí va a aceptar aclarar su discurso anterior; *b*) *persuadir* mediante el uso de preguntas positivas y dar apoyo en la dirección deseada para defender los propios intereses; *c*) *resumir* neutralmente los temas. Ante la llegada de los puntos muertos en la negociación, o ante cualquier encrucijada que se preste a la confrontación, resulta positivo y alentador realizar un resumen de todo lo anterior. Se orienta de este modo a la otra parte a confirmar lo ya tratado o acordado, y al observar lo que se ha avanzado se reafirma el deseo de lograr una solución.
5. *Utilizar la inducción:* como indicábamos al definir la negociación, si las partes desean lograr un acuerdo deben estar dispuestas a moverse abandonando sus posturas iniciales. La inducción resulta un elemento clave porque persuade a la otra parte a moverse en la dirección deseada, sin que ello suponga un compromiso de concesión en reciprocidad. Por ejemplo: «según se lee en la prensa, su grupo ha decidido colaborar en...; en este caso concreto y por lo que usted ha dicho, ¿están dispuestos a apoyar tal actitud?».
6. *Enviar señales de movimiento:* si la otra parte no reacciona ante las inducciones pre-

sentadas, otro medio de procurar su movimiento consiste en indicarle nuestra disposición a movernos, siempre y cuando la otra parte esté dispuesta a un movimiento de aproximación en reciprocidad. En este sentido, las señales son una declaración implícita de movimiento. Por ejemplo: «podríamos discutir ese punto de su propuesta, si consideran ustedes el aspecto X de la nuestra». A su vez, se precisa estar atento a las señales enviadas por la otra parte. Si ésta, en el ejemplo anterior, responde: «¿nos pueden plantear las condiciones del aspecto X de un modo realista?», nos están indicando que han captado nuestra señal de movimiento y que efectivamente están también dispuestos a moverse si nuestras aspiraciones no son excesivas, es decir «si son realistas».

7. *Reformulaciones:* decir aquello que ha dicho nuestro interlocutor para explicar la queja con otras palabras, para confirmar o reafirmar los núcleos de su argumentación.
8. *Ecos:* repetir las mismas frases o las palabras centrales, para que la persona pueda incidir o aportar matices al argumento de su queja.
9. *Interpretaciones:* «Creo/interpreto que me dices...». Las interpretaciones son una constante cuando se escucha una queja, en cambio son inadecuadas porque normalmente son utilizadas para reafirmar un juicio previo sobre el origen y la posible solución de la queja. Las interpretaciones siempre se deben presentar como lo que son, deben ser claras y su objetivo es confirmar si el otro está de acuerdo o en desacuerdo. De esta manera también se da otra posibilidad para reformular la queja original.
10. *Reflejo de sentimientos:* descripción de los sentimientos presentes en el tratamiento de la queja... «siento que estás incómodo o confuso...». La descripción de los sentimientos propios y del otro implica un reconocimiento implícito del componente emocional de la queja, que ayuda a aceptar la dificultad que en muchas ocasiones comporta la resolución.

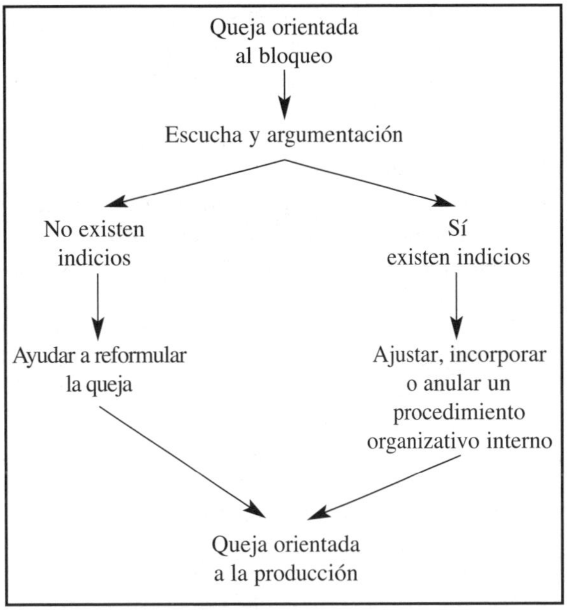

Gráfico 5.7.—Quejas orientadas al bloqueo vs. orientadas a la producción.

7 LA ASERTIVIDAD EN MEDIACIÓN

7.1. ¿Qué es la asertividad?

Érase una vez un hombre tranquilo que no era feliz. José era su nombre. Cuando comenzaba el día, José se dirigía en coche a su trabajo, pero siempre llegaba tarde porque alguien más descarado le robaba la plaza que tenía adjudicada en el aparcamiento de su empresa. José se encogía de hombros y terminaba aparcando en el párking público a dos manzanas de allí. Cuando por fin llegaba la hora de comer, pedía mesa en un restaurante cercano, pero curiosamente, día sí día no, alguien se le colaba y tenía que esperar a que quedara otra mesa libre. José se sentía resentido y enfadado consigo mismo y con la humanidad entera. Un día, harto de que abusara todo el mundo de él sin que supiera hacer nada para evitarlo, explotó y comenzó a colarse en todas partes, y chillaba a todo el mundo cuando no hacían lo que él quería. Consiguió que todos le evitaran.

Posiblemente después de leer esto usted se habrá sentido en parte identificado con José. Muchas personas como nuestro protagonista manifiestan una conducta poco asertiva porque creen que no tienen derecho a manifestar sus sentimientos, creencias y opiniones, y esto se debe a que no tienen total convencimiento de que las personas somos iguales y por tanto hemos de tratarnos como iguales.

Cuando un niño de meses o pocos años expresa sus sentimientos con absoluta libertad, y es capaz de indicar lo que no quiere o lo que quiere hacer, está siendo asertivo. Según pasan los años la educación le va modelando y en muchos casos puede hacer desaparecer casi por completo esa capacidad de expresar sentimientos y deseos de forma natural y convertirse en un adulto que sólo sabe reaccionar con pasividad o agresividad para conseguir sus objetivos.

En cuántas ocasiones nos habremos encontrado en situaciones injustas ante las cuales no hemos sabido responder correctamente tanto en nuestro entorno profesional como en la vida familiar al intentar establecer los límites, los derechos y las obligaciones que nos corresponden. Si esto sucede con frecuencia en nuestras vidas podemos afirmar que hay muchas situaciones en las que necesitamos incrementar nuestra capacidad para ser asertivos, para comunicar nuestros deseos, emociones y necesidades a otros.

Llegado este punto podemos definir la *asertividad* como la capacidad para comunicar a los otros nuestras posturas, opiniones, creencias de manera eficaz sin sentirse incómodo ni culpable.

De esta definición se desprenden otras dos relacionadas con las distintas respuestas asertivas que pueden dar las personas según las características de la situación con la que se encuentren:

- **Asertividad de oposición:** se refiere a la respuesta que se da en situaciones de discusión, enfrentamiento o intento de evitar que el otro consiga sus objetivos, y consiste en una oposición o comentario de rechazo de la conducta o expresión inadecuada del otro, con la intención de conseguir un comportamiento más aceptable para el futuro.
- **Asertividad de aceptación:** supone la capacidad para hacer comentarios positivos, elogios, etc., de la conducta del otro o de alguna de sus características cuando está justificado.

La persona asertiva es aquella que en el curso de una interacción social es capaz de defender sus ideas, sentimientos, creencias, actitudes, derechos y opiniones, sin experimentar por ello ninguna culpa ni ansiedad. Dado que la mediación constituye un proceso muy complejo y, en ocasiones, enormemente dilatado en el tiempo, la búsqueda de un acuerdo se ve alterada por las posturas inflexibles de las partes, cuando no agresivas. De esta foma un mediador asertivo estará en mejores condiciones de conducir el proceso por caminos de respeto y optimismo en una resolución constructiva del conflicto (Serrano y Rodríguez, 1993). En nuestra sociedad son pocas las personas adultas que utilizan la asertividad de aceptación, por vergüenza, costumbre y por exhibir un estilo monocorde.

En nuestras vidas recurrimos poco a la asertividad, y cuando lo hacemos suele tratarse de la asertividad de oposición. El mediador, a lo largo del proceso, deberá utilizar ambas; especialmente en las reuniones privadas con las partes tiene que hacer gala de comportamientos asertivos ante el respeto o la violación de los derechos e intereses de la otra parte.

La asertividad en el mediador se manifiesta en cuatro rasgos básicos:

1. Libertad para expresarse y manifestar lo que ve y lo que piensa en el proceso.
2. Capacidad para comunicarse con las partes de forma sincera, clara y abierta.
3. Actitud proactiva de lucha por alcanzar su objetivo.
4. Actúa comprendiendo y aceptando sus limitaciones, entiende que lo importante es participar, y aunque no consiga los mejores acuerdos es capaz de mantener su propia autoestima. Puede fracasar y sentirse frustrado, pero no por ello pierde lo básico de la estima hacia sí mismo.

Todas las personas pueden presentar estos rasgos en mayor o menor medida, lo difícil es saber mantenerse asertivo en todas o en la mayor parte de las situaciones. Para conseguirlo conviene conocer y entrenar las conductas propias de la asertividad.

7.2. Proceso para llegar a ser asertivo

El entrenamiento de la asertividad se basa en los siguientes fundamentos:

- Las conductas de las personas se pueden modificar si éstas identifican cuáles son las situaciones de interacción con los demás que les producen tensión y ansiedad, y se les enseña a responder expresando sus sentimientos y deseos de forma clara y directa sin agredir a los otros.
- Además de enseñar respuestas alternativas para no dejarse manipular por los demás, es necesario practicar estas respuestas a través de simulaciones de situaciones en las que las personas muestran dificultades de expresión y después se debe ensayar en situaciones reales de la vida cotidiana.
- Después, y a la vez que adquieren los tipos de respuestas asertivas adecuados a cada situación, las personas deben modificar sus creencias y mensajes sobre las consecuencias de ser asertivo. Se deben evitar mensajes negativos y culpabilizadores por haber sido capaz de expresar emociones y deseos y no haber permitido la manipulación de los demás. Desde la óptica de los modelos conductistas, basados en el optimismo y en la capacidad de aprendizaje de las personas, la conducta asertiva se puede aprender, mantener e incrementar. En los años setenta, Spector, Alberti y Emmons descubrieron que la mayoría de las personas poco asertivas tenían unas ideas o creencias erróneas (por ejemplo: *«es vergonzoso cometer errores»*), y si conseguían modificarlas se conseguiría también el aumento y estabilización de las respuestas asertivas y por tanto una mayor relajación de las relaciones interpersonales.

Para que una persona llegue a ser asertiva en el mayor número de situaciones es necesario que se sigan una serie de pasos en el entrenamiento asertivo. El tiempo total del proceso varía para cada persona dependiendo de la intensidad de sus carencias asertivas y de la cantidad y tipo de creencias erróneas que posea. Los pasos a dar son los siguientes.

PASO 1: Decidir la conveniencia o no de desarrollar conductas asertivas en determinadas situaciones.

Parece comprensible que conseguir mantener una conducta asertiva en todas las situaciones es ventajoso para quien la practica. Sin embargo siempre hay excepciones. Por ejemplo, cuando queremos solicitar un aumento de sueldo en una empresa que está en regulación de empleo y con recorte presupuestario en todas sus áreas, aunque nosotros tengamos la creencia de que tenemos derecho a ello, el solicitarlo aunque sea de forma asertiva nos puede traer consecuencias desagradables.

En mediación hay momentos en los cuales el mediador tiene que adoptar un rol pasivo, dejar que las partes expresen sus emociones, sus críticas, sus dudas e incluso su agresividad contre el mediador sin manifestar rechazo. Llegará un momento en que podrá tomar la iniciativa del proceso y hacer explícito lo que ve en cada una de las posiciones de las partes; incluso podrá aplaudir o censurar comportamientos, actitudes u opiniones de un determinado interlocutor.

PASO 2: Para conseguir la eficacia en el desarrollo de conductas asertivas es necesario en primer lugar saber distinguirlas de otras como son las de tipo pasivo o agresivo.

Las personas que manifiestan **estilos agresivos** se caracterizan por su tendencia al ataque, al enfrentamiento, la amenaza e incluso el insulto hacia los otros sin considerar los efectos desagradables que pueden producir en los demás. Estas personas tienden a conseguir lo que quieren por la fuerza, pero también consiguen que los demás les eviten debido al malestar que les causan. Al final terminan consiguiendo más estrés y malestar del que intentaban evitar.

Ejemplo:

Juan:	Tienes que ayudarme a colocar estos documentos. Si no me ayudas te vas a arrepentir y el jefe se va a enterar.
Pedro:	Tengo otras cosas mejores que hacer. Déjame tranquilo.
Juan:	Siempre tan inútil. Te importa un bledo todo lo de los demás.
Pedro:	¡Déjame en paz, no te aguanto!

Esta conducta agresiva no consigue acuerdos, sólo resentimientos, impidiendo que los que la padecen deseen cambiar y colaborar con quien la practica.

Las personas que exhiben **estilos de conducta pasivos** suelen dejar que los demás abusen de ellos, demuestran su vulnerabilidad para sentirse culpables cuando dicen que «no», o cuando solicitan ayuda de alguien creen que no tienen derecho a recibirla y permiten que los demás no tengan en cuenta sus sentimientos ante los abusos porque no saben expresarlos correctamente; se lo guardan todo para ellos, llegando a acumular gran cantidad de sentimientos de impotencia y resentimiento; generalmente se sienten enfadados con ellos mismos por no saber impedir que los demás abusen de ellos. Este tipo de personas no suelen producir rechazo en los demás pero tampoco suelen ser valorados y respetados en la medida en que se merecen.

Ejemplo:

Juan:	Pedro, ¿podrías ayudarme un momentito a terminar de colocar estos documentos?
Pedro:	Ahora tengo que echarle un vistazo al periódico.
Juan:	Bueno, vale.

Tampoco en este caso Juan consigue que le ayuden, sino que facilita el que Pedro siga sin ayudarle en el futuro ya que aparentemente lo ha aceptado y se lo ha tomado muy bien. Además, con esta reacción Juan pierde un poco su autoestima y posiblemente se sienta una víctima por no haber recibido la consideración de Pedro en el momento en que lo necesitaba. También es posible que Juan se sienta enfadado consigo mismo por no haber sido capaz de replicar ante la negativa de Pedro.

Las personas que exhiben una **conducta asertiva,** en la mayoría de las ocasiones no permiten que los otros abusen de ellas y son capaces de defender sus opiniones, expresar sus sentimientos y defender sus intereses. Y son capaces de hacerlo sin ofender a los demás.

Ejemplo:

Juan:	Quería que me ayudaras a colocar estos documentos mientras yo ordeno esta estantería.
Pedro:	Ahora estoy leyendo el periódico.
Juan:	Me sentiría más satisfecho en el trabajo si compartiéramos las responsabilidades. Puedes volver a leer el periódico cuando hayamos terminado.
Pedro:	Pero ahora estoy leyendo un artículo muy importante.
Juan:	De acuerdo, entonces ¿me ayudas en cuanto termines el artículo?
Pedro:	*Bien, de acuerdo.*

Con esta conducta se ha conseguido el mutuo acuerdo, se ha solucionado un problema negociando, sin agresiones verbales y sin cesiones injustas.

Es necesario que las personas se identifiquen con un tipo u otro de estilo para, a partir de ese momento, saber qué tipo de situaciones desea cambiar para ser más asertivo.

PASO 3: Identificar las conductas que se deben cambiar o mejorar.

Para tener un conocimiento más completo del tipo de conductas que deben hacerse más asertivas se puede utilizar algún test sobre asertividad y evaluar sus respuestas intentando identificar las situaciones y personas ante las cuales no se es asertivo. Pruebe a completar el test del anexo final y saque sus propias conclusiones.

A continuación se comenzarán seleccionando aquellas situaciones en las que tiene una dificultad moderada para la asertividad, que serán las primeras que se intentarán modificar, y al conseguirlo incrementará la seguridad y confianza para abordar después las situaciones de mayor dificultad.

PASO 4: Detallar las situaciones que produzcan ansiedad y dificultad moderada para comportarse asertivamente.

Conviene hacer una descripción muy detallada de la situación y por escrito. Deberá describir las personas que participan en cada situación, lugar físico en el que se desarrolla, localización en el tiempo en el que se suele producir, cómo se comporta normalmente en dichas situaciones, qué le preocupa, cuáles son los sentimientos y emociones, además de las reacciones físicas que le acompañen (tensión muscular, sudoración, etc.), qué le produce los pensamientos o mensajes negativos que se da a sí mismo, y qué es lo que querría haber conseguido en cada situación. La descripción de las situaciones debe ser muy concreta y completa para permitir que luego se pueda escribir un guión con las respuestas específicas y casi literales a las situaciones concretas en las que se desee tener una conducta asertiva. Si la descripción es incompleta o difusa será más difícil o casi imposible elaborar el guión de conducta que se ajuste eficazmente a la situación problema cuando vuelva a repetirse.

Ejemplo de descripción inespecífica:

> Me encuentro muy incómodo cuando algunos compañeros de trabajo me cargan con todas las tareas que no han tenido tiempo de terminar, es como si, porque soy buena persona, tuvieran que explotarme.

Ejemplo de descripción detallada y específica:

> Mi compañero Martín, que es el otro administrativo (junto conmigo), cuando estoy cumplimentando facturas (que a él le parecen un trabajo innecesario), me interrumpe y me pide que le ayude a terminar de revisar los documentos que no ha podido acabar porque ha estado leyendo revistas de informática. Si le digo que no, me da miedo que se enfade y deje de hablarme. Mi intención es que deje de utilizarme para que le haga su propio trabajo. Creo que soy un blando incapaz de imponerme.

En este caso se describen las personas implicadas *(Martín)*, cuándo ocurre *(mientras cumplimento facturas)*, qué ocurre *(me interrumpe y me pide que le ayude a terminar de revisar los documentos)*, sentimiento o emoción *(me da miedo que se enfade)*, y las intenciones *(que haga su propio trabajo)* y pensamientos *(creo que soy un blando...)*.

PASO 5: Elaborar un plan de acción.

- Expresamos los sentimientos negativos de la situación problema: *«Estoy enfadado con Martín, quiero vengarme de él»* y los racionalizamos: *«con expresar mi enfado con violencia y vengarme no voy a conseguir mejorar las cosas, y además me voy a excitar y no me conviene porque voy a quedar peor que al principio»*.
- Plantear un objetivo: especificar qué cambio de la conducta del otro queremos: *«Que no me pida más ayuda cuando yo estoy ocupado»*.
- Comprometernos con una actuación específica: *«El próximo viernes es posible que ocurra lo mismo, le contestaré con el guión que voy a escribir»*.

PASO 6: Confeccionar un guión por escrito para cambiar conductas pasivas o agresivas en asertivas.

Este paso de elaboración del guión se divide en una serie de fases:

1. Escribir los derechos asertivos relacionados con la situación concreta que se desea tratar

(por ejemplo: *«tengo derecho a cometer errores»*). Racionalizar la inutilidad de hacer reproches o de perder el tiempo infravalorándose y compadeciéndose. Escribir el objetivo que se pretende actuando asertivamente.

2. Buscar un día y una hora aproximada para hablar con la o las personas implicadas en la situación problema, si es previsible que se repita con los mismos personajes y lugares.
3. Describir en lo posible cómo será la situación en la que intentaremos practicar el guión para desarrollar la conducta asertiva.
4. Escribir el guión: escribir los sentimientos con mensajes *«yo»* en contraposición a mensajes *«tú»* en los que se juzga o recrimina a los otros partícipes de la situación.

Ejemplos:

En lugar de decir *«eres un egoísta que no se da cuenta del trabajo que tengo»*, decir *«yo me siento explotado»* o *«yo me siento a disgusto»*.

Escribir también a continuación la situación concreta en la que se produce ese sentimiento también sin juzgar o recriminar: *«yo me siento a disgusto cuando me pides que revise documentos mientras yo estoy ocupado»*.

Escribir el objetivo de forma clara y directa: *«me gustaría que sólo me pidieras ayuda cuando no estoy ocupado»*.

Al elaborar el guión de esta forma evitamos que las personas que escuchen el diálogo no se pongan a la defensiva o nos contraataquen, porque no les hemos molestado con juicios negativos sobre su persona. El guión sólo se limita a decir cómo se siente y qué es lo que desea que cambie ya que se tiene derecho a ello.

Como conclusión a todo esto, las condiciones de un buen guión deben ser las siguientes:

a) Tener siempre en cuenta los derechos asertivos.
b) Fijar el día y el momento.
c) No juzgar ni evaluar.
d) Describir la situación problema de forma completa incluyendo personas, lugar y frecuencia.
e) Transformar la expresión de sentimientos negativos en más objetivos, racionales y directos.
f) Asociar los sentimientos con las conductas concretas que nos molestan, no con las personas que las producen.
g) Establecer la solicitud de cambios realistas, que no sean tan difíciles de conseguir por parte del otro y que provoquen su rechazo.
h) No solicitar demasiados cambios a la vez, con uno debería ser suficiente al principio.
i) Ofrecer algo a cambio. Lo que se negocie a cambio debe ser algo que motive a la otra persona y que se explique con claridad.
j) No amenazar con advertencias que parezcan imposibles de llevar a la práctica.

PASO 7: Ensayar

Para realizar los ensayos del guión conviene grabarlos, pedir a amigos que nos puedan dar opinión sobre lo que nos convendría mejorar, y si no tenemos esa posibilidad podemos ensayar ante el espejo. En cualquier caso, antes de ensayar conviene que nos imaginemos la peor de las reacciones en las personas sobre las que pretendemos actuar, y preparemos y ensayemos una respuesta para contrarrestarla y conseguir nuestro objetivo.

Los ensayos son básicos, exigen preparar un guión o tantos guiones como puedan preverse en una situación de mediación. Las partes pueden retrasarse, incumplir las normas de procedimiento, reunir a la sesión en malas condiciones físicas y psíquicas, insultar al mediador, demandar derechos imposibles de atender. ¿Sabe cómo será su conducta en esas situaciones? ¿Controlará sus expresiones y comportamientos para enriquecer el proceso, o mejor decididamente dará por cerrado el proceso?

PASO 8: Comunicación corporal y paraverbal.

Para que sus mensajes verbales sean lo suficientemente convincentes y tengan los efectos deseados es necesario que haya coherencia entre lo que decimos y las posturas, los movimientos, el tono, el volumen y la velocidad con la que hablamos. No resultaría creíble el que intentemos mantenernos firmes en la transmisión de nuestros mensajes si lo hacemos en un tono de voz muy bajo o somos incapaces de mantener la mirada cuando hablamos.

PASO 9: Conocimiento y utilización de las técnicas asertivas.

A la hora de elaborar nuestros guiones conviene que conozcamos algunas de las posibles respuestas que podemos dar ante situaciones en las que los otros pueden intentar abusar de nosotros. Son lo que llamamos respuestas asertivas, que podemos practicar con ejercicios sobre el papel, a través de simulaciones y más tarde en la vida real.

En este paso podemos elaborar un listado de posibles situaciones problemáticas ficticias, en las que sea necesario que pongamos en marcha conductas asertivas; a continuación se deben elegir aquellas técnicas que se consideren más convenientes para resolver cada supuesto asertivamente. Estas técnicas serán abordadas en el apartado de «Herramientas».

Como ejemplo podemos comentar el caso de la técnica del «disco rayado»:

Situación: solicitar a un usuario que cumplimente un formulario necesario para poder tramitar su consulta; el usuario pone excusas diciendo que no tiene tiempo, que le complicamos demasiado todo, y cambia de tema hablando de la manera de proceder de otras Administraciones Públicas.

Disco rayado: *Entiendo que esté ocupado, pero es necesario que lo cumplimente... Es necesario que lo cumplimente, así yo intentaré su consulta cuanto antes.*

En la utilización de estas técnicas podemos prever que los demás reaccionen de forma opuesta a nuestros propósitos, y es necesario que estemos preparados, no podemos permitir el dejarnos bloquear estas técnicas. Algunas reacciones negativas que podremos despertar en los otros pueden ser burlas, ataques verbales, aplazamientos, negaciones, culpabilizaciones, etc.

PASO 10: Automatización y generalización de la conducta asertiva.

Después de conocer los derechos y técnicas asertivas y haberlas practicado en situaciones simuladas y en la vida real, es necesario continuar practicando, y ante cualquier situación de la vida cotidiana en la que tengamos dudas o inseguridad sobre su tratamiento asertivo conviene aplazar, si es posible, su tratamiento para poder elaborar un guión escrito, ensayarlo y ponerlo en práctica. Con varias prácticas de este tipo, en no mucho tiempo se interiorizarán y generalizarán a multitud de situaciones las conductas asertivas y se conseguirá que se produzcan de manera rápida y automática en distintas ocasiones de la vida cotidiana.

8 LA UTILIZACIÓN DE PREGUNTAS

Antes de la Revolución inglesa de 1688, a los reos de los casos de traición y felonía se les permitía abogado defensor, pero éste no podía dirigirse al jurado aunque sí hacer preguntas. Como señalaba Sir James Stephen, «Su interrogatorio, en consecuencia, tendía a convertirse en un discurso en forma de preguntas», y siempre desde entonces ha conservado ese carácter en mayor o menor medida.

El fin primordial de las preguntas durante las entrevistas con las partes es traducir los objetivos específicos del proceso en una comunicación positiva con cada una de las partes. Para saber qué están pensando o qué van a hacer las partes, el mediador debe actuar como un detective, aplicar diversos métodos y técnicas hacia su objetivo primario de reconocer las necesidades, motivos, intereses y expectativas de cada una de las partes. Unas preguntas bien concebidas concisas y dirigidas al meollo de la cuestión que se discute son una poderosa herramienta de negociación para descubrir los motivos y reconocer las necesidades del contrario. El mediador experimentado necesita estar siempre alerta para averiguar sobre los procesos mentales de las partes, atento a las pistas que revelarán sus motivaciones. Debe prestar atención cuidadosa a las palabras y acciones de las partes, a sus maneras y gestos, a las frases que repiten y a los modos de expresión. Todo sirve como pista sobre su pensamiento, sus deseos y sus necesidades ocultas. Pero además, las preguntas motivan a las partes a comunicarse espontáneamente y a centrar los intereses en aquellos temas que sean más fáciles, más próximos, menos conflictivos, más difíciles, etc.

La utilización de preguntas en una mediación, como medio para conocer necesidades, lleva consigo generalmente tres decisiones: qué cuestiones preguntar, cómo hacerlo y cuándo preguntar. El efecto sobre el contrario es también una consideración importante. La importancia de formular adecuadamente una cuestión se ilustra claramente en la historia siguiente. Un miembro del clero preguntó a su superior: «¿Puedo fumar mientras rezo?». El permiso para fumar fue enfáticamente denegado. En otra ocasión, acercándose al mismo superior, le preguntó: «¿Puedo rezar mientras fumo?». Planteada así la cuestión, el permiso para fumar fue conseguido.

El modo usual de obtener información, naturalmente, es preguntar. Las preguntas son ventanas de la mente. Con preguntas del tipo *«¿Qué espera alcanzar en esta mediación?, ¿Qué le gustaría conseguir?»*, a menudo se logran descubrir las necesidades de las partes y guiar el acuerdo con cierta celeridad.

Es igualmente importante saber cuándo hacer las preguntas. Muchas veces un proceso ha quedado bloqueado y en ese momento el mediador empieza las consideraciones con *«Veamos, ¿dónde estamos antes de empezar la discusión?» o «¿qué piensa de este plan?»*. Según el momento en que se plantee la cuestión, puede congelar las opiniones de las partes en una posición inamovible.

Antes de pedir a las partes que expliquen su posición, sería conveniente hacer una o dos preguntas a cada uno de los implicados. Posponga cualquier toma de posición. Deben ser preguntas sinceras solicitando información y evitando las cuestiones importantes. Las preguntas se utilizarán para familiarizar al mediador con los participantes, los hechos y las suposiciones disponibles sobre las que basar posteriores estrategias.

La utilización de preguntas puede determinar la dirección en que habrá de moverse la conversación o el argumento de las partes. La cuestión sobre la que preguntamos controla también la cantidad de información que probablemente recibiremos, *como el grifo controla el flujo de agua*. Las preguntas estimulan a las partes a pensar y a menudo a comenzar a pensar críticamente sobre sus posiciones. Preguntando una cuestión específica como *«¿Qué hora es?» o «¿Le gusta el cine?»* solicita sólo una cantidad limitada de información específica. Tales cuestiones son fáciles de responder, y en esencia estamos guiando o controlando el pensamiento de la otra parte. Estas se llaman preguntas cerradas y pueden ser contestadas con pocas palabras. Hay tres grandes tipos de preguntas cerradas:

- Preguntas de identificación que buscan saber quién, cuánto, dónde, cuándo: *¿Dónde vive usted?*
- Preguntas de selección entre dos o más alternativas que se presentan: *¿Prefiere vivir en la provincia o en la capital?*
- Preguntas en términos absolutos sí/no: *¿Está asistiendo a algún curso por la tarde?*

Las anteriores preguntas son buenas para obtener datos objetivos, pero existen otro tipo de preguntas que requieren varias palabras para ser contestadas correctamente: son las llamadas preguntas abiertas, por ejemplo cuando versan sobre una cuestión general, *«¿Por qué lo hizo?» o «¿Cómo lo hizo?»;* las respuestas son en estos casos más difíciles. Preguntar cosas como éstas fuerza a las partes a pensar en términos más amplios, revisando sus premisas o pasándolas revista de modo más crítico.

En la mayoría de los procesos de mediación empleamos preguntas abiertas y cerradas, sin embargo los efectos que logramos con unas y otras son muy diferentes. Si las partes son personas cultas se sentirán coartadas con preguntas cerradas. Además las preguntas cerradas dan la impresión de que el entrevistador no está realmente interesado en la opinión completa de la persona, sino que solamente trata de alcanzar una serie de datos formales. Una pregunta abierta como *¿Me quiere decir que pasó en la reunión?*, implica que el entrevistador respeta la opinión de las partes y que espera que le den un opinión útil y fidedigna.

En algunos casos puede ser útil introducir el proceso de mediación con preguntas abiertas para facilitar la introducción y continuar con preguntas cerradas. En otros casos es más interesante continuar con preguntas cerradas para delimitar el área de interés, dejando para más adelante las preguntas abiertas. En todo caso hay que aprender a manejar la técnica de preguntar para no interrumpir la secuencia del pensamiento del que habla. Con un uso juicioso de las preguntas podemos conseguir una atención inmediata, mantener el interés por el asunto que se discute y dirigir el curso que, según su deseo, debe seguir la conversación.

Sin embargo, el mediador tiene que ser muy cauto, pues la utilización de algunas preguntas plantea ciertos problemas. Uno puede, sin darse cuenta, tocar alguna cuerda emocional con su pregunta y hacer aparecer un antagonismo considerable. Personas que están obsesionadas con el envejecimiento, la pobreza, el desamparo, pueden reaccionar con estupor cuando el mediador pregunta directamente sobre esos temas. Hay que explorar antes de preguntar: *¿Qué opina sobre la edad de jubilación?, ¿En su opinión ha subido mucho el coste de la vida?, ¿Qué piensa sobre su familia?* Es una buena práctica explicar, siempre que resulte posible, la razón de las preguntas, lo que evita problemas y situaciones embarazosas.

Es tarea del mediador trazar un plan lo antes posible. Las relaciones con las partes no deben ser aleatorias. ¿Qué sucedería si los planos del arquitecto llegaran a la obra mucho después de que los obreros hubieran comenzado a levantar ladrillos? Al preguntar, el mediador proporciona a la otra parte por anticipado un plan de lo que intenta obtener en el proceso. Si el mediador tiene previamente un plan, puede hacerse con la información formulando preguntas que parezcan adecuadas. Pregunte y ellos responderán con mucha, si no con toda, información, en una perspectiva apropiada.

Existen además las llamadas preguntas sugestivas, que pueden formularse en sentido positivo o negativo. Conviene evitar respuestas sugestivas negativas y emocionales innecesarias o desagradables, del tipo de *«¿Cuál es su excusa?», «¿A usted le gusta beber, verdad?»*. Una pregunta no coactiva, como *«¿Cuál es su sentimiento acerca de este asunto?», «¿Cuál es su opinión acerca de el alcohol?»*, permite continuar, de modo maduro, la discusión. Pero las preguntas sugestivas fundamentales son aquellas que inclinan a las partes a responder sí o no sin escapatoria. Las preguntas sugestivas cargadas de tono emocional son especialmente dramáticas para la parte que se considera más vulnerable en el proceso mediador. Conviene no hacer preguntas que lleven consigo algunas vagas implicaciones o que puedan fácilmente volverse contra el mediador.

Finalmente, al preguntar, el tono de voz y la dicción deberán someterse a consideración cuidadosa. Las partes deben llegar al convencimiento de que el mediador es una persona capaz de empatizar con cada una de ellas, de llegar a comprenderlas. Resulta esto importante en interés de la claridad y para evitar conclusiones falsas.

El proceso de preguntar puede comenzar con preguntas situacionales y preguntas a propósito del nivel de información que las partes poseen del proceso y del propio conflicto. De esta forma las partes ganan confianza, aumentan su autoestima, y su autoimagen y su personalidad se ven reforzadas ante una situación poco agradable.

Las preguntas situacionales buscan situar a las personas en una determinada situación y oír sus aportaciones desde esta perspectiva. Proporcionan información valiosa sobre las motivaciones (*¿Qué haría usted si en el acuerdo le correspondiera una indemnización similar al valor de la vivienda?*) o sobre el modo de actuar de las partes (*¿Cuál sería el orden de las demandas que usted desea realizar a la otra parte?*). En efecto, estas cuestiones se detienen en conocer el nivel de información de las partes (*¿Puede decirme lo que ocurrirá si no llegamos a un acuerdo?*). Si aparecen signos de ansiedad durante el proceso de preguntas, el mediador deberá actuar de inmediato para evitar la fuente del conflicto. Puede progresar en otra área o eliminar la incertidumbre de la pregunta haciendo una propuesta clara. Cuando sea necesario podemos cambiar de asunto, determinamos en qué dirección deseamos ir y nos aseguramos de que el cambio es sencillo y lógico en el contexto conversacional. El mediador debe ser consciente de que sus preguntas causan una reacción en la mente de la otra persona, por lo que debe tener cuidado con esas reacciones.

Vamos a considerar brevemente las categorías arbitrarias, lo que proporciona algunos indicios útiles, a pesar de que realmente no nos ayude a formular una pregunta concreta para un caso concreto.

¿Qué?

Las preguntas deben ser relevantes para ayudar a obtener significados e indicios y a proveer nuevas «experiencias». Cuando una de las partes llega tarde y decimos *«¿Sabe qué hora es?»*, no queremos realmente saber la hora que es, deseamos disciplina y mostrar quién coordina el encuentro. Un modo totalmente distinto de manejar la situación es comenzar preguntando *«¿Tiene algún problema que le haga llegar tarde y en el que pueda ayudarle?»*. Puede que la causa de su retraso sea una dificultad en su casa.

¿Cómo?

Si insistimos y fundamentamos para qué queremos la información que pedimos a las partes, éstas minimizaran la ansiedad y aumentarán la confianza en el mediador y en el proceso. Si está tratando una cuestión relativa al futuro, es importante saber qué estamos buscando: ¿evidencias o estimaciones? Una pregunta por hechos y la otra por la opinión.

¿Cuándo?

Una pregunta relativa al momento puede utilizarse para dirigir una conversación o para superar una interrupción. En primer lugar, puede actuar como interrupción en un discurso conversacional.

En segundo lugar, si incorporamos la pregunta al final de una discusión, esto puede conducir a volver a pensar dónde deseamos detenernos especialmente. Este modo de preguntar resulta muy útil. Por ejemplo, si un mediador ha convocado una reunión con el propósito de conseguir alguna información sobre un problema entre las partes, y una hora después de empezar la reunión se encuentran todavía discutiendo el problema de la hora y los asistentes, puede en el momento oportuno decir de la mejor de las maneras posibles: *Santiago, ¿puedes aplicar la misma inteligencia que has mostrado en el conflicto horario al problema del trabajo en festivos?* Con esto el mediador reforzará el núcleo al que desea dar protagonismo.

Por útil que parezca esta clasificación de las preguntas, no sirve para ayudarle a formularlas en sus conversaciones. Vamos a considerar un método diferente. ¿A qué propósito sirve una pregunta en el proceso de comunicación? Este punto de vista puede proporcionar pistas útiles y ayudarle a formular preguntas.

Podríamos decir que, en mediación, las preguntas tienen cinco funciones básicas:

1. Provocar atención. Hacer posibles las condiciones preparatorias para que las partes piensen. Ejemplo: *«¿Cómo está usted?»*.
2. Conseguir información. Proporciona información a quien pregunta: *«¿Cuánto es?»*.
3. Proporcionar información. Ofrece información a las partes: *«¿Sabía que podía manejar esto?»*.
4. Originar pensamiento. Motiva que el pensamiento de las partes actúe: *«¿Qué sugerirían sobre esto?»*.
5. Inducir a una conclusión. Ayuda al pensamiento ajeno a llegar a una conclusión: *«¿No es hora de actuar?»*.

Existen ventajas en este modo de considerar el proceso de hacer preguntas. Comprendiendo que una pregunta puede desempeñar una o más de esas funciones, el mediador puede prepararse para una serie de preguntas que podrán ponerse en práctica en el curso de una mediación. Tener una reserva de preguntas funcionales dispuesta en cualquier momento le permitirá dirigir el curso de la conversación hacia los derroteros que usted crea que son más convenientes. Usted puede preparar algunas preguntas que le ayudarán a conducir su propia estrategia, Al propio tiempo, cada táctica individual tiene diversas preguntas dispuestas para dirigir cada momento. Incluso si son las partes las que hablan y hablan sin parar, el mediador puede permitirlo porque, mediante el uso de una pregunta, siempre podrá obtener el control de la conversación. Vamos a considerar cada una de las funciones de las preguntas.

Función I. Despertar la atención

Cuando el vecino del portal con el que coincide cada mañana le pregunta *«Lloverá hoy, ¿no es así?»*, esta frase responde más o menos a la idea de dominar su preocupación. Muchas preguntas rituales *(«¿Cómo está usted?»)* cumplen, al efectuarse, esa función. He aquí algunos ejemplos específicos: *«¿No sería maravilloso...?», «¿Le importaría...?», «¿Podría ayudarme...?», «Por cierto, ¿con qué frecuencia he...?». «¿Cuántas veces he...?», «¿Puedo...?», «¿Podría decirme?», «Si fuera tan amable...»*. Como puede verse, estas preguntas son tranquilas, y rara vez originan ansiedad.

Función II. Obtener información

Son preguntas ideadas para conseguir información. Algunas de las palabras que encabezan las preguntas de este tipo son: *quién, qué, cuándo, dónde, debería, querría, podría...* Estas preguntas demandan información y pueden provocar ansiedad si la información necesaria no pudiera averiguarse.

Función III. Proporcionar información

Sabemos muy bien que muchas veces las preguntas contienen y ofrecen gran cantidad de información, aunque parezcan estar estructuradas para obtener información. En este caso, el proceso de hacer preguntas es en sí mismo un modo de proporcionar información. Las preguntas llevan consigo una especie de fuerza educativa y contienen información. La gente a quien se hace la misma pregunta dos veces puede dar la segunda vez una respuesta diferente, porque su actitud puede haberse modificado al ser preguntado la primera vez. Las preguntas formuladas siguiendo cierta secuencia tienen tendencia a incluir información. Sirvan los siguientes ejemplos: *«¿Hay justicia en España?», «¿Hay justicia en esta empresa?», «¿Es justo que te quedes con la tutela de los niños?»*. La serie de preguntas tiende a proporcionar información creciente. La ansiedad causada por la función III aparece cuando el que contesta siente que la información que recibe es amenazadora.

Función IV. Hacer pensar

Hay preguntas tales como *«¿Alguna vez ha...?», «¿Está ahora...?», «¿Por cuánto supondría que se vende...?», «¿No somos afortunados por...?», «¿Hasta qué punto...?», «¿Hay...?»*. Algunos de los términos utilizados en tales preguntas son cómo, por qué, querría, describa. La ansiedad puede originarse cuando quien contesta se siente en peligro.

Función V. Llegar a una conclusión

Esta función sólo causaría ansiedad si intenta el mediador dirigir a las partes hacia una toma de decisión determinada, voluntariamente o sin darse cuenta. Esto puede suceder cuando empieza con preguntas como éstas: *«¿No es verdad?», «¿Cuál prefiere?», «¿Es éste el único modo?», «¿Dónde preferiría que nos reuniéramos, en Almería o en Burgos?», «Fue también porque...?»*. Este tipo de preguntas resulta con frecuencia necesario para cerrar una mediación. Si el mediador no formula la pregunta, no puede llegar nunca a una conclusión.

En todo caso, trate de mantener un control emocional completo sobre cada pregunta. No evite las manifestaciones emocionales, pero asegúrese de que hacen avanzar más que detenerse la mediación. Cerramos este capítulo con la llamada a la prudencia y a la cordialidad, una bandera, una actitud, una disposición permanente en todo mediador. Maquiavelo ilustra una actitud que posteriormente Ghandi ensalzaría hasta la cotidianidad misma del estar en la vida: «Creo que es una prueba de gran prudencia abstenerse de amenazas y de palabras insultantes hacia nadie, lo que nada... disminuye la fuerza del enemigo, sino que le hace más cauteloso y además aumenta su enemistad hacia ti, y le hace más perseverante en sus esfuerzos por perjudicarte».

9. PRÁCTICA: EVALÚE SU CAPACIDAD ASERTIVA

A continuación encontrará una serie de afirmaciones relativas a sus actitudes y comportamientos asertivos. Señale con una cruz la casilla que mejor corresponda con su conducta habitual o con su creencia más común sobre su comportamiento habitual. Después procederá a su autocorrección.

		Muchas veces	Pocas veces
1	Generalmente acepto hacer cosas a las que querría haberme negado.		
2	Intento defender mis derechos sin rechazar los de los demás.		
3	Prefiero ocultar mis sentimientos y opiniones si no conozco muy bien al interlocutor.		
4	Suelo tener autoridad y decisión.		
5	Suele ser más sencillo y más astuto actuar utilizando a otras personas en lugar de actuar uno mismo.		
6	No me da miedo hacer crítica y expresar a la gente lo que opino.		
7	No me atrevo a rechazar algunas tareas que no son de mi competencia.		
8	Me atrevo a expresar lo que pienso, incluso ante personas que están en contra.		
9	Cuando hay una disputa prefiero no entrometerme hasta ver cómo acaba.		
10	A veces se me echa en cara que soy contradictorio.		
11	Me resulta difícil escuchar a los demás.		
12	Me las compongo para saber cuáles son los secretos de las altas esferas.		
13	En general, se me considera muy astuto y hábil en las relaciones.		
14	Mis relaciones con los demás se basan en la confianza más que en el dominio o en el cálculo.		
15	Prefiero no pedir ayuda a un compañero, podría pensar que no soy competente.		
16	Soy tímido y me siento bloqueado siempre que debo hacer algo inhabitual.		
17	Me llaman susceptible, me pongo nervioso, lo que hace que los demás se rían.		
18	Me encuentro a gusto en los contactos cara a cara.		
19	Muchas veces hago un poco de teatro haciéndome el exigente.		
20	Soy charlatán y quito la palabra a los demás sin darme cuenta de ello.		
21	Tengo ambición y estoy dispuesto a lo que haga falta para llegar alto.		
22	En general, sé con quién hay que hablar y cuándo, esto es importante para tener éxito.		
23	En caso de desacuerdo, busco compromisos realistas basados en intereses mutuos.		
24	Prefiero poner las cartas sobre la mesa.		
25	Tengo tendencia a llegar más tarde.		
26	Con frecuencia dejo un trabajo empezado sin terminarlo.		
27	En general me presento tal como soy, sin disimular mis sentimientos.		

		Muchas veces	Pocas veces
28	Hace falta mucho para intimidarme.		
29	Amedrentar a los demás es, con frecuencia, un buen medio para llegar al poder.		
30	Cuando me dejo convencer una vez, sé tomarme la revancha cuando llega la ocasión.		
31	Para criticar a alguien, resulta eficaz reprocharle que no sigue sus propios principios.		
32	Sé sacar partido del sistema establecido, tengo capacidad para desenvolverme en cualquier situación.		
33	Soy capaz de ser yo mismo, sin que me rechacen socialmente.		
34	No me dejo influir por modas y tendencias sociales.		
35	Tengo la preocupación de no molestar a los demás.		
36	Me cuesta decidirme y escoger.		
37	No me agrada ser el único con una opinión distinta en un grupo; cuando ocurre, prefiero no contarla.		
38	No me asusta hablar en público.		
39	La vida no es más que un ir y venir con una lucha continua.		
40	No me asustan los desafíos ni los riesgos.		
41	Originar conflictos puede ser más productivo que eliminar las tensiones.		
42	Actuar con sinceridad puede ser un método para provocar la confianza de los demás en uno mismo.		
43	Generalmente sé escuchar bien y no interrumpo.		
44	Suelo terminar lo que decido hacer.		
45	No me asusta expresar mis sentimientos u opiniones tal como son.		
46	Suelo saber cómo ganarme a la gente convenciéndoles de mis ideas.		
47	Alabar a las personas es un buen método para conseguir que hagan lo que yo quiero.		
48	Me cuesta trabajo contar todo lo que quiero en el tiempo del que dispongo para hablar.		
49	Suelo dominar el uso de la ironía mordaz.		
50	Soy dócil, me presto a ayudar y a veces hasta dejo que abusen un poco de mí.		
51	Prefiero mirar a los demás que participar.		
52	Prefiero estar en segunda que en primera fila.		
53	No creo que manipular a las personas sea eficaz.		
54	No conviene expresar nuestras intenciones desde el principio, es un error.		
55	Suelo sorprender a los demás con mis expresiones y mi conducta.		
56	Prefiero ser fuerte y agresivo antes que pacífico y dominado.		
57	Generalmente hay que manipular a los demás para conseguir nuestros objetivos.		
58	Suelo saber hacer quejas razonables y eficaces sin pasarme de agresivo.		
59	Pienso que no se pueden resolver eficazmente los conflictos sin intentar encontrar sus verdaderas y profundas causas.		
60	No me gusta que los demás tengan una mala imagen de mí.		

Corrección

Deberá anotar un punto en cada casilla en la que haya contestado a la pregunta con un *«muchas veces»*. Su tendencia de estilo de comportamiento se verá reflejada en la casilla del total en la que obtenga la mayor puntuación.

Pasivo		Agresivo		Manipulador		Asertivo	
1		4		3		2	
7		6		5		8	
15		10		9		14	
16		11		12		18	
17		20		13		23	
25		21		19		24	
26		28		22		27	
35		29		31		33	
36		30		32		34	
37		39		41		38	
50		40		42		43	
51		48		46		44	
52		49		47		45	
59		55		54		53	
60		56		57		58	
Total							
Máximo	15	15		15		15	

Técnicas de mediación 6

1. INTRODUCCIÓN

Con frecuencia se tiende a no deslindar los conceptos de estrategia y táctica, de modo que muchos autores los emplean como sinónimos y, a veces, equivalentes. Pero una cierta diferenciación puede contribuir a clarificar y hacer más operativos los elementos que se ponen en juego en el proceso de mediación.

El concepto de estrategia hace referencia a ciertas orientaciones básicas y generales que en muchas ocasiones el mediador cree altamente idiosincrásicas.

Cuando hablamos de tácticas nos referimos a conjuntos de acciones más concretas. Las tácticas se explican desde las estrategias, y una determinada estrategia puede dar lugar a innumerables tácticas. El significado de las tácticas está determinado por el marco general estratégico en que se inscriben y adquieren sentido. Como señalan Serrano y Rodríguez (1993), una estrategia de solución de problemas generará tácticas de igual signo pero también puede incorporar tácticas de flexibilidad o firmeza con las partes que nunca deberán contraponerse a la finalidad que poseen dentro del marco estratégico.

Hemos visto ya numerosas tácticas para intervenir en el proceso de mediación; abundaremos en nuevas técnicas y recorreremos a continuación la dimensión más aplicada de la mediación. En primer lugar prestaremos atención al proceso cronológico que debemos seguir. Seguidamente nos centraremos en la conducta del mediador.

Con frecuencia se entiende que lo más práctico son las indicaciones sobre qué hacer o no hacer cuando estamos en contacto con las partes. Nada más lejos de la realidad. Como veremos más adelante, el mediador experto ocupará más tiempo en la preparación que en la ejecución, a sabiendas de que una buena planificación es la mejor garantía de consecución de un acuerdo exitoso.

En efecto, todo proceso de mediación lleva consigo una multiplicidad de variables. Cada una de ellas requiere una especial consideración si queremos minimizar los riesgos de la práctica cotidiana.

2. ESTRATEGIAS PREVIAMENTE DIRIGIDAS

Todo conflicto comporta una serie de discrepancias derivadas de distintas fuentes; éstas condicionan no sólo el contenido sino en ocasiones la forma de abordaje de éste. Veamos a continuación cinco de las más típicas fuentes de problemas y sus posibles aproximaciones:

Respecto a la información y/o los datos

Vienen determinados por:

— La falta de información.
— Información falsa, errónea o que se presta a interpretaciones.
— Diferencias de opinión respecto a lo que es relevante.

— Distintas interpretaciones de la información.
— Distintos procedimientos de evaluación.

Las intervenciones se orientan hacia:

— Acordar cuáles son los datos significativos.
— Concertar un sistema de recogida de datos.
— Desarrollar criterios comunes para evaluar la información.
— Utilizar a terceros de forma consensuada (expertos sobre el tema o materia).

Respecto a las relaciones que se establecen entre las partes

Conflictos centrados en las relaciones entre las partes	Intervención mediadora
a) Intensidad de las emociones.	*a*) Control sobre la expresión de las emociones mediante procedimientos, reglas, etc.
b) Percepciones erróneas o estereotipos.	*b*) Promover la expresión de emociones legitimando los sentimientos y canalizándolos.
c) Comunicación mediocre o errónea.	*c*) Aclarar percepciones y promover lo positivo.
d) Comportamiento y percepción selectiva.	*d*) Bloquear el comportamiento repetitivo de carácter negativo cambiando la estructura.
	e) Alentar actitudes positivas de resolución de problemas.

Relacionados con los valores

Generados por:

— Diferentes criterios de evaluación de las ideas o del comportamiento.
— Metas intrínsecamente excluyentes.
— Diferentes modos de vida, ideología, religión, etc.

Orientar nuestra intervención hacia:

— Evitar la definición del problema mencionando el valor de referencia.
— Permitir que las partes coincidan y discrepen.
— Crear esferas de influencia en que un conjunto de valores prevalece.
— Buscar una meta superior compartida por las partes.

Con bases estructurales

Generado por:

— Pautas destructivas de comportamiento o interacción.
— Desigualdad del control, la propiedad o la distribución de recursos.
— Desigualdad de poder y de autoridad.
— Factores geográficos, físicos o ambientales que dificultan la cooperación.
— Restricciones de tiempo.

Intervenir en:

— Definir claramente y modificar roles.
— Reemplazar pautas de conducta destructiva.
— Reasignar control y propiedad de recursos.
— Establecer proceso equitativo.
— Cambiar regateo por intereses.
— Modificar los estilos, menos coerción y más persuasión.
— Modificar relaciones físico-ambientales.
— Control sobre presiones externas a las partes.
— Variar restricciones de tiempo.

Intereses discrepantes y excluyentes

Generado por:

— El carácter competitivo percibido o real.
— Los intereses centrales, sustantivos (contenidos).

— Intereses en los procedimientos.
— Intereses psicológicos.

Intervenciones posibles:

— Concentrarse en intereses, no en las posiciones.
— Buscar criterios externos y/o objetivos.
— Explorar soluciones integradoras.
— Intentar ampliar alternativas o recursos.

3. VARIABLES QUE INFLUYEN EN LAS ESTRATEGIAS

Los mediadores protagonizan diferentes intervenciones para ayudar a las partes a recorrer las etapas de la mediación hasta llegar a un acuerdo, y sus estrategias y movimientos no son perfectamente idénticos de un caso a otro. Si bien hay pautas generales aplicables a los movimientos, cada mediador tendrá que modificar sus tácticas y estrategias de acuerdo con las variables presentes en el caso. Las variables más decisivas que incluyen las intervenciones son, según Moore (1986):

1. El nivel de desarrollo del conflicto y el momento de la entrada del mediador.
2. La capacidad de las partes para resolver su propia disputa.
3. La igualdad de poder de los litigantes y el papel del mediador como factor de equilibrio del poder y agente de asignación de fuerza o autoridad.
4. Los procedimientos de negociación usados por las partes.
5. La complejidad de las cuestiones negociadas.
6. El rol y las tareas del mediador según la definición de las partes y él mismo.

A continuación, el autor examina cada una de estas variables y el modo en que afectan el desempeño del mediador y su aplicación de las estrategias generales y específicas.

Desarrollo del conflicto y momento de la entrada del mediador. La etapa de desarrollo del conflicto y el grado e intensidad emocional de las partes influyen sobre las tareas que los negociadores deben ejecutar. Si un mediador se incorpora a una disputa en sus etapas iniciales, antes de que sobrevenga una polarización extrema de las cuestiones o se asista al desarrollo de emociones intensas, usará una estrategia y un conjunto de movimientos diferentes que lo que sería el caso si se incorporara en una etapa ulterior, cuando las partes ya han negociado y llegado a un impasse importante. Pero al considerar la mediación como un proceso general, el cambio de la estrategia y los movimientos es principalmente un cambio de eje más que una variación específica en el tipo de movimiento. Por ejemplo, la conciliación en general debe manifestarse más al comienzo de las negociaciones que después. Pero si un mediador ingresa en una fase avanzada de un conflicto, por ejemplo después de haber sobrevenido un impasse, es probable que aun así deba conciliar. El mediador en general tendrá que completar esta fase antes de continuar realizando movimientos de desarrollo más adecuados para la etapa en que las partes llegaron al impasse.

Capacidad de los litigantes para resolver sus propias disputas. La capacidad de los litigantes para resolver sus propias disputas también influye intensamente en las estrategias de intervención de los mediadores. Las partes que pueden negociar racionalmente, que conocen los procedimientos de resolución de problemas, y que parecen estar avanzando hacia un arreglo, necesitarán escasa ayuda de un mediador. En esta situación, el mediador puede apuntalar el trabajo de las partes simplemente con su presencia o con un apoyo mínimo a cada una de las partes (Pérez, 1959; Kolb, 1983). En cambio, si las partes están sometidas a sentimientos y antagonistas intensos, carecen de capacidades o conocimiento expertos en las negociaciones o los procedimientos de resolución de problemas, o han llegado a un impasse en cuestiones importantes, el mediador probablemente se mostrará más activo y más visible. Puede ayudar a las partes a expresar productivamente emociones profundas, reducir las posibilidades de enfrentamiento, crear agendas, generar y evaluar alternativas, y promover una diversidad de otros procedimientos o movimientos que ayuden a las partes a concertar un acuerdo.

Igualdad de fuerza entre los litigantes. Para llegar a decisiones satisfactorias y aceptables, cada parte debe tener algún medio de influir, positiva o negativamente, sobre la/s otra/s. Se trata del prerrequisito de un acuerdo que reconoce las necesidades mutuas (Lovell, 1952). Si las posibilidades de poder o influencia de los adversarios están bien desarrolladas, poseen fuerza más o menos igual, y han sido reconocidas por todos los interesados, la tarea del mediador será ayudarlos a usarlas eficazmente. Pero si la influencia mutua no es la misma y una parte es capaz de imponer a otra un arreglo insatisfactorio, un acuerdo que no se sostendrá en el curso del tiempo, o que determinará la renovación ulterior del conflicto, el mediador tendrá que decidir si tiene que reforzar a la parte más débil y cómo lo hará.

La ayuda del mediador o la posibilidad de que éste confiera poder o autoridad a la parte más débil requiere movimientos de intervención muy específicos, actividades que acercan peligrosamente su función a la argumentación defensiva. Este problema de la mediación ha sido discutido entre los mediadores (Bernard, Folger, Weingarten y Zumeta, 1984). Un argumento afirma que un mediador tiene la obligación de originar arreglos justos y por tanto debe ayudar a conferir poder o autoridad al más débil, de modo que alcance un acuerdo equitativo y justo (Laue y Cormick, 1978; Susskind, 1981; Haynes, 1981). Otra escuela sostiene que los mediadores no deben hacer nada que implique influir sobre las relaciones de poder de las partes en disputa, porque esa conducta menoscaba la imparcialidad del interventor (Bellman, 1982; Stulberg, 1981b).

Al examinar esta cuestión y el modo en que afecta la elección que realiza el mediador de las estrategias de intervención, es importante diferenciar entre un mediador que ayuda a reconocer, organizar y agrupar el poder existente de un litigante, y un mediador que se convierte en defensor y colabora en la generación de un nuevo poder. Esta última estrategia sin duda aparta al mediador de su posición imparcial, y en cambio la primera mantiene al mediador en los límites de poder establecidos por las partes. No hay respuesta fácil a este dilema estratégico y ético, pero el asunto determina un efecto importante en los tipos de movimientos que un mediador promueve.

Procedimientos de mediación. La mediación es una forma de resolución de conflictos. Los problemas importantes en los cuales las partes concentran su atención a menudo reciben el nombre de cuestiones. Hay una cuestión porque las partes no coinciden en un tema dado y porque tienen necesidades o intereses aparentes o reales de carácter exclusivo.

Las partes de un conflicto seleccionan o pueden seleccionar el procedimiento de mediación, con el fin de abordar las cuestiones en disputa. El mediador tratará de buscar puntos de confluencia a partir de las posiciones y de una perspectiva basada en los intereses (Fisher y Ury, 1981). La mediación adopta una forma posicional generalmente cuando una de las partes percibe que los recursos en disputa son limitados y que una solución distributiva, la que asigna partes de las ganancias y las pérdidas a cada uno, es el único resultado posible (Walton y MacKersie, 1965). En cambio, el interés basado en el regateo se manifiesta cuando las partes buscan soluciones integradas que satisfagan el mayor número posible de necesidades de ambos (Walton y McKersie, 1965).

Complejidad del caso y los problemas negociados. Las disputas aparecen en diferentes niveles de complejidad. El sencillo caso de la disputa entre el propietario y el inquilino, en que las dos partes discuten acerca de un depósito de garantía, es muy diferente de la complejidad de una disputa en un caso de custodia de los hijos o de discrepancia entre varias empresas interdependientes.

Los mediadores deben diseñar estrategias de intervención que respondan a las complicaciones propias de cada enfrentamiento. En un caso, es posible que se necesiten procedimientos detallados de recopilación de datos para comprender las causas y la dinámica del conflicto, mientras en otro puede ser suficiente una sencilla entrevista de información en la primera sesión conjunta. Algunas veces el mediador debe quebrar un impasse especialmente difícil, y cundo tiene éxito puede retirarse y remitir a las partes a sus propias negociaciones. Otras, el mediador puede representar un papel activo a lo largo de las negociaciones y suministrar el principal marco de procedimiento de las negociaciones. Al explorar las etapas de la mediación en algunos capítulos ulteriores, es importante considerar la complejidad de la disputa para determinar la cantidad de detalles exigidos en la intervención.

Definición del papel del mediador y los tipos de intervención. La última variable que afecta a los movimientos no contingentes y contingentes de un mediador es la definición de las tareas y el rol que el mediador debe representar en las negociaciones. Los mediadores difieren significativamente cuando deciden su función y su compromiso en la promoción de arreglos eficaces. Las divisiones suelen aparecer cuando se determina en qué proporción el mediador debe concentrar los esfuerzos en el proceso y en el fin propio que se le acontece como más justo, imparcial y equitativo.

4. PASOS EN EL PROCESO MEDIADOR

A continuación recorreremos siete pasos en el proceso mediador con todo detalle. Trataremos ordenada y separadamente la preparación y la interacción o contacto.

Lógicamente, la atención que nos merece cada uno de estos pasos y la profundidad con que se trate estará en función de la envergadura e interés que tengamos en la mediación a la que nos enfrentemos. De todas formas, el esquema que proponemos permite enfrentar una mediación de pequeña o de gran magnitud indistintamente.

La preparación

1. Identificar a las partes.
2. Establecer necesidades.
3. Fijar objetivos.
4. Evaluar el poder.

La interacción

5. Calentamiento.
6. Sondeo.
7. Establecer posibles alternativas de acuerdos.
8. Intercambios.
9. Cierre.
10. Despedida.

La preparación

Es el secreto de todo proceso de mediación-conciliación. Es imposible tener éxito sin prepararse; en el caso que consiga lo que pretendía sin preparación usted no ha tenido éxito, ha tenido suerte. No confíe en el azar. Desee tener buena suerte, pero no espere que sea ésta la que le lleve al triunfo.

La preparación es la alternativa de la improvisación. A pesar de que siempre cuando estemos interactuando con alguien improvisaremos y tendremos una conducta espontánea y natural, esto no quiere decir que no sepamos en todo momento «dónde estamos» y «hacia dónde» queremos ir.

Según Moore (1986), la disposición física se refiere a la ubicación de los asientos, la forma de la mesa, el espacio asignado a los litigantes y el que se establece entre ellos, los objetos físicos que indican la autoridad o las diferencias de poder, y el espacio para la interacción pública o privada. La investigación en el campo de las ciencias sociales aporta comprobaciones importantes acerca del vínculo entre el ordenamiento de las sillas y la conducta. Filley (1975) observa que los adversarios tienden a sentarse uno frente al otro y que esta posición parece determinar un comportamiento más polarizado y competitivo que los asientos puestos uno al lado del otro. Sommer (1965, 1969) postula que los asientos indiferenciados de los litigantes, de modo que ninguno se ubica frente al otro ni posee lugares que expresan mayor o menor poder, producen un reparto más parejo del liderazgo y un ejercicio menos unilateral del poder.

En ciertos casos, los mediadores pueden eliminar las mesas o los obstáculos entre los litigantes para aumentar la proximidad física o promover el informalismo (Stulberg, 1981). En los conflictos interpersonales, una sala de estar sin mesas puede ser más adecuada que un salón de conferencias formal.

a) Conocer e identificar a las partes

Le preguntaron a Confucio en una ocasión:
«Maestro, si después de varios días de agotadora marcha, hambriento y sediento, a punto de desfallecer de agotamiento, al llegar a una fuente de aguas cristalinas se encontrara cara a cara con su peor enemigo: ¿Qué debería ser lo primero a hacer?».
La respuesta del maestro fue sencilla y sabia una vez más: «Comprobar que realmente se trata de tu peor enemigo».

Puede parecer una obviedad, pero debemos iniciar nuestra preparación identificando claramente «quién somos» y «quién o quiénes». No estamos hablando de unos nombres o referencias personales. Nos referimos a los límites de cada una de las partes, saber si realmente somos dos o más, si con quien vamos a negociar es con quien tenemos el desacuerdo, y hasta qué punto es necesaria o manejable esta mediación.

Según Moore (1986), las pautas de comportamiento que los mediadores y las partes deben contemplar incluyen:

- El modo en que se examinarán los antecedentes del problema.
- El orden en que los litigantes harán uso de la palabra.
- Cómo se resolverán las discrepancias acerca de los datos.
- El marco temporal de la sesión o las sesiones.
- Los acuerdos acerca de los observadores y los testigos.
- Las normas que impiden atribuir motivos o realizar acusaciones calumniosas.
- Las reglas acerca de las interrupciones.
- La determinación de intervalos.
- Los procedimientos para organizar las reuniones parciales o privadas.

Las pautas de comportamiento podrán ser designadas por el mediador o por los litigantes. Si las define el mediador, las partes deben coincidir en su forma de aplicación. Si el mediador sugiere reglas, debe evitar cuidadosamente la creación de una dinámica en que él mismo sea la autoridad y las partes se conviertan en súbditos obedientes. Las normas tendrán que ser convenidas por consenso si se quiere que resulten eficaces.

Moore (1986) expone que, después de completar su plan, el mediador tendrá que decidir cómo instruirá a las partes acerca del método, y cómo conquistará su compromiso acerca de la necesidad de aplicarlo. Si los protagonistas han cooperado con el mediador para diseñar el plan, la obtención de la aprobación definitiva no es problema; pero si no están familiarizados con los procedimientos de mediación, o están excesivamente enredados en las cuestiones sustanciales de la disputa como para concentrar la atención en el procedimiento, el mediador posiblemente deba dedicarse a instruirlos acerca del programa que él mismo concibió.

Los mediadores a veces representan un rol educacional activo antes de las sesiones conjuntas con el fin de preparar a los litigantes para lo que presumiblemente ocurrirá. Estos mediadores tratan de obtener el compromiso de las partes con el procedimiento antes de la sesión conjunta. Otros describen sus propuestas de procedimiento o sus sugerencias durante la primera sesión y suponen que las mismas serán aceptadas o que será posible negociar algunos procedimientos alternativos. Ninguno de los métodos parece más eficaz que el otro. Depende de las partes específicas comprometidas, de las cuestiones en disputa y de la dinámica de conflicto del caso.

El aspecto final de la elaboración de un plan de intervención es la identificación por el mediador de las áreas posibles de problemas que pueden determinar una tiempo muerto (Moore, 1986). Fisher (1978) señala varias áreas de problemas que a menudo paralizan las negociaciones:

1. Problemas sustanciales: alternativas favorables muy escasas o muy numerosas, lo cual determina dificultades en la elección.
2. Problemas de procedimiento: ausencia de proceso o la existencia del proceso equivocado.
3. Problemas con las personas: emociones intensas, rótulos estereotipados o errores de la comunicación.

La identificación temprana de los problemas posibles y los planes de contingencia para evitarlos o superarlos son esenciales. Los mediadores pueden prepararse para los problemas imprevistos o especiales imaginando complicaciones que pueden sobrevenir en la sesión conjunta, y después elaborando varios recursos contingentes para resolver cada uno de ellos.

b) Establecer necesidades

Haga una lista de lo que necesitan las partes de sus demandas y deseos sustituyendo la palabra necesidad por poder, y estaremos en disposición de conocer cómo y quién tiene el poder.

Las necesidades de «A» son el poder de la otra parte en la medida en que precisa de ella para atenderlas. En sentido inverso sucede lo mismo. Las necesidades de «B» son el poder de «A», ya que nos están señalando qué precisa una parte de la otra.

Recordemos la imagen del iceberg. No es visible en tanto que las necesidades siempre acostumbran a ser inconfesables y en ningún momento hablaremos de ellas durante un intercambio entre dos partes opuestas. Hablar de las necesidades tendría el efecto de aumentar automáticamente el poder de la otra parte en la medida que le damos directamente claves de influencia sobre nosotros.

Si ha hecho el ejercicio observará que no todas tienen el mismo peso o, dicho en otras palabras, nos importan igual. Así pues, una vez listadas nuestras necesidades es necesario priorizarlas. Atribuya a cada necesidad un peso relativo en función del *valor* que para usted tenga. Es una medida subjetiva que sólo el propio interesado puede hacer, ya que tiene relación con los motivos que nos han llevado donde estamos. Este no es un ejercicio fácil, pero es la base sobre la que construiremos todo el edificio. Si no sabemos por qué estamos negociando no podremos orientarnos más adelante.

En el mismo sentido es conveniente realizar el mismo ejercicio poniéndose en el lugar de la otra parte.

«Las necesidades de A»	«Las necesidades de B»
1. ____________	1. ____________
2. ____________	2. ____________
3. ____________	3. ____________
4. ____________	4. ____________
5. ____________	5. ____________
6. ____________	6. ____________

A continuación podemos listar los recursos o bienes que tenemos y que serán de interés para la otra parte y viceversa. En este caso la priorización u orden lo haremos en función del *coste* que para cada parte tiene el mencionado recurso.

«Los recursos de A»	«Los recursos de B»
1. ____________	1. ____________
2. ____________	2. ____________
3. ____________	3. ____________
4. ____________	4. ____________
5. ____________	5. ____________
6. ____________	6. ____________

c) *Fijar objetivos*

Ovejero (2004) analiza brevemente tres aspectos:

a) *La dimensión distributiva de la mediación y la zona de regateo*. Los tratos no se cierran a menos que sean ventajosos para ambas partes. Así, en toda operación el vendedor trata de conseguir el más alto precio posible, y el comprador el más bajo posible. El desafío es identificar la zona de superposición de las cifras que utilizan una y otra parte, si es que esa zona existe. Ahora bien, en la mediación, ¿es mejor ser duro o blando? Cuando ambas partes adoptan una estrategia dura y suponen que la otra cederá, confiando en que los duros son los que sobreviven, por lo general el resultado es el fracaso. Ahora bien, ¿es mejor ser duro o blando? Lo mejor es ser racional. Hay momentos para ser duros y momentos para ser blandos. El negociador racional evalúa cada mediación y crea una estrategia adecuada para ese contexto en particular. No existe ninguna estrategia del tipo «llave maestra» que asegure el éxito en todos los casos. Piense en su MAAN (Mejor Alternativa a un Acuerdo Negociado) y en la de su oponente, y estime con la mayor precisión posible la zona de regateo, las dos cifras entre las cuales es más ventajoso para ambas partes llegar a un acuerdo que no llegar (Bazerman y Neale, 1993). No conviene pedir un precio que la otra parte no pagaría, sino que hay que centrarse en el precio máximo que ella está dispuesta a pagar.

b) *Barreras a las negociaciones racionales: la solución anticipada*. En todo caso, antes de tomar una decisión fundamental en una mediación, pregúntese si ésta tiene sentido o si usted está tratando simplemente de justificar una decisión anterior. Para ello analice repetidamente si está cayendo en alguno de los sesgos irracionales que algunos profesionales ocasionalmente exhiben.

c) *La dimensión integrativa de la mediación*. A veces una evaluación más cuidadosa de las preferencias o intereses relativos de cada parte puede producir más ganancia conjunta que un acuerdo puramente distributivo.

El siguiente paso a la hora de preparar una mediación de forma eficaz será anticiparnos a los objetivos de cada una de las partes, de acuerdo con lo propuesto en el capítulo anterior. Fijaremos una Zona Ideal, una Zona de Ruptura y una Zona de Acuerdo.

Siguiendo a Bazerman y Neale, podemos ver los tres tipos posibles de mediación en un caso muy simple: la negociación en la compra de un ordenador. Veamos cuáles pueden ser las cuatro variables en juego: precio, forma de pago, garantía y extras.

Observemos cuáles pueden ser los objetivos de una parte, el vendedor

Cobrar 2.000 euros por su nuevo modelo es un precio algo alto para el equipo informático, pero siempre es posible encontrar a alguien que lo quiera pagar; le ofrecería un año de garantía y sería perfecto que estuviese dispuesto a pagar algo por adelantado antes de recibir el ordenador. Puestos a pedir, éste sería el ideal de nuestro vendedor.

En el otro extremo, sus mínimos o ruptura podrían ser: bajo ningún concepto ese ordenador se puede vender por debajo de los 1.600 euros. En ese caso es mejor esperar otros clientes con más posibilidades económicas. Una garantía superior a 2 años es un suicidio con este modelo. Si el cliente pide extras, nunca más allá de una webcam, unos altavoces y un ratón inalámbrico. Respecto a la forma de pago el tope es a 60 y 90 días aplazados.

Sin ponerse en unas situaciones extremas, el vendedor aceptaría un precio entre 1.800 y 1.900 euros. Consideraría razonable una garantía entre un año y tres meses y un año y medio, ofrecer el ratón inalámbrico y los altavoces, y cobrar al contado al entregar el ordenador o a lo sumo un aplazamiento de 30 días.

Tratando de hacer una gráfica del contenido

Precio:

Ruptura		*Zona de acuerdo*	*Ideal*
1.600	1.800	1.900	2.000

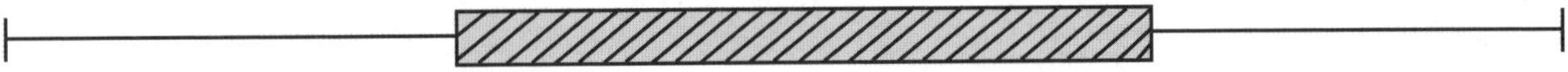

Garantía:

Ruptura		*Zona de acuerdo*	*Ideal*
+ 2 años	1 año y medio	1 año y 3 meses	1 año

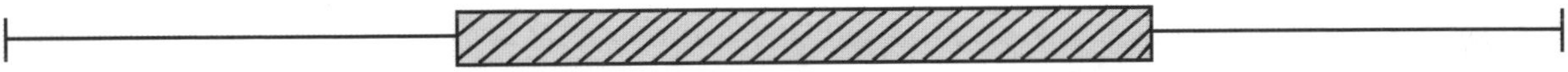

Extras:

Ruptura		*Zona de acuerdo*	*Ideal*
Webcam, Altavoces Ratón inalámbrico	Altavoces Ratón inalámbrico	Ratón inalámbrico	Ninguno

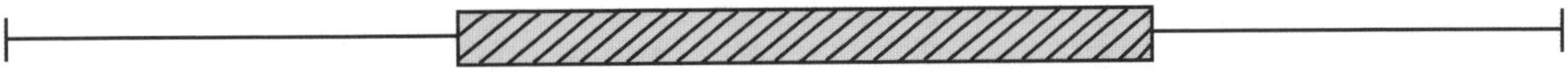

Forma de pago:

Ruptura		*Zona de acuerdo*	*Ideal*
60/90 días	30 días	Contado	Parte por adelantado

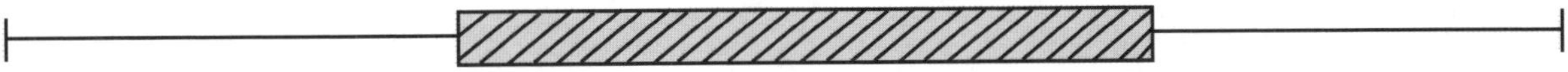

Veamos qué piensa la otra parte, el comprador

Nuestro comprador opina que un buen precio por este ordenador es pagar entre 1.800 y 1.900 euros, que estaría encantado en conseguirlo por 1.600 y bajo ningún concepto pagaría más de 2.000. Confía en conseguir una garantía entre año y medio y 2 años; aunque sería fantástico tenerlo garantizado hasta 3 años, no aceptará menos de un año y 3 meses. Espera conseguir extras como el ratón inalámbrico, la webcam y los altavoces, y podría intentarse que le incluyeran una memoria extraíble o el alta en Internet. Como mínimo el ratón y los altavoces. Respecto a la forma de pago está claro que deben aplazárselo, hoy en día ya nadie paga al contado. Entre 30 días como mínimo, hasta 60/90 días sería una buena alternativa, pero puestos a pedir podrían ser 90/120 días.

Nuevamente también para el comprador podemos representar sus posiciones en unas gráficas

Precio:

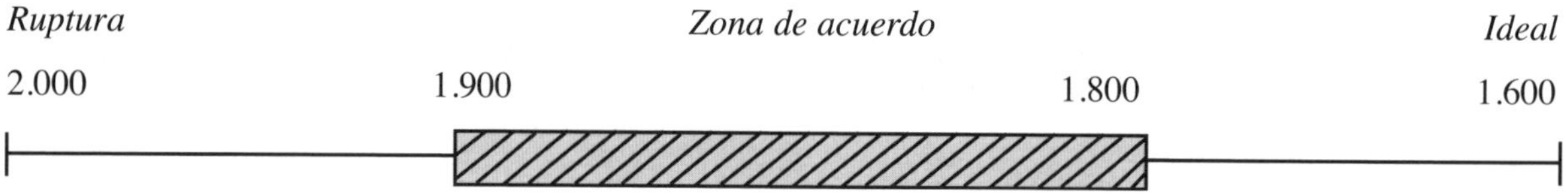

Garantía:

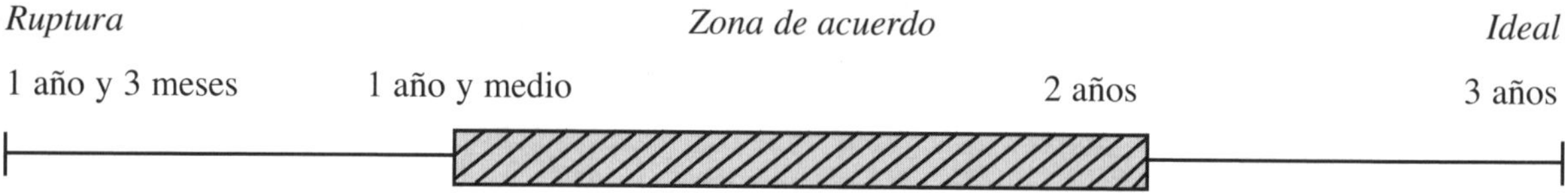

Extras:

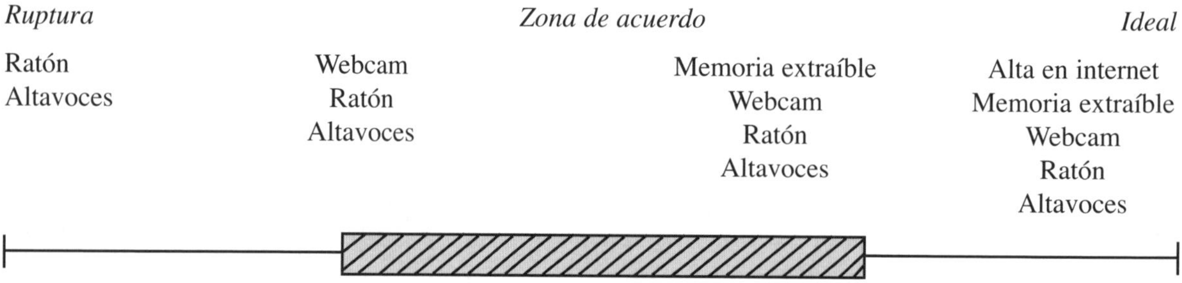

Forma de pago:

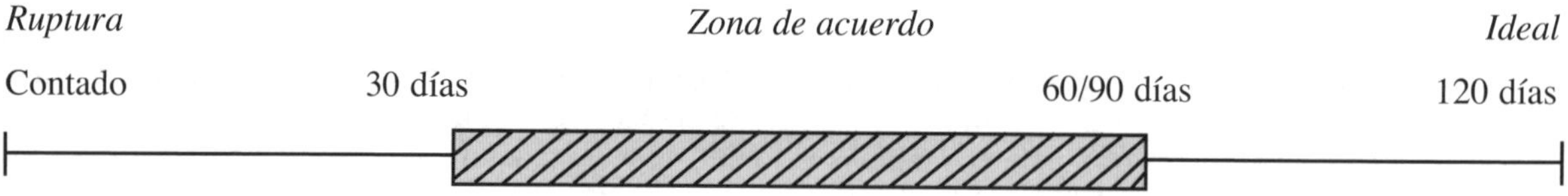

Si queremos comparar las posiciones de comprador y vendedor sólo tenemos que solapar ambos objetivos y veremos qué posibilidades de acuerdo existen y dónde van a estar las dificultades.

Veamos la gráfica respecto al precio

Vendedor:

Ruptura		*Zona de acuerdo*	*Ideal*
1.600	1.800	1.900	2.000

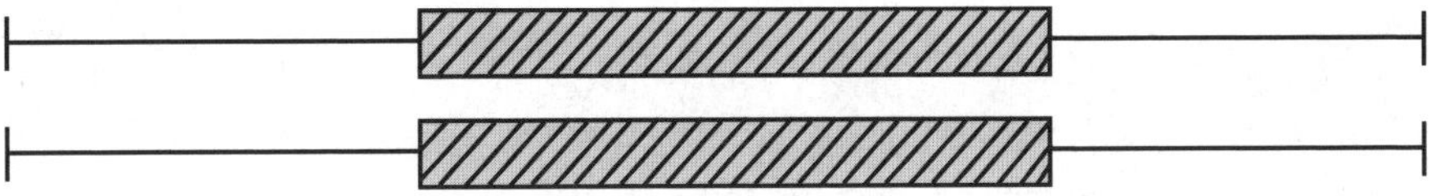

Comprador:

1.600	1.800	1.900	2.000
Ideal		*Zona de acuerdo*	*Ruptura*

Gráfica respecto a la garantía

Vendedor:

Ruptura		*Zona de acuerdo*	*Ideal*
+ 2 años	1 año y medio	1 año y 3 meses	1 año

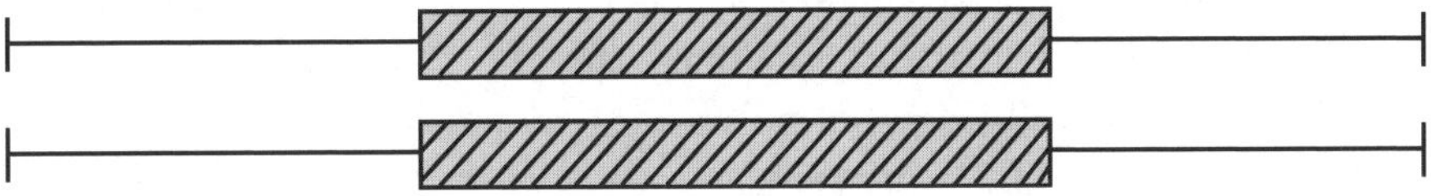

Comprador:

+ 3 años	2 años	1 año y medio	1 año y 3 meses
Ideal		*Zona de acuerdo*	*Ruptura*

Gráfica respecto a los extras

Vendedor:

Ruptura		*Zona de acuerdo*	*Ideal*
Webcam Altavoces Ratón	Altavoces Ratón	Ratón	Ninguno

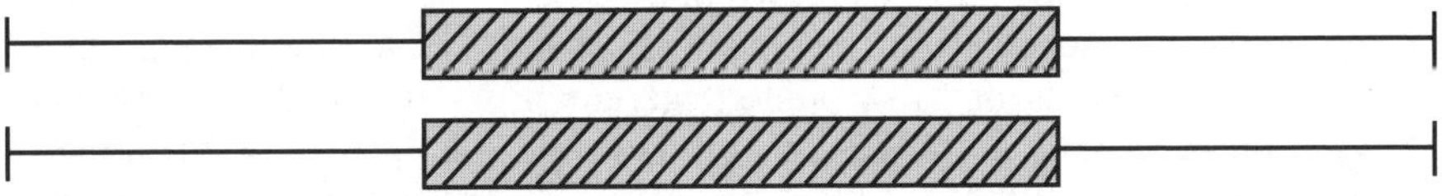

Comprador:

Altavoces Ratón Webcam Memoria ext. Alta en internet	Altavoces Ratón Webcam Memoria ext.	Altavoces Ratón Webcam	Altavoces Ratón
Ideal		*Zona de acuerdo*	*Ruptura*

Sirva al lector el anterior ejemplo como forma de ilustrar el proceso de fijar objetivos en su forma extensa y detallada. Claro está que en las mediaciones cotidianas no usaremos un planteamiento tan detallado como el anterior, pero lo que sí debemos hacer en todo momento es:

Tener presente el ideal o máximo deseado por cada una de las partes, la línea de ruptura o mínimo exigible, y la zona de acuerdo como banda que se considera satisfactoria para los litigantes.

El mediador tiene que prestar mucha atención a esa banda satisfactoria para ambas partes tratando de alejar la «zona de ruptura» y ensanchando, en todo momento, la «zona de posible acuerdo». Para llegar al marco de una amplia área de consenso, el conocimiento profundo de los intereses y las posiciones de las partes, las reuniones privadas y la educación de las partes en términos de negociación integrativa, son tareas ineludibles para el mediador.

d) Evaluar el poder

Una vez preparada la propia banda de objetivos y supuesta o hipotetizada la de la otra parte, estamos en disposición de evaluar cómo va a ser la mediación en la que vamos a tomar parte.

Si utilizamos el caso anterior entre comprador y vendedor de ordenadores, como puede verse comparando las posiciones gráficamente, tenemos una interesante mediación en ciernes.

- Respecto al precio no tendremos problemas, pues es una negociación coincidente. Es más, si sólo negociásemos este punto llegaríamos a un acuerdo con grandes posibilidades de cerrarlo entre 1.800 y 1.900 euros, zona de acuerdo de ambas partes. El punto exacto de cierre vendrá condicionado por las otras variables en juego.
- En relación a la garantía no será fácil, ya que sólo hay un punto en ambas zonas de acuerdo: el año y medio.
- Con los extras lo vamos a tener realmente difícil, pues no coinciden las zonas de acuerdo y la ruptura del vendedor; ofrecer ratón inalámbrico, webcam y altavoces apenas roza las exigencias para un acuerdo del comprador.
- En la forma de pago es complejo, pero hay un punto de coincidencia en los 30 días, considerado satisfactorio para ambas partes.

En este caso deberemos combinar el precio compensando con extras y forma de pago para conseguir un punto de acuerdo que puede satisfacer a ambas partes. El acuerdo es posible en función de los intereses de las distintas prioridades de cada una de las partes y las posibles combinaciones que se pudiesen hacer.

Serán determinantes las necesidades de cada una de las partes respecto a cada variable o tema, ya que éstas nos sitúan en una posición de poder distinta.

Lo que determina que podamos tomar posiciones más fuertes o presionantes de nuestro poder es la necesidad de mantener buenas relaciones o la urgencia en llegar a un acuerdo. Únicamente en el caso en que tengamos igual o mayor poder que la otra parte, si el deterioro de la relación no afecta al acuerdo y realmente tenemos prisa, podemos tomar posiciones de regateo e incluso de «lo toma o lo deja».

La interacción

e) Calentamiento

La interacción es considerada por muchos la parte más importante. En nuestro caso no es otra cosa que la ejecución de lo que hemos preparado anteriormente. Los elementos que incluiremos serán de tipo comunicacional y están relacionados con el contacto interpersonal.

Con importantes diferencias culturales, en toda relación interpersonal nadie empieza hablando de intereses o entrando en materia apenas encontrarse. Existen una serie de fórmulas de cortesía, saludos, apretones de manos, etc., que nos ocupan unos primeros instantes.

En el proceso de mediación estos primeros contactos son vitales, pues contienen mucha información sobre cómo va a ser el desarrollo de la tarea en común. Dan claves sobre el poder, el tipo de relación, los intereses, clima, etc.

Nuestro objetivo es crear un clima favorable a nuestras propuestas y buscar anclajes de avance. Cualquier fórmula de bienvenida, saludo, etc., no está exenta de significado, así pues transmitamos aquel mensaje que en función de nuestros intereses nos vaya ser de ayuda.

El mediador-negociador actúa para crear confianza. Es usual que la confianza en las relaciones crezca de manera progresiva en el curso del tiempo. Al aumentar el número de promesas y de actos congruentes que refuerzan la creencia de que el comportamiento será cumplido, las partes gradualmente conforman una relación de confianza. Los mediadores pueden ayudar a los negociadores a crear con sucesivos incrementos una relación de confianza, induciéndolos a protagonizar una serie de movimientos orientados hacia el aumento de la credibilidad (Moore, 1986). Algunos de estos movimientos incluyen alentar a los negociadores a:

1. Formular declaraciones siempre congruentes, que sean claras y no contradigan un enunciado previo (Creighton, 1972).
2. Ejecutar actos simbólicos que demuestren que negocian de buen fe (Fisher, 1978), como la creación de condiciones que contemplen la comodidad física del adversario, la negociación en un tiempo o un lugar que sea conveniente para la otra parte, o la realización de una concesión secundaria que indique la buena predisposición.
3. Que ocupen una posición subordinada a la de la otra parte, con lo cual el riesgo que afrontan es menor. Esta actitud demuestra confianza, pues coloca el bienestar de una parte en manos de un oponente (Pruitt, 1981).
4. Solicitar ayuda, reconociendo de ese modo la necesidad de colaboración de otro particular (Fisher, 1978).
5. Demostrar sincera preocupación para ayudar a otros participantes a alcanzar sus objetivos, mientras conservan la capacidad de alcanzar sus propios objetivos (Zartman y Berman, 1982).
6. Demostrar que habrá una retribución más pronta de beneficios, destinados a la parte que consiente, de lo que se había previsto (Zartman y Berman, 1982).
7. Garantizar que están dispuestos a sufrir un castigo o incurrir en gastos si no cumplen sus promesas (Zartman y Berman, 1982).
8. Evitar amenazar a un oponente o hacer promesas que son increíbles o irreales (Zartman y Berman, 1982).
9. Concertar acuerdos incrementales en los cuales pueda medirse paralelamente el éxito (Fisher, 1978; Zartman y Berman, 1982).
10. Demostrar comprensión acerca de las inquietudes del otro, incluso si se discrepa con dichas inquietudes.

Más que sugerir cuál es la conducta adecuada podríamos listar las ineficaces o a evitar:

Evitar:

- Prejuzgar situaciones o posturas.
- Discrepar en obviedades sin contenido.
- Manifestar inquietud, prisa, etc.
- Reconocerse sin autoridad para decidir.

Buscar:

- Puntos de contacto.
- Información personal útil.
- Ofrecer imagen segura.
- Imagen de trabajador incansable.

f) Sondeo

La etapa anterior se acaba cuando una de las partes dice aquello de: «bien, estamos aquí para...» o algo parecido. En este punto nuestro principal objetivo es obtener información sobre los temas a tratar.

Para Ovejero (2004), en algunas circunstancias compartir toda la información puede ser desventajoso para quien la comparte. A menudo una parte, por diferentes razones, no está dispuesta a revelar toda la información. De ahí que se imponga la estrategia de hacer muchas preguntas, preguntas que suelen ser útiles y proporcionan información significativa, incluso aunque el oponente no las responda. No olvidemos que la mayoría de las personas tienden a ver la mediación como una oportunidad de influir en la otra parte, de tal forma que el resultado es que hablan más de lo que deberían, y en vez de escuchar se concentran en lo que van a decir a continuación. Para negociar con eficacia, el directivo necesita comprender lo intereses de la otra parte. Por tanto, haga preguntas para obtener la información necesaria con objeto de crear trueques. Es posible que no siempre haya contestaciones, pero se sabrá más que si no se hubiera preguntado nada. Además, como ya vimos, también puede aprenderse mucho de cómo se dice, de lo que se dice e incluso de lo que no se dice. Por consiguiente, la estrategia es: *Haga muchas preguntas*.

Un consejo: no se ocupe de otra cosa que no sea listar las variables que hay en juego. Ya tendrá tiempo para profundizar. Anote y compruebe cuáles son los temas a tratar. Recuerde quién los va proponiendo, trate de que sean abordados uno a uno y siempre sugiera nuevas propuestas a la otra parte.

Durante esta etapa pueden observarse las primera posiciones o intentos de dominación. Existe la máxima de «quien calla manda». Aquel que abra más cartas inicialmente, en general, está manifestando más necesidad. Muéstrese prudente y no olvide la máxima de que:

> Eres esclavo de tus palabras y dueño de tus silencios.

g) Establecer posibles alternativas de acuerdo

Esta es la parte central de toda mediación y la que ocupará sistemáticamente más tiempo. Durante esta etapa básicamente exploramos la totalidad de las posiciones, y nuestro objetivo es generar las distintas opciones, variantes, oportunidades en última instancia que nos pueden llevar a un acuerdo. Para ello es importante abrir bien la interacción.

h) Intercambio

Es el momento delicado en el que vamos a decidir el intercambio, cuál de los paquetes que hemos elaborado o combinación de éstos es el que mejor aceptación tiene por ambas partes.

En este punto puede ser recomendable dar nombre a los paquetes para poder jugar con ellos de forma ágil. Para ello es imprescindible que estén anotados y puedan manejarse físicamente por ambas partes.

Si ninguno de ellos satisface, lo mejor es interrumpir la mediación para iniciarla en otro momento que nos permita crear nuevas alternativas.

Según Ovejero (2004), es la parte más intensa del proceso de mediación y ambas partes han de estar muy atentas a lo que hacen. Aquí, la regla más importante es que toda propuesta y toda concesión sean condicionadas. No debe darse nada gratis, sino que cada concesión que hagamos debe ir seguida de una concesión de la otra parte. Con ello conseguimos dos cosas: en primer lugar que nuestro opositor reciba una clara señal del precio que ponemos a la concesión, y en segundo lugar, le estaremos educando para el intercambio: tiene que responder a todas nuestras concesiones con otras concesiones. Por el contrario, si no le acostumbramos bien, supondrá lógicamente que nuestras concesiones son algo que le corresponde por derecho o por fuerza o que refleja nuestra debilidad. Y la mejor manera de hacer esto es empezar por las condiciones. Por ejemplo, «si vosotros aceptáis X, nosotros aceptamos Y», «siempre que vosotros aceptéis X, nosotros aceptaremos Y». Obsérvese también la forma de presentar la propuesta de intercambio, de forma que tanto la condición como la oferta son concretas: «si vosotros aceptáis/hacéis, entonces, y sólo entonces, nosotros aceptamos/hacemos algo».

i) Cierre

Al llegar a esta fase del cierre, después de varias jornadas o diversas sesiones —posiblemente agotadoras—, Munduate y Martínez (1998) opinan que surge la euforia ante la consecución del acuerdo a pesar de que no se hayan plasmado las firmas en los documentos que la soportan o no se hayan redactado las actas de las sesiones y se deje para más tarde la resolución de los posibles «flecos» pendientes. El cierre de la mediación significa el fin del proceso y aporta una solución al conflicto, pero no finaliza hasta que se redacta y se firme el acuerdo, ya que una discusión en la redacción puede hacer retroceder el proceso negociador y enturbiar toda la labor desarrollada. Los cierres más relevantes se pueden sintetizar en tres tipos:

- Acuerdo verbal.
- Cierres parciales.
- Cierre final.

El principal enemigo del cierre es la duda respecto a la justicia distributiva para cada una de las partes. En otras palabras, es más complejo saber *cuándo* cerrar que no *cómo*. Esta duda o temor debe vencerse recordando cuáles son nuestros objetivos y cuál era nuestra meta antes de empezar a mediar. Una reflexión en este sentido debería resolver la duda de si este es el momento adecuado.

Respecto a la forma de cerrar, puede parecer que existen infinitas formas de acabar una sesión mediadora. Nada más lejos de la realidad. Generalmente acabamos utilizando alguna de las alternativas que presentamos a continuación:

- **En resumidas cuentas:** resumir las posturas, los intereses y las necesidades que nos han llevado al punto final puede ser otra de las formas de cerrar
- **La pausa final:** después de un resumen puede darse la posibilidad de darse mutuamente un receso fijando un nuevo encuentro en el que cada uno llevará su respuesta definitiva.
- **El ultimátum:** es el cierre más duro. Supone colocarse en un callejón sin salida, sin aceptación y sin acuerdo, dejando claro que no hay más alternativas y que ha llegado el momento de decidir.
- **La disyuntiva:** menos agresiva que la anterior, propone que llevemos a la otra parte a la decisión entre dos alternativas. Elige A o B, dejando claro que esta elección es el final de la mediación. Su decisión comporta inmediatamente un acuerdo.

j) Despedida

El mediador debe dejar una buena impresión a las partes en litigio. Las partes deben percibir una buena impresión de él mismo, una buena impresión de la organización a la que el mediador representa y una buena impresión de la relación establecida.

Despedida

- Asegurar que el acuerdo es bueno para ambos.
- Crear confianza.
- Preparar futuras relaciones.
- No defraudar.

Recuerde: el mediador debe siempre...

- Dar las gracias a las partes: *«Ha sido un placer trabajar conjuntamente...»*.
- Crear un vínculo: *«Podremos volver a vernos cuando...»*.
- Ordenar sus papeles: *«No deje papeles, recoja sin prisa, no está huyendo»*.
- Dejar un recuerdo: *«Aquí tiene mi tarjeta, me encontrará...»*.
- Saludar: *«Hasta la próxima Sr...»*.
- No se entretenga: *«Lo siento, no puedo quedarme a comer...»*.

Según Ovejero (2004), despídase cortésmente, sin esperar ni rezagarse como a menudo se hace al final de otras reuniones. De lo contrario, se corre el peligro de decir necedades, de destruir con algunas palabras el fruto de largas horas de discusiones. La euforia que sigue a la relajación de la tensión y de la atención es muy peligrosa. Evite entretenerse, usted y sus eventuales colaboradores, en discusiones aparentemente de poca importancia o, lo que es peor, en comentarios sobre el desarrollo de la mediación, pues es entonces cuando pueden aflorar, incluso explotar, los resentimientos contenidos hasta ese momento.

5. INTERVENCIÓN MEDIADORA

En el momento de intervenir como mediador en una situación conflictiva es necesario evaluar una serie de variables iniciales. Los principios que influirán en una forma decisiva en el desarrollo de la mediación pueden resumirse en seis:

1. *Nivel y momento*

El nivel de desarrollo del conflicto y el momento en que el mediador entra a jugar su papel en la situación ya deteriorada por anteriores intentos infructuosos que llevan a la búsqueda de un tercero.

2. *Capacidad*

Las reales capacidades y habilidades de los interlocutores para llegar a acuerdos, directamente conectadas con la tolerancia a situaciones en las que la otra parte también consigue lo que buscaba. Está relacionado con disposiciones personales no destructivas y que en ocasiones es difícil manejar en el conflicto.

3. *Poder*

Forma en la que está distribuido el poder entre las partes en litigio y papel del mediador como factor de reequilibrio e incluso como posible agente que desestabiliza una previa situación de poder entre las partes.

4. *Procedimientos*

Prácticas y/o procedimientos anteriores de resolución de desacuerdos en los que las partes desarrollan pautas de comportamiento establecidas y no siempre fáciles de cambiar.

5. *Complejidad*

La propia complejidad de los temas tratados, tanto por su envergadura, amplitud, profundidad y dilatada historia.

6. *Tareas de mediador*

El rol y las tareas del mediador según la definición y expectativas que cada una de las partes tiene de éste.

Sin ánimo de pontificar, pero con la firme convicción de que es necesario tener la receta para cocinar un plato, a continuación le facilitamos los 11 mejores consejos que creemos ilustran algunas de las tareas del mediador.

— **Consejo 1: Las partes no son necesariamente enemigas.** No piense en las partes en conflicto como la principal dificultad u obstáculo para sus objetivos de consecución de un acuerdo. Las partes están interesadas en llegar a un acuerdo, por esto están sentados frente a usted.

  Interprete adecuadamente las resistencias de las partes, no son necesariamente signos de ruptura sino intentos de llegar a un acuerdo mejor.

— **Consejo 2: Use el condicional.** Hable siempre en condicional: «Si aceptara lo que propone querría decir que...»; «Supongamos que acordamos A, como quedaría...»; «Si le ofreciese Z afectaría esto su propuesta de...»; «¿En el caso de que usted aceptara lo que le propongo, qué podría compensarle?», etc.

  La idea es que se puedan explorar distintas posibilidades y alternativas viables sin llegar a comprometerse en acuerdos antes de haberse hecho una idea completa de la situación.

— **Consejo 3: No ceda, cambie.** Aunque en su vocabulario aparecerá la palabra ceder, siempre con una finalidad táctica, realmente un negociador jamás cede bajo ningún concepto. Lo que hacemos es cambiar, modificar una posición por algo similar en la otra parte.

  Cambiar una postura sin esperar nada a cambio es claramente ceder y crear un nefasto precedente. Recuerde que ceder es regalar. Si hace regalos sin esperar compensaciones su interlocutor lógicamente lo aceptará e intentará conseguir más.

— **Consejo 4: Nunca marcha atrás.** Si en un momento dado quiere retroceder en un punto, constata que se ha equivocado, o desea volver a empezar, trate por todos los medios de no retroceder. Proponga otro escenario pero no retroceda.

Si ha utilizado convenientemente el consejo 1 le será fácil proponer otra hipótesis o condicional. «Si dejemos lo hablado hasta este punto y yo le propusiera que empezáramos por N, ¿dónde nos podría llevar si...?».

— **Consejo 5: Vísteme despacio...** No tenga prisa, recuerde que las prisas son su principal enemigo, le harán tomar caminos sin haberlos analizado correctamente y después será demasiado tarde.

El refrán de «vísteme despacio que tengo prisa» es la máxima expresión. Cuando está dirigiendo un proceso de mediación es muy difícil reabrir algo ya acordado, o cambiar de postura sin razón aparente. El error se paga, no lo cometa por querer ir demasiado rápido.

— **Consejo 6: Todo es posible.** No hay propuesta que no sea investigada. Todo es negociable y casi cualquier propuesta de una de las partes debe ser aceptada si está compensada o puede ilustrar otro punto. Si el dinero es excesivo, consiga condiciones de pago alejadas en el tiempo, garantías de otro tipo o nuevas propuestas de la parte que se ve sorprendida por una demanda nueva.

Ninguna de las posibles alternativas debe dejar de ser investigada, ya que nos dará una útil información que nos favorecerá cara a la construcción de la siguiente.

— **Consejo 7: Paquetes.** Una vez explorada una combinación de posiciones déjela a un lado como si dejara un paquete y prepare una nueva combinación. Cada intercambio es como un cóctel con los mismos ingredientes, variándose únicamente las proporciones de éstos.

Cada nueva combinación es una alternativa, anótela y pase a elaborar la siguiente. Hasta que no tenga un mínimo de cuatro o cinco paquetes no piense ni tan siquiera en el cierre.

Los paquetes no tienen sentido si no incluyen como mínimo cinco temas, variables o aspectos con sus respectivas posiciones. Piense que cuanto menos variables trate menos paquetes podrá hacer y más tensa será la mediación entre las partes. Por ejemplo, vacaciones de los hijos, visitas en fines de semana, lugares de recogida y entrega, dinero en el banco, vehículos del matrimonio...

Piense en la regla de «cinco por cinco», es decir, que si trata cinco variables como proponíamos en el consejo anterior, debería generar cinco alternativas.

— **Consejo 8: Nadie es mejor que sus objetivos.** Sea ambicioso en sus propuestas, no caiga en las utopías y recuerde que para trabajar alineado hacia un logro es necesario haberlo planteado con anterioridad.

Tampoco busque más, no confíe en cambiar sobre la marcha en función de los acontecimientos. Si ha conseguido lo que pretendía no busque aprovechar la ocasión para sacar más. Esta es «la avaricia que rompe el saco». Si consigue lo que esperaba obtener, no fuerce la situación para conseguir llegar más lejos.

— **Consejo 9: Ellos lo saben todo.** Sea riguroso y parta del principio de que una parte conoce las necesidades de la otra por ocultas que éstas sean. No monte su estrategia en el convencimiento de que los otros no tienen acceso a la información que usted dispone.

Siempre es mejor prepararse para la peor de las situaciones. Una táctica elaborada desde la posición que menos nos favorece tendrá más posibilidades que otra pensada desde una posición aparentemente ventajosa pero falsa.

— **Consejo 10: La suerte no existe.** Dejar a la improvisación, a la capacidad de reacción, a la feliz idea en el momento justo, es confiar en la suerte y sustituir la planificación por la fortuna improvisadora.

Si piensa que la suerte no existe y se prepara para hacer frente a las adversidades, cualquier mejora de la situación prevista no será otra cosa que «un golpe de suerte».

— **Consejo 11: Piense en el futuro.** Si el desarrollo de la mediación le es claramente desfavorable y no puede ganar su parte por ningún medio, piense y ocúpese de la relación. Un proceso de mediación perdido debe dar pie a continuar la relación. Sólo la continuidad nos dará una nueva oportunidad.

Las partes deben quedar en disposición para volver a hablar con usted y con la otra parte. En la continuidad están las oportunidades, para recuperar o mejorar.

6. EFICACIA DE LA MEDIACIÓN

Cuando se utiliza la mediación para resolver conflictos, los resultados generales son siempre positivos. La mediación ha sido vista como una técnica, un proceso, un instrumento e incluso una vivencia satisfactoria (Serrano y Mirón, 2003). La imagen positiva que tiene la mediación ha sido generada además por el impacto que han tenido en los medios de comunicación algunos de los procesos más relevantes a nivel nacional. En una revisión sobre mediación en casos de divorcio, Kelly (1996) ofrecía una imagen enormemente positiva al respecto. Para este autor la mediación es una técnica eficaz, propicia un alto nivel de acuerdos y resulta muy bien valorada por los protagonistas del conflicto. Por lo que respecta a los datos de eficacia laboral de la mediación, el capítulo siguiente ofrece datos realmente optimistas: la mediación resulta mucho más eficaz que otras alternativas como son la conciliación y el arbitraje. Claro que cada sistema de resolución de conflictos se muestra eficaz en función de un conjunto de condiciones contextuales diversas (Serrano y Mirón, 2003).

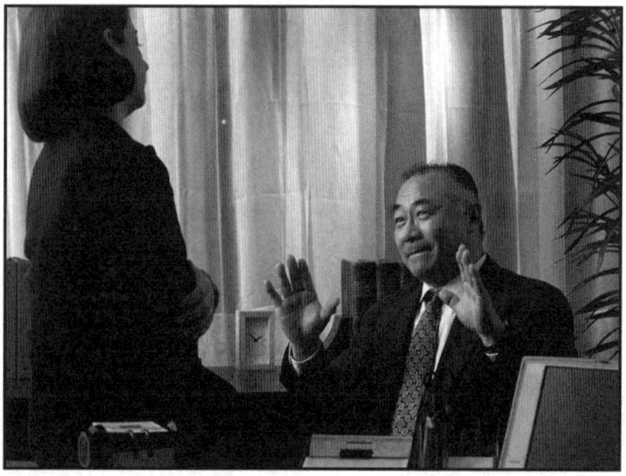

Figura 6.1.—La justicia y equidad del mediador.

Según Guillén (2004), el auge que ha experimentado la mediación durante las últimas décadas como una forma alternativa de resolución de conflictos ha llevado a algunos autores a plantearse las condiciones que pueden propiciar el éxito o el fracaso del proceso de mediación.

Así, Rubin y colaboradores (1994) dan a conocer una serie de condiciones que no aconsejan la intervención de una tercera parte, ya que ésta no resultaría efectiva. Estas condiciones son las siguientes:

— Alto nivel de hostilidad entre las partes.
— Actitud desconfiada hacia la figura del mediador.
— Presencia de conflictos que afectan a cuestiones de principios (morales, religiosos).
— Escaso compromiso con la intervención.
— Poder claramente desigual entre las partes.
— Alto nivel de conflicto interno.

Pero, ¿cuáles son los criterios de éxito que aplicamos a la mediación? Pruitt y Carnevale (1993) elaboran cuatro criterios de aplicación para evaluar el éxito de la mediación:

— Justicia o equidad, que asegura la protección de los intereses de las dos partes.
— Satisfacción de los participantes, referida a la consecución de los objetivos de las partes en conflicto y la minimización del posible daño.

— Efectividad general, que tiene que ver con la calidad de la mediación, su permanencia y carácter operativo.
— Eficiencia, relativa a las consideraciones de tiempo y coste.

Tradicionalmente, el éxito de la mediación se ha observado con la firma consensuada de acuerdos tomando una perspectiva inmediata. Sin embargo estimamos que más de un 15 por 100 de las mediaciones que terminan en desacuerdo se sustentan en un proceso inconcluso y que, en un plazo más o menos medio, acaban por incorporarse como éxitos no contabilizados. En todo caso los éxitos reales y con acuerdos firmados pueden basar sus criterios de éxito a corto plazo o a largo plazo. La eficacia de la mediación a largo plazo se evalúa en base a la permanencia y compromiso en los acuerdos y en la mejora contrastada de las relaciones entre las partes. A corto plazo, se consideran criterios de éxito de la mediación la firma del acuerdo, el grado de satisfacción con el proceso, el grado de aceptación y compromiso con los acuerdos, la rapidez del proceso y, lógicamente, el cumplimiento de lo acordado por las partes.

Serrano y Mirón (2003) llaman la atención sobre este tipo de criterios tan razonables como extendidos en la literatura, llamando la atención sobre nuevas consideraciones valorativas de la eficacia de la mediación. En primer lugar estos autores insisten en diferenciar «la satisfacción de las partes con el acuerdo alcanzado» frente a «la satisfacción de las partes con el proceso de mediación». Considerar indistintamente ambos aspectos y englobarlos en uno solo puede llevarnos a errores importantes de apreciación; no en vano un individuo puede expresar satisfacción con un aspecto e insatisfacción con el otro.

En la literatura en general sobre la eficacia de la mediación encontramos casi con absoluta unanimidad por parte de todos los autores el logro de acuerdos y lo satisfactorios que éstos resulten para las partes. Pero también se destacan otros factores a tener en cuenta como la mejora de la comunicación entre las partes y el mantenimiento del cumplimiento de los acuerdos a lo largo del tiempo. También resulta relevante estudiar cuáles son los factores del proceso de la mediación que influyen de manera sustancial en el éxito de la mediación:

— Las tácticas y estrategias empleadas por el mediador durante el proceso de mediación.
— Las características de la disputa.
— La interacción entre estas dos variables.

Estos factores de proceso son enormemente importantes, pues más allá del cumplimiento de los acuerdos o de la percepción global de éxito es interesante analizar aspectos concretos. El análisis pormenorizado de las variables del proceso mediador posibilita detectar la prioridad e importancia de unos temas sobre otros de forma que es posible jerarquizar las variables que determinan el impacto o éxito de la mediación (Serrano y Mirón, 2003).

Claro que la mejora de la comunicación arriba citada e incluso la mejora de las relaciones son más un tópico que una realidad concreta. Resulta paradójico que mediaciones exitosas y respecto a las cuales los participantes expresan su satisfacción no han propiciado realmente una mejora de las relaciones. ¿Por qué los últimos estudios no obtienen resultados en esta línea? Veamos, en conflictos muy profundos e intensos, aunque se llegue a una solución consensuada, las partes siguen manteniéndose distantes y la relación raramente mejora. Esto sería posible en conflictos de baja intensidad pero no en problemas de intereses muy contrapuestos y de calado emocional. Además, la intención del mediador no es mejorar las relaciones humanas sino dar cauce a un conflicto. El objetivo de mejorar la comunicación entre las partes es ingenuo y en absoluto prioritario.

Para Serrano (1996) hay tres grupos de factores que dan cuenta de la eficacia de la mediación: las características del mediador, la naturaleza de la disputa y ciertas características de las partes enfrentadas. Respecto a las características del mediador, aspectos como la edad, el sexo, estudios o nivel económico parecen características importantes para el hábil manejo de la situación. Pero más que las características enumeradas, las partes señalan como relevante del mediador aspectos entrenables como la imparcialidad, simpatía, actitud conciliadora y comprensión de los intereses de ambos. Se trata por tanto de habilidades sociales y de comunicación y no tanto de conocimientos o formación del mediador. Qué duda cabe que las habilidades personales arriba citadas son las ideales para crear las condiciones necesarias cara a afrontar el conflicto de manera constructiva (Serrano y Mirón, 2003).

Por otro lado, cuando evaluamos la satisfacción de las partes, éstas muestran aspectos diferenciales de satisfacción en lo que se refiere a los siguientes factores:

- A la medida en que el resultado colme los intereses del planteamiento inicial de la demanda.
- A propósito de la equidad de la resolución.
- Sobre la equidad del procedimiento.
- Atendiendo a las oportunidades que han tenido de expresarse.
- Sobre el control para aceptar o rechazar la propuesta final.
- De su participación en la definición de la propuesta.
- En la medida en que están seguros de que la tercera parte ha actuado con neutralidad.

Respecto a la naturaleza de la disputa, señalar que, más que el tipo de tema que subyace, los investigadores señalan como responsable de la eficacia a la intensidad del conflicto. La mediación parece más exitosa en conflictos de baja o media intensidad. Claro que esto no es lo habitual, pues las personas suelen perseverar durante largo tiempo en sus conflictos antes de que admitan la necesidad de un mediador. Así cuando el mediador aborda el conflicto, en la mayoría de las ocasiones éste tiene ya una intensidad considerable, por lo que el mediador debe anticipar esta circunstancia y prepararse estratégicamente para conflictos enconados.

Respecto a los protagonistas del conflicto la investigación destaca como relevante del éxito del proceso:

- La motivación de las partes para el acuerdo.
- El compromiso con la mediación y los mediadores.
- El equilibrio de poder.

Como señalan Serrano y Mirón (2003), la motivación de las partes y la confianza en un acuerdo debe ser constante y la eficacia depende mucho de que esa motivación y confianza se extiendan a lo largo del proceso y no sólo aparezcan en las primeras fases. Especialmente podremos hablar de eficacia si el mediador consigue que esa motivación y eficacia se incremente a lo largo del proceso. El mediador debe fomentar la motivación mientras se desarrolla la mediación. Las personas que abandonan la mediación aluden al escaso interés por llegar a un acuerdo y al compromiso de ir a la mediación más social que por convicción propia del posible éxito del proceso.

La intervención de una tercera parte, como hemos visto, puede contribuir de manera decisiva en la resolución de los conflictos, pero no debemos obviar algunas limitaciones de esta fórmula.

Según Rubin (1994) no hay que dudar de la utilidad de la mediación, pero cita algunas limitaciones:

1. *Rompe la estabilidad de la diada:* en efecto la intervención de una tercera parte en el proceso negociador altera el equilibrio anterior, y puede convertirse tanto en el elemento en el que residan las claves de la solución como en un problema añadido.
2. *Alterar un determinado ritmo de trabajo:* el mediador sugiere, propone y recomienda, pero también impone un estilo y un ritmo en el plan de trabajo que puede interferir con el ritmo de las partes.
3. *Recurrir a todo tipo de recursos con tal de alcanzar un acuerdo:* el mediador puede caer en la tentación de usar la fuerza para «obligar» a las partes a aceptar una solución que no convence a ninguna de ellas.
4. *Aplicar técnicas estándar:* no evaluar las consecuencias que determinadas técnicas pueden acarrear si no son las más adecuadas o no se aplican en el momento preciso.

Hay que tener en cuenta que las intenciones del mediador suelen ser las mejores, pero que este requisito imprescindible para el éxito del proceso mediador no es suficiente para lograrlo.

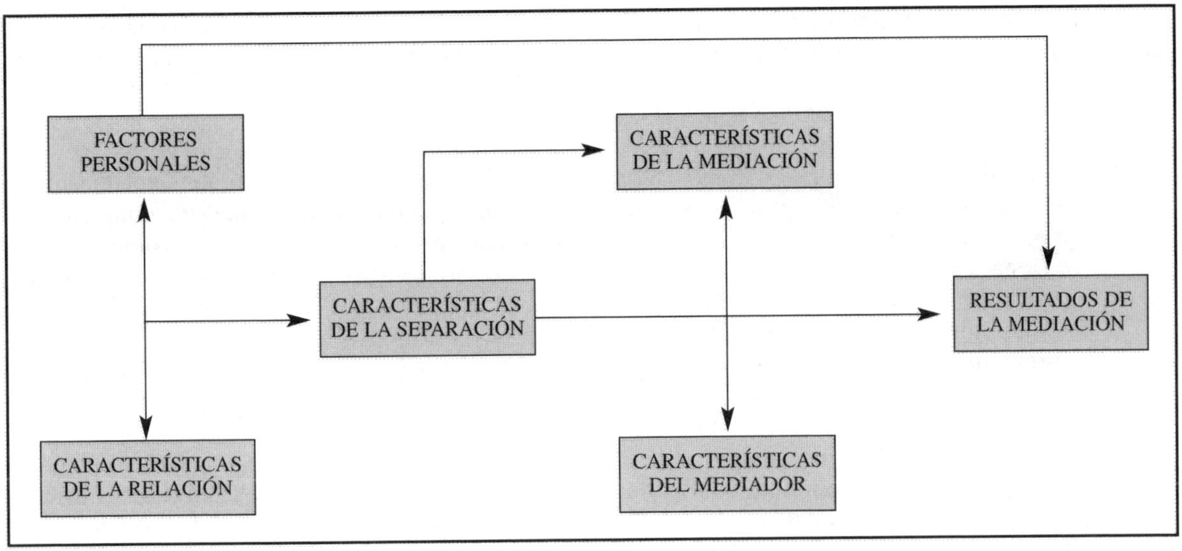

Gráfico 6.1.—Modelo de mediación eficaz. Serrano y Mirón (2003).

7. TÁCTICAS Y TÉCNICAS DE LA MEDIACIÓN

Hemos visto el peso específico que las estrategias y tácticas tienen para decantar el éxito o fracaso en el proceso de la mediación. Por ello es importante establecer una taxonomía de todas las herramientas que puede emplear el mediador en el desarrollo de su labor.

Kressel y Pruitt (1989) identifican tres tipos básicos de tácticas: las reflexivas, las sustantivas y las contextuales (Sánchez, 2000).

Tácticas reflexivas

Las tácticas reflexivas están diseñadas para orientar al mediador en la disputa y son la base para futuras acciones. Pretenden conseguir que las partes acepten la mediación y confíen en la figura del mediador. Una de las tácticas reflexivas más empleadas en la conocida como *caucus*, y que se refiere a las entrevistas individuales que realiza el mediador para conseguir información sobre las prioridades y deseos de cada parte.

Tácticas sustantivas

Son sustantivas las tácticas que se refieren concretamente a los asuntos del conflicto en cuestión, tales como las sugerencias que hace el mediador sobre el acuerdo. Las tácticas sustantivas se dividen en tres tipos:

1. Sustantiva/presión: son de tipo coercitivo y se usan para alejar de una determinada posición a cualquiera de las partes.
2. Sustantiva/sugerencias: intentan acercar de manera más positiva, sin ningún carácter coercitivo, a alguna de las partes a una determinada posición a través de sugerencias.
3. Sustantivas/guardar las apariencias: incluyen acciones como responsabilizarse de las concesiones de las partes.

Tácticas contextuales

Se refieren a la facilitación de la resolución del proceso con el fin de que sean las partes las que alcancen por sí mismas una solución al conflicto. La revisión posterior de esta taxonomía por parte de

Carnevale, Lim y McLaughlim (1989) ha dividido las tácticas contextuales en dos grupos:

1. Contextual/confianza: engloba aquellas acciones destinadas a conseguir una corriente de confianza entre las partes y el mediador, como la formulación de metas antes y durante la mediación.

   Destaca aquí la posibilidad táctica de *desarrollar un clima de confianza*. Es una tarea muy importante y a la vez una táctica imprescindible para eliminar tensiones entre las partes. Establecer unas relaciones positivas entre las partes en el proceso de mediación puede ser altamente costoso, pero es una estrategia muy importante en algunos procesos, especialmente al inicio de las conversaciones. La conducta del mediador debe ser profesional y utilizar la jovialidad hasta el punto que su buen hacer dictamine.

   Promover un clima positivo y constructivo entre las partes abarca muchas tácticas (Serrano y Rodríguez, 1993). Entre las más usuales podemos recurrir a:

   — Promover diálogos informales.
   — Preocuparse sinceramente por los intereses de las partes.
   — Introducir secuencias de humor moderado.
   — Ofrecer a las partes elementos materiales como caramelos...
   — Utilizar frases que aminoren el individualismo y resalten la interdependencia: «necesitamos», «tenemos que conseguir», «creo que debemos analizar»...

   Las personas que acuden a un proceso mediador y llevan su autoestima herida necesitan lo primero una reparación sustantiva, una recuperación de su ser como persona; las tácticas de apoyo en estos casos son fundamentales.
2. Contextual/agenda: se refiere a aquellas tácticas encaminadas a determinar prioridades en los asuntos a tratar y organizarse de manera que se atiendan los asuntos generales primero y los más específicos después.

Pero como ya hemos dicho más arriba, si en algo están de acuerdo todos los estudios sobre mediación es en el papel relevante que juega la comunicación dentro del proceso. La habilidad de comunicarse de los mediadores y su manejo de las técnicas de comunicación son una herramienta imprescindible para llevar el proceso a buen término. Entre las principales técnicas comunicativas utilizadas en la mediación encontramos:

1. **Lenguaje neutral:** el mediador debe controlar el vocabulario que elige para mantener su carácter de imparcialidad. Además debe saber convertir el lenguaje, normalmente imparcial y lleno de prejuicios empleado por las partes involucradas en el conflicto, en otro con mensajes más neutros que suavicen el tono general de enfrentamiento que pueda estar presente.
2. **Escucha atenta:** el mediador debe percibir tanto los hechos como los sentimientos que expresan las partes y responder de tal manera que los involucrados se sientan escuchados.
3. **Empatía:** mediante la empatía debe demostrar a ambas partes que las ha escuchado y entendido, sin realizar ningún juicio de valor.
4. **Formulación de los hechos:** mediante la formulación de los hechos expresada por el mediador se define el conflicto como una conjugación de la perspectiva que tienen de él cada una de las partes. La imparcialidad que el mediador confiere a la formulación del tema del conflicto sentará las bases para facilitar la búsqueda de una solución.
5. **Reformulación:** con la reformulación se transforman los mensajes de las partes, para que cada una de ellas se centre en el contenido del mensaje y no en la forma que se exprese. Con la reformulación se pretende controlar las emociones de enfado que pue-

dan suscitar los mensajes de la parte contraria con el objeto de que el proceso pueda avanzar.

6. **Mostrar firmeza:** la expresión de firmeza por parte del mediador tiene múltiples formas de llevarse a cabo, desde la defensa verbal de las normas a respetar en el proceso hasta la intransigencia sobre la realización de concesiones unilaterales. En ocasiones será necesario utilizar tácticas de firmeza, máxime si acontece después de haber mostrado alguna forma de flexibilidad poco agradecida por las partes. Pero nunca la firmeza debe conllevar el recurso a la amenaza o el alejamiento y la aminoración del interés que siempre el mediador debe mostrar por las propuestas de las partes.
7. **Hacer preguntas:** el mediador debe saber qué preguntas debe hacer y en qué momento del proceso. Las preguntas cerradas limitan la libertad de expresión de las partes y su flexibilidad, mientras que las preguntas abiertas le dan mayores posibilidades en este sentido.

A continuación se expone un cuadro con los errores más comunes de los mediadores.

CUADRO 6.1

Errores comunes de un mediador

1. **Hacer demasiadas preguntas:** no es fundamental disponer de más información, sino tener claro que dispones de la más importante. Practica la escucha activa y deja que las partes se expresen a su modo, incluso respetando sus silencios.
2. **Preguntar demasiados «por qué»:** en lugar de «¿por qué le insultaste?», dile mejor «cuéntame más de lo que ocurrió justo antes de que él dijera que le habías insultado».
3. **Discutir con una de las partes:** no muestres disgusto ni te opongas a lo que diga una de las partes.
4. **Emitir juicios:** no digas «uno de vosotros debe estar mintiendo» sino «ambos tenéis puntos de vista diferentes». Tampoco se debe decir «estas son tonterías» sino «si esto os interesa especialmente, podemos verlo en otro momento».
5. **Dar consejos:** en lugar de decir «debéis recordar lo importante que es el respeto mutuo», formularlo como «¿cómo os gustaría que fuera vuestra relación en el futuro?».
6. **Amenazar a las partes:** no decir «si no resolvéis esto tendréis que solucionarlo con un expediente»; en cambio se puede decir «acordasteis intentar resolverlo, puede que sea duro, pero a pesar de ello hemos avanzado mucho y es importante que sigamos en ese sentido».
7. **Forzar la reconciliación:** será obvio cuando las partes lleguen al acuerdo, no se debe forzar. No se debe pedir que sean amigos otra vez, que pidan disculpas o den disculpas o que se den la mano, pregúntales «¿qué podéis hacer para encontraros más satisfechos?» o «¿qué soluciones serían más justas para las dos partes?».
8. **Imponer la mediación:** indaga en cómo les afectan las decisiones que están tomando en ese momento, la proyección que tendrán para ellos en el futuro, para que sean conscientes de lo que son capaces. Lo más importante es que sepan que pueden retomarlo en el momento que se sientan preparados o cuando les parezca oportuno, que tienen la puerta abierta. Felicítales por los esfuerzos que han hecho y lo que han colaborado, y respeta su sentimiento de no querer continuar.

La mediación en el ámbito laboral. Procedimiento y recomendaciones 7

1. INTRODUCCIÓN

Tradicionalmente, los conflictos han venido asociados al trabajo y a las organizaciones. Esta relación en el futuro se verá acentuada a medida que el tamaño de las organizaciones crece y, especialmente, se complica (Ptetter, 1998). La diversidad y el multiculturalismo en las organizaciones acentúa el pronóstico citado; asimismo el conflicto crecerá porque el nivel educativo y la especialización de los trabajadores es cada vez mayor. Este panorama producirá en los próximos años valores heterogéneos, un sistema de creencias múltiple y una elección sesgada de información par diferentes tipos de trabajadores y personal de las organizaciones. Los desacuerdos y los desencuentros, los conflictos y los problemas intergrupales crecerán (De Dreu, Van Dierendonck y De Best-Waldhober, 2002).

Un conflicto laboral colectivo consiste en una situación de enfrentamiento o discrepancia que afecta a intereses generales y que puede tener diversas fórmulas de solución. A diferencia del conflicto individual, que es el que existe entre un trabajador y el empresario y que tiene como materia el reconocimiento de un derecho subjetivo singular, en el conflicto colectivo el objeto del mismo está constituido por un interés colectivo, entendiendo por tal el interés que, lejos de ser exclusivo de un individuo o la suma de individuos, se atribuye a un grupo o colectividad laboral en cuanto tal colectividad.

Las consecuencias de un conflicto laboral dependen de cómo los empleados respondan a esa situación. De esta forma tenemos conflictos que han terminado de una forma constructiva, hostil o competitiva (Dij Kstra, Dierendonck y Evers, 2005). En este marco de posibilidades la mediación laboral es una excelente estrategia para eliminar progresivamente las soluciones hostiles y destructivas. Es una buena forma de enfrentarse a ese abanico de conflictos laborales que incrementa su cantidad y diversidad con el paso de los años.

El actual ordenamiento laboral existente en los países europeos oferta varias formas de solución de los conflictos colectivos huyendo y tratando de alejar las soluciones legales. De esta forma, y desde el año 1995, son muchos los países europeos que han dictado normas para que en caso de conflicto laboral colectivo las partes acudan a un mediador como requisito previo a las demandas ante Magistratura, «desjudicializando» en parte y de esta forma los conflictos colectivos.

El mediador laboral tiene que tener presente que la negociación colectiva es compleja y suele representar componentes legales, financieros, tecnológicos, de seguridad..., tan dispares que requieren una elevada preparación por parte de los mediadores. No resulta fácil que un solo mediador sea experto en todos estos aspectos, por lo que es aconsejable la creación de un grupo de mediadores compuesto por distintas personas. Se tratar de crear un equipo de mediadores capaz de manejar un gran volumen de información. No en vano la información que se maneja en la negociación colectiva suele ser muy elevada a causa de los argumentos, contrargumentos y ofertas que se realizan. El grupo suele asumir un mayor nivel de riesgo que el que asumen los negociadores individuales, y ese mayor nivel de riesgo es, en muchas ocasiones, el que hace avanzar las negociaciones. Los distintos grupos pueden desempeñar roles complementarios; no olvidemos que las negociaciones atraviesan por distintos momentos y que las habilidades de los mediadores individuales son diferentes.

Pero si en los conflictos laborales señalamos una serie de ventajas del equipo mediador, las desventajas no son menores. Si el grupo está mal preparado o coordinado, si no ha elaborado suficientemente los temas de confrontación y las estrategias a seguir, si carece de conocimientos o experiencias en este campo, los resultados pueden ser malos y puede triunfar la filosofía del gana-pierde, con lo que el choque está asegurado.

Pero, ¿cuáles son los conflictos colectivos más comunes? Por nuestra parte, desde enero de 2003 hemos realizado un muestreo incidental tomando como referencia 434 conflictos colectivos durante un período de veintidós meses.

Los conflictos han llegado a Servicios Regionales de Mediación presentando quejas y demandas centradas básicamente en la «interpretación del convenio» y el «calendario laboral» (14,75 por 100). Este tema va seguido de aspectos relacionados con el «salario» (11,98 por 100), la «modificación sustancial de las condiciones de trabajo» (11,52 por 100) y las «discrepancias en las negociaciones» (10,14 por 100).

Como se puede apreciar en la tabla 7.1, vemos cómo los conflictos menos demandados de solución se centran en el «incumplimiento del deber de negociar» (6,45 por 100) y el «incumplimiento de los acuerdos adoptados ante el Servicio de Mediación».

TABLA 7.1

Distribución temática de los conflictos laborales derivados a servicios de mediación (2003-2004)

Tema discrepante	Total	Porcentaje
Salario	52	11,98%
Jornada / Calendario / Vacaciones	64	14,75%
Ruptura de negociaciones	1	0,23%
Contratación	19	4,38%
Incumplimiento del deber de negociar	28	6,45%
Bloqueo de la negociación colectiva	9	2,07%
Negociación colectiva	5	1,15%
Pacto de empresa	2	0,46%
Discrepancias en la negociación	44	10,13%
Incumplimiento de acuerdo	8	1,84%
Interpretación del convenio	64	14,75%
Aplicación del convenio	64	14,75%
Incumplimiento de acuerdos del mediador	22	5,07%
Modificación sustancial de condiciones de trabajo	50	11,52%
Otros	2	0,47%
Total	**434**	**100%**

Si analizamos el tipo de conflicto atendiendo al número de trabajadores por empresa, la causa principal en empresas de menos de 100 trabajadores se centra en la aplicación e interpretación del convenio y en la diferente interpretación de aspectos relacionados con la jornada, el calendario y las vacaciones (tabla 7.2).

TABLA 7.2

Distribución de conflictos laborales a partir de una casuística aleatoria de 857 casos

	Trabajadores							
	0-100		100-250		250-500		Total	
	Casos	%	Casos	%	Casos	%	Casos	%
1. Salario	34	7,84%	10	2,3%	8	1,84%	52	11,98%
2. Jornada/Calendario/Vacaciones	34	7,84%	18	4,15%	12	2,76%	64	14,75%
3. Ruptura de las negociaciones	2	0,46%	2	0,46%	2	0,46%	6	1,38%
4. Contratación	7	1,61%	6	1,38%	2	0,46%	15	3,46%
5. Incumplimiento del deber de negociar	18	4,15%	10	2,3%	0		28	6,45%
6. Bloqueo de la negociación colectiva	4	0,92%	2	0,46%	2	0,46%	8	1,84%
7. Negociación colectiva	4	0,92%	0		0		4	0,93%
8. Pacto de empresa	2	0,46%	0		0		2	0,46%
9. Discrepancias en la negociación	20	4,61	13	2,99%	10	2,3%	43	9,9%
10. Incumplimiento pactos	0		6	1,38%	2	0,46%	8	1,84%
11. Interpretación del convenio	26	5,99%	16	3,69%	22	5,07%	64	14,75%
12. Aplicación del convenio	30	6,91%	16	3,69%	18	4,15%	64	14,75%
13. Incumplimiento acuerdos del mediador	16	3,69%	4	0,92%	2	0,46%	22	5,07%
14. Modificación sustancial condiciones de trabajo	34	7,83%	16	3,69%	2	0,46%	52	11,98%
15. Otros	0		2	0,46%	0		2	0,46%
Total	**231**	**53,23%**	**121**	**27,88%**	**82**	**18,89%**	**434**	**100%**

2. CONCILIACIÓN Y MEDIACIÓN

El sistema de relaciones laborales en los países avanzados está sufriendo una transformación drástica. Esta transformación se ha visto acelerada con el inicio del siglo XXI y tiene sus raíces más representativas en los cambios evolutivos que han ido transformando la época industrial en la era de la información, la globalización, las nuevas estrategias de mercado y la importancia esencial que adquieren las personas en las organizaciones como motor fundamental del desarrollo de la competitividad.

Estas tendencias conllevan un enorme desafío en la dimensión humana del trabajo y de las organizaciones. Actualmente, pese a la sofisticada tecnología, la gestión del factor humano se convierte en un factor clave de la búsqueda de la productividad y la excelencia. De esta forma las viejas teorías de motivación han quedado inservibles y se hace imprescindible obtener la voluntad común a través del acuerdo, del consenso, predominando este tipo de relaciones sobre la aplicación de la fuerza de uno sobre otro.

La Asociación de Mediación Familiar de Québec señala que «la mediación es un método de resolución de conflictos basado en la cooperación. El mediador, un tercero imparcial, ayuda a las parejas que quieren disolver su unión a elaborar por sí mismas un acuerdo viable y satisfactorio para las dos partes» (Coy Ferrer, 2000).

Trasladado al ámbito laboral, el mediador surge entonces como una figura imparcial que no toma parte para la resolución de un conflicto, sino que contribuye a establecer unos canales y vías de comunicación entre trabajadores y empresarios para favorecer el encuentro de intereses, desestimando aquellas otras circunstancias que bloqueen la salida a un problema circunscrito en el medio laboral, ámbito limitado pero importantísimo en nuestras vidas.

En este marco, la preocupación desde los últimos años del siglo XX se ha centrado en la introducción en el mundo del trabajo y de las organizaciones de métodos alternativos de resolución de conflictos. Métodos donde la figura del mediador ha emergido con fuerza y con carácter de imparcialidad para generar nuevas soluciones. Su objetivo es integrar en el campo de las relaciones laborales una cultura de diálogo y cooperación, a través de la búsqueda pacífica de acuerdos. Frente al recurso a los jueces y a presiones como la huelga y el cierre patronal, métodos indirectos de solución de conflictos laborales, el medio directo pacífico y natural por antonomasia lo constituye la mediación.

Siguiendo a Serrano (2003), se constata que la crisis del modelo sindical clásico, reivindicativo y antagonista ha propiciado el surgimiento de una cultura centrada en mayor medida en la concertación y el diálogo. Por otra parte, la competitividad actual y la globalización laboral demanda que los conflictos laborales sean inusuales y lo menos impactantes posible, de manera que no supongan un deterioro de la economía de las empresas y, por ende, de los puestos de trabajo.

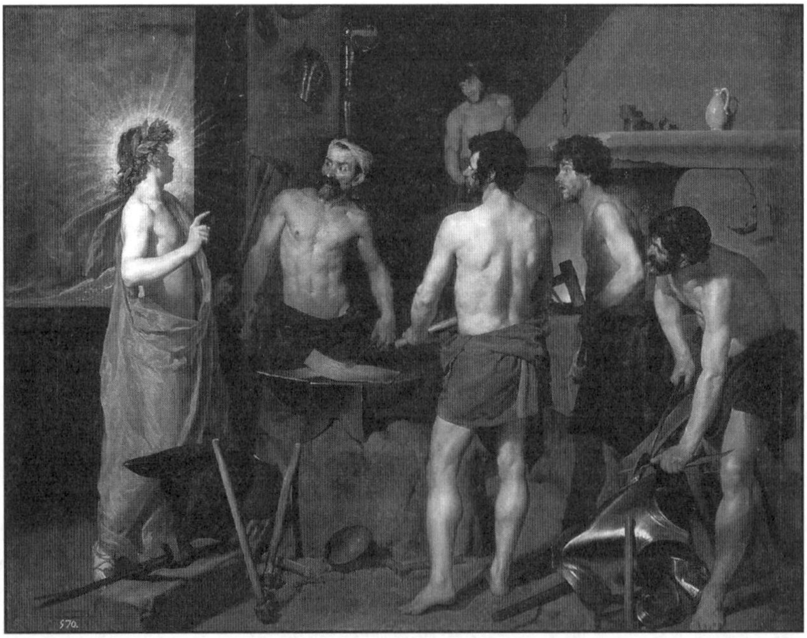

Figura 7.1.—El trabajo constituye un marco que históricamente ha precisado con reiteración de asesores y de mediadores exteriores (*La fragua de Vulcano*. Velázquez, 1630).

El auge de la mediación laboral lo explican desde otra perspectiva Rodríguez-Piñero, Rey y Munduate (1993), para quienes tanto empresarios como trabajadores sienten la mediación como una necesidad real, como una herramienta ágil y eficaz para resolver los conflictos. El proceso de mediación es mucho más ágil que la lenta, y a veces tediosa, maquinaria de la Justicia. Además, el protagonismo que las partes tienen en mediación laboral queda atenuado y minimizado por las estructuras judiciales.

Es más, en la década de los noventa, muchas personas podían pensar que la mediación laboral era un proceso voluntario, basado en la libertad que tienen las partes para solicitar apertura del proceso y para mantenerse en él o no. Pero actualmente ya no es así, las normas laborales han colocado al mediador en un punto anticipado al juez y al magistrado. Los trabajadores deben demandar mediación previa a cualquier otra estrategia resolutiva. En las principales ciudades existen oficinas administrativas que recogen estas solicitudes y las canalizan hacia una solución mediada. Las ventajas de la utilización de este método en este ámbito son:

- Es flexible, ya que excepto ciertos principios básicos permite a las partes y al mediador sentar las normas que regirán el proceso.
- No tiene costo económico, su acceso es gratuito tanto para las empresas como para los trabajadores.
- Disminuye el costo social que implican las relaciones conflictivas y las consecuencias derivadas, ya que un conflicto laboral puede traducirse en un descenso de la productividad de las empresas.
- Se desarrolla en un ambiente de respeto.
- Fomenta la participación de las partes en la búsqueda de soluciones, permitiendo el protagonismo de las partes implicadas.

En el ámbito laboral podemos distinguir tres tipos de mediación: mediación a petición de parte, mediación programada y mediación reactiva. La mediación a petición de parte se inicia a través de una solicitud por escrito por cualquiera de las partes ante los Servicios Regionales de Mediación Laboral o la inspección respectiva. La mediación programada procede de la propia planificación interna de las Direcciones de Trabajo, quienes la utilizan como mecanismo resolutivo a determinadas demandas. Finalmente, la mediación reactiva se aplica en situaciones de emergencia.

Los conflictos que se tramitan habitualmente en los órganos de mediación laboral son básicamente conflictos colectivos de intereses o jurídicos que versan sobre la aplicación e interpretación de una norma estatal, convenio acuerdo, pacto colectivo o determinadas prácticas empresariales o de los trabajadores. Hay determinadas prácticas empresariales o de los trabajadores, determinados asuntos que permanecen al margen de los mediadores laborales; son conflictos que versan sobre Seguridad Social o los que surgen en la administración estatal, local o autonómica.

En cualquiera de sus tipos, la mediación laboral es un proceso que se fundamenta en la buena fe y disposición de las partes implicadas, por lo que permite una gran flexibilidad tanto al mediador como a las partes para establecer las reglas y dinámica del proceso, dándole así un carácter exclusivo y específico. La mediación laboral asegura la confidencialidad de la información recabada durante el proceso. Se garantiza que la información proporcionada al mediador no llegará a la otra parte sin previo consentimiento de los afectados, así como de toda la documentación a la que tuvo acceso para desarrollar su labor durante la evolución del proceso. La mediación laboral, además, minimiza las consecuencias que se derivan de las relaciones conflictivas de las partes, promoviendo la activa participación de ambas en el hallazgo de una solución aceptable en el marco de una relación basada en el respeto y la transparencia de la comunicación.

Respecto a la mediación laboral, los Servicios Regionales de Mediación Laboral han creado manuales breves ilustrando el procedimiento de conciliación-mediación. En efecto, en las primeras reuniones de mediadores éstos vieron la necesidad, y así lo recogen en sus documentos de actas y conclusiones, de elaborar un manual de procedimientos de mediación que contuviera los elementos básicos de actuación. Con ello además se conseguía unificar un modelo que identifique los Servicios Regionales de Mediación Laboral con independencia de los conciliadores-mediadores que conformen el organismo de conciliación-mediación en cada una de sus actuaciones.

En efecto, en España los mediadores laborales son profesionales independientes y no están en plantilla de los Servicios Regionales de Mediación Laboral, sino que van rotando de forma trianual o bianual.

Por ejemplo, una de las notas que caracteriza al sistema de solución de conflictos acordado en algunas legislaciones y que le diferencia de marcos legales es la unión del concepto conciliación y mediación en el mismo procedimiento. Esta circunstancia no implica una unificación de los sistemas, siendo aconsejable, en función del tipo de conflicto, que en el propio procedimiento se ejerzan de forma separada ambos sistemas.

Las siguientes instrucciones surgen de la voluntad de dotar a los Servicios Regionales de Mediación Laboral de un mínimo ritual y procedimiento de mediación consensuado que contribuya a mejorar la actuación del órgano de conciliación-mediación, estando afectado, como no podía ser de otro modo, a la propia intuición de cada mediador. Las instrucciones se dividen en una serie de apartados:

Información previa

Una de las carencias más destacadas por los Servicios Regionales de Mediación Laboral y los conciliadores-mediadores al tener el primer contacto con el conflicto es la falta de información.

En las solicitudes de iniciación del procedimiento se reduce la información sobre las causas y motivos del conflicto identificando mínimamente el motivo que justifica la competencia de este Organismo para entender de él, obviando cualquier referencia más o menos pormenorizada sobre elementos tan importantes como los antecedentes, las reuniones mantenidas, identificación de las discrepancias principales, etc.

Al objeto de ampliar esta información, desde los Servicios Regionales de Mediación Laboral y en el propio acuse de recibo de la solicitud se añadirá la siguiente indicación: «Rogamos facilite al Servicio de Mediación Laboral del modo que estime conveniente y antes de la fecha señalada para la reunión de conciliación-mediación, toda la información que considere relevante para mayor conocimiento del conflicto laboral colectivo».

Igualmente, resulta imprescindible que los mediadores abran el acto de mediación con una identidad en las posiciones, garantizando con ello una correcta actuación colegiada desde su inicio. Esta pretensión lleva consigo, en el supuesto de que el órgano de conciliación-mediación esté compuesto por dos mediadores, la necesidad de convocar a éstos con la antelación suficiente, en función de la naturaleza del conflicto y de su dimensión, a la hora señalada para la celebración del acto. Los conciliadores-mediadores procurarán, en cualquier caso, la máxima puntualidad en los señalamientos.

Discurso inicial o de apertura

La puesta en práctica de la mediación exige una planificación y una organización cuidadosa. Para que el proceso de mediación sea un éxito, tan importante es la formación de mediadores como que existan unas condiciones que favorezcan su función ante la potencial resolución del conflicto. De igual modo, los aspectos organizativos y de difusión son elementos imprescindibles para que la mediación vaya más allá de lo testimonial.

La conciliación-mediación comienza con la orientación que el conciliador-mediador hace a las partes, o dicho de otro modo con un discurso inicial o de apertura. En un período corto de tiempo se debe establecer una base para la confianza y comunicación eficaz entre el mediador y las partes, que dure a lo largo de toda la sesión, y debe establecerse de una manera directa, articulada, informativa, concisa, clara e imparcial.

Los objetivos que se persiguen con el discurso inicial son informar a las partes sobre quiénes son las personas que componen el órgano de conciliación-mediación; qué es el proceso de mediación; cuál es el rol de los conciliadores-mediadores y de las partes; cuáles son las normas de funcionamien-

CUADRO 7.1

Se da a conocer a las partes los objetivos de la mediación, el desarrollo del proceso y la metodología de trabajo

1. Dar una bienvenida cordial, agradeciendo la presencia en el proceso.
2. Aclarar que el objetivo de la mediación es el de ayudar, a las dos partes, a lograr una comprensión más clara de la situación y de cómo se perciben mutuamente para que esta «clarificación» facilite el logro de un acuerdo.
3. Poner en conocimiento de las partes que, independientemente de su concurrencia obligada al proceso de mediación, su participación en el mismo es totalmente voluntaria sin perjuicio de otras alternativas posteriores.
4. Precisar que todo acuerdo alcanzado en el proceso dependerá, exclusivamente, de la voluntad de las partes, siendo éstas también las que determinen su alcance. Aclarar el valor legal de estos acuerdos. (Ver la legislación de la autonomía respectiva a estos asuntos, ejemplo: *BOJA* 48, de 23 abril de 1996.)
5. Precisar con toda claridad la neutralidad del mediador en el conflicto. El mediador no tiene interés material o de cualquier otro tipo en el resultado de la mediación. El mediador se retirará inmediatamente si surgiera algún interés durante el proceso.
6. El mediador será libre de retirarse automáticamente del proceso si su esfuerzo no fuera fructífero como consecuencia de acciones de «mala fe» de alguna de las partes.
7. La mediación es completamente confidencial, no pudiendo actuar el mediador ni como testigo en una posible audiencia judicial posterior.
8. La información que alguna de las partes proporcione al mediador será totalmente confidencial, salvo que ésta parte decidiera su co-participación con la otra parte en litigio precisando las condiciones en las que la información puede ser revelada.

to; poner a las partes cómodas y prepararlas para mediar; establecer un tono de comunicación cooperativo; garantizar el respeto de las partes, y evaluar su estado emocional y su disposición y motivación para el proceso.

Por considerarse una parte crítica del proceso de mediación y como fórmula de estilo común, este discurso, más o menos desarrollado, debe ser aplicado en todas y cada una de las mediaciones, con independencia de que las partes ya fueran conocedoras del mismo, desarrollándose los siguientes puntos:

1. *Presentación de los conciliadores-mediadores* por su nombre y apellido. No se mencionará la organización designante de cada conciliador-mediador para evitar romper la unidad del órgano de conciliación-mediación.
2. *Presentación de las partes*. Se invitará a cada uno de los asistentes a que se presente ante el resto.

¡Hola!, me llamo..., y yo... Somos mediadores del Servicio Regional de Mediación. Si queréis podemos trabajar con vosotros para resolver el problema que os ha traído a esta reunión.

¿Tu nombre es...? (mirando a una de las partes).

Y el tuyo...? (mirando a la otra).

«Esto es lo que vamos a hacer: tras comentar las reglas que hay que respetar, nos vais a contar —por turnos— vuestro problema desde vuestro punto de vista. Nosotros os haremos algunas preguntas para aclarar aquello que ha sucedido y estar seguros de si os hemos entendido bien. Luego os preguntaremos acerca de vuestras ideas sobre cómo resolver este problema, para que con ellas podamos construir una solución con la que ambos estéis de acuerdo y, finalmente, escribirlo y firmarlo. Nosotros no vamos a tomar parte ni a deciros lo que tenéis que hacer. Si en algún momento lo creemos necesario y estamos todos de acuerdo, haremos alguna sesión por separado con cada uno de vosotros; en su momento definiremos en qué condiciones».

3. *Sobre la conciliación-mediación:*

   a) Definición de la conciliación-mediación en los siguientes términos: «enfoque de la resolución de los conflictos en que un tercero imparcial interviene en una disputa, con el consentimiento de las partes, para ayudarlas y facilitarlas la obtención de un acuerdo mutuamente satisfactorio en relación con las cuestiones en disputa».
   b) Definición del rol de los conciliadores-mediadores: el papel de los conciliadores-mediadores es facilitar el proceso de diálogo entre las partes, que son libres de llegar a un acuerdo si así les conviene. El mediador debe mantener una postura de imparcialidad hacia todas las partes en conflicto, lo que significa estar libre de tendencia o favoritismo, comprometerse a todas las partes y no representar un rol antagónico. El mediador no debe formular afirmaciones o pretensiones falsas, engañosas o injustas; no debe imponer las posibles soluciones, lo no es óbice para que las pueda valorar. La información recibida por el órgano de conciliación-mediación, en reunión parcial o conjunta con los litigantes, es confidencial y no debe ser revelada a las partes ajenas a las negociaciones sin autorización de éstas. Esta confidencialidad implica, igualmente, que la información recibida en el proceso de mediación no será utilizada por las partes en procedimientos antagónicos futuros, rehusando atestiguar voluntariamente en un procedimiento judicial ulterior. Las presiones que ponen en peligro la acción voluntaria y el acuerdo de las partes no deben ser elementos de mediación. Y, por último, destacar que los conciliadores-mediadores están sujetos a un régimen de incompatibilidad del SERLA que, entre otras cosas, impide su actuación si se ha participado previamente a este acto como asesor o parte en el conflicto que nos ocupa.
   c) Definir el papel de las partes en la mediación como:

      — La responsabilidad de la resolución descansa en las partes del conflicto.
      — Los acuerdos alcanzados deben ser convenidos voluntariamente por las partes en conflicto.
      — El mediador debe ayudar y nunca imponer un acuerdo.

   d) Exposición de los principios del procedimiento:

      — Imparcialidad.
      — Audiencia.
      — Igualdad de las partes.
      — Confidencialidad.
      — Consenso, autodeterminación y voluntariedad.

   e) Exposición de las características del procedimiento: en este sentido el conciliador-mediador actuante recordará que «el procedimiento a seguir es flexible, pero, si les parece bien, estableceremos unas mínimas normas de funcionamiento. Abierto el acto el órgano de conciliación-mediación otorgará la palabra a la parte solicitante para que fije su posición respecto de la solicitud presentada, pudiendo aclarar los extremos incorrectos de la misma y exponiendo sus pretensiones. Acto seguido concederá la palabra a la otra parte para contestar a los extremos del conflicto. Si tras esa primera intervención hay acuerdo entre las partes se levantará acta con el acuerdo alcanzado. Si no existiese acuerdo tras la primera intervención, comenzará la mediación propiamente dicha y la tarea de los mediadores. El acuerdo es la meta siempre que éste aparezca como justo y equitativo a los ojos de todas partes. Una vez iniciada la labor conciliadora-mediadora por parte del órgano de conciliación-mediación no constarán en acta otras manifestaciones, réplicas, dúplicas o posturas de parte respecto a las propuestas de acuerdo que pudiesen surgir bien a instancia del órgano de conciliación-mediación o de cualquiera de las partes, salvo el acuerdo que en su caso se alcance. Los conciliadores-mediadores podrán hacer recesos, reunirse separadamente con cada una de las partes o conjuntamente tantas veces como se considere oportuno para el buen fin de la mediación. Este órgano de conciliación-mediación da por hecho que las normas de convivencia y respeto van a presidir este acto».

f) *Cierre del discurso inicial: a*) fijar como resumen que el objetivo final es establecer los cauces adecuados para intentar la solución del problema; *b*) preguntar a las partes si han comprendido el proceso y si tienen alguna duda al respecto; *c*) dar inicio al procedimiento otorgando la palabra a las partes: «bien, pues demos comienzo al procedimiento: por favor, Sr. X, ¿quiere exponernos en un tiempo prudencial y cómodo para todos sus argumentos?».

Órgano de conciliación-mediación

La unidad de criterio respecto de las actuaciones del órgano de conciliación-mediación cuando éste esté formado por dos conciliadores-mediadores se torna en una necesidad, máxime cuando se quiere transmitir una imagen colegiada y única. El órgano de mediación debe actuar como moderador del debate impidiendo cualquier altercado, menosprecio o abuso, ya que en todo momento debe garantizarse el principio de igualdad y audiencia a las partes. No obstante, el conciliador-mediador no debe limitar su función al mantenimiento de la paz; su participación debe entenderse como un recurso activo dispuesto a suministrar sugerencias y alternativas. La mediación tiene que ser consensuada por todos los conciliadores-mediadores actuantes.

El órgano de conciliación-mediación elaborará las actas de las sesiones de mediación, procederá a su lectura y las enviará al Servicio Regional de Mediación Laboral para la remisión de una copia de la misma, siempre que se hayan firmado varias, o del correspondiente certificado, a cada una de las partes intervinientes en el conflicto.

¿Recesos largos o descansos cortos?

La figura del receso no debe ser entendida en exclusiva como potestativa de las partes en conflicto, sino como una posibilidad del órgano de conciliación-mediación de contrastar, identificar, aclarar y unificar criterios y estrategias.

Por ello, como criterio general se realizará un receso tras haber escuchado las disposiciones de las partes, sin perjuicio de reiterarlo en las siguientes situaciones:

- Cuando se hayan producido las principales intervenciones de las partes y no resulte apreciable ningún dinamismo en el desarrollo del acto.
- Cuando se prevea el estancamiento de posiciones.
- Cuando resulte elevado el clima de tensión entre las partes.
- Cuando el insuficiente acercamiento o entendimiento de las partes requiera propuestas concretas.
- Cuando la situación requiera fijar una estrategia definida.
- Cuando lo solicite alguna de las partes.
- Cuando lo estime conveniente alguno de los conciliadores-mediadores actuantes.

Finalización

La finalización del acto va a venir determinada por la posición de las partes en el conflicto (acuerdo, suspensión y sin acuerdo). Siendo plenamente conscientes de la finalidad del Servicio Regional de Mediación Laboral, como mediadores debemos ofrecer (cuando así se estime) una suspensión de la reunión para la valoración final.

Una vez finalizada la mediación sin posibilidad de acuerdo, el/los conciliador/es-mediador/es actuante/s ofrecerá/án a las partes el procedimiento de arbitraje como vía alternativa de solución de la controversia, informando del procedimiento, eficacia jurídica, efectos, etc., en caso de que, a juicio del mediador, se concierte un acuerdo que:

1. Es ilegal.
2. Exhibe una grosera ausencia de equidad.
3. Es el resultado de información falsa.
4. Es el resultado de mala fe.
5. Es de aplicación imposible.
6. No es susceptible de mantenerse en el curso del tiempo.

El mediador debe informar a las partes de las dificultades que percibe y formular sugerencias que puedan corregir los problemas.

El mediador, en su papel de sujeto activo del proceso, tiene libertad para formular propuestas escritas para la solución del conflicto, siendo potestativo de las partes en conflicto la decisión de incluir en el texto del Acta la aceptación o rechazo de las mismas, o su incorporación al cuerpo del Acta.

En la redacción de las actas se respetará el pleno derecho de las partes a la libertad de manifestación de las mismas, recogiéndose igualmente las posibles alegaciones o excepciones y la posición de cada parte. Si así lo solicitan, estas manifestaciones se harán constar de manera genérica del tipo «se afirman» y «se oponen». Una vez firmada el acta del proceso de mediación se cerrará el acto con un saludo de cortesía y un agradecimiento a las partes por su participación en el proceso.

Recomendaciones

En el apartado de recomendaciones entendemos que deberían contenerse aquellas sugerencias tanto del procedimiento como de imagen tendentes a evitar cualquier duda sobre la imparcialidad del Servicio Regional de Mediación Laboral, sobre la igualdad de trato, sobre la competencia de los mediadores o sobre la finalidad de la institución. Es por ello por lo que incluimos en el manual de procedimiento las siguientes recomendaciones:

a) Antes de la celebración del acto de conciliación se evitarán los contactos con las partes afectadas por el conflicto, pues se podría incurrir en una incompatibilidad. En aquellos supuestos en los que alguna de las partes solicite un contacto previo a la celebración del acto de mediación, éste se desarrollará con el órgano de conciliación-mediación actuante.

b) En el caso de actuar más de un conciliador cada actuante debe mantener informados a los restantes acerca de los procesos esenciales.

c) Durante la negociación se debe evitar cualquier demostración de desacuerdo entre los conciliadores-mediadores, así como de crítica de los mismos. Las discrepancias o desagrados suscitados entre los miembros del órgano de conciliación-mediación serán tratados privadamente, evitando cualquier manifestación pública al respecto.

d) El mediador actúa como representación del organismo, y en consecuencia debe considerarse, cara a su comportamiento, como parte de una organización.

e) El mediador debe evitar:

- Conducta impropia.
- Usar su posición en beneficio propio.
- Aceptar dinero u objetos valiosos.
- Establecer obligaciones con las partes que interfieren en su imparcialidad.

f) Los conciliadores-mediadores actuantes se abstendrán de valorar y asesorar pública o privadamente a las partes en conflicto sobre el contenido de los posibles acuerdos alcanzados a lo largo de la mediación.

g) Cuando por alguna de las partes se planteen observaciones al proceso en el desarrollo del acto de conciliación-mediación, éstas serán tratadas con los siguientes criterios: las que hagan referencia al procedimiento y a la falta de cumplimiento de requisitos previos regulados en el acuerdo o reglamento serán tratadas por el Servicio Regional de Mediación Laboral; el resto de observaciones que se pudieran plantear serán recogidas en el acta correspondiente.

h) La información recibida por un mediador, en reunión parcial o conjunta con los litigantes, es confidencial y no debe ser revelada a las partes ajenas a las negociaciones sin autorización de éstas. La confidencialidad implica, igualmente, que la información recibida en el proceso de mediación no será utilizada por las partes en procedimientos antagónicos futuros, rehusando atestiguar voluntariamente en un procedimiento judicial ulterior.

Finalmente, el proceso de mediación se tornará más efectivo si el mediador se esfuerza en seguir una serie de normas:

— Debe controlar la comunicación entre las partes y ayudarlas a entender los puntos de vista defendidos por la parte contraria.
— Ha de planificar y estructurar la mediación adecuadamente.
— Inferir a la situación una dosis de realismo sobre las concesiones que las partes están dispuestas a realizar.
— Ser activo y utilizar correctamente estrategias y tácticas en los momentos propicios.
— Debe conseguir que las partes se impliquen en la búsqueda conjunta de una solución al conflicto.

Acudir a una mediación enfermo o sin haber descansado lo suficiente es, de todo puesto, desaconsejado. Más allá de este aviso, la sensación de optimismo y la perseverancia en el arreglo es una buena mochila para el «viaje» del mediador. Prepararse psicológicamente supone además entrar en contacto con las leyes de la psicología interpersonal. Cuanto más sepa un mediador de aspectos como las actitudes, la teoría del intercambio, los sesgos perceptivos, los mecanismos de agresividad y atracción interpersonal, por citar algunos temas psicosociales básicos, más y mejor preparado estará para desempeñar con éxito la tarea mediadora. Confíe en su rol de mediador y trate de que progresivamente las partes confíen una en otra.

Según Ovejero (2004), el modo más fácil de llegar al mejor acuerdo integrativo consiste en que ambas partes compartan toda su información. Sin embargo, esto es más fácil de decir que de hacer. Con frecuencia, los ejecutivos que negocian desconfían de la otra parte y creen que una estrategia de este tipo entrega una información importante que puede reducir su ventaja en la dimensión distributiva. Pero si la meta es maximizar los intereses combinados, compartir información sería sin duda una vía ideal para negociar. Crear confianza y tratar de que las partes compartan información es una tarea fundamental del mediador.

Para completar este apartado, veamos, por último, las recomendaciones que sobre el tema nos hace Laurent (1989) en Ovejero (2004):

— Utilice las formas, imponga la cortesía, el respeto al orden del día convenido, opóngase a que se interrumpa al que está en uso de la palabra. Sea estricto en esto; sin ser enfático, no ceda ni un ápice. Esto evita que las pasiones adquieran demasiada ventaja.
— No consienta que le pongan furioso: algunos harán todo lo posible por cogerle en falta en este punto. Relájese, respire, respire...
— No consienta ni insultos ni calumnias. Manténgase firme a ese respecto; si lo ve necesario, rompa. No se puede respetar a alguien que se deja insultar o calumniar. Tampoco se negocia con alguien a quien no se respeta: lo que se busca es aplastarle.

3. PRÁCTICA: ¿QUÉ HARÍA USTED EN ESTE CASO?

Utilice y reflexione sobre los siguientes casos. Su tarea consiste en puntuar del 1 al 5 las alternativas que se sugieren en cada caso, partiendo de la acción más deseable o el modo más apropiado de resolver situaciones conflictivas, hasta la acción menos deseable o el modo menos apropiado. Señale con el número 1 la manera de solucionar el conflicto que, en su opinión, sea la más acertada; con el número 2 la segunda manera más acertada; y así sucesivamente hasta el número 5.

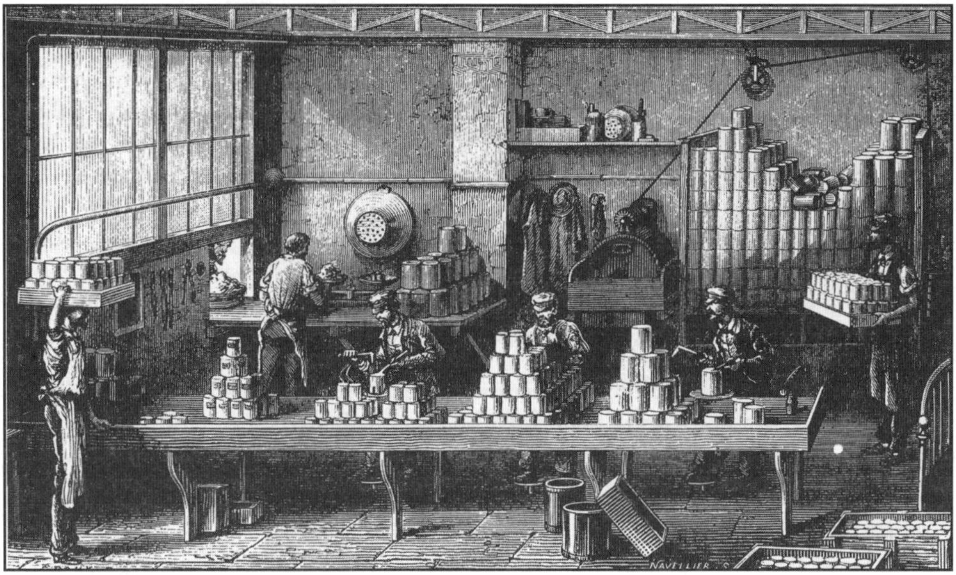

Figura 7.2.—La mediación en el ámbito laboral es básica para el trabajador, la organización y la estructura productiva y laboral de un país.

Primer caso

Francisco es dueño de una industria papelera. Recientemente ha sabido que uno de sus empleados suele abandonar frecuentemente el trabajo para ir a charlar con un compañero que trabaja en la misma fábrica, pero en una sección diferente. La producción de dicho empleado ha disminuido por causa del frecuente abandono de su trabajo. Francisco teme que otros empleados quieran hacer lo mismo. Si usted fuese Francisco, ¿qué haría?

a) Hablar con el empleado para convencerle de que, si quiere charlar, lo haga exclusivamente durante la hora de descanso.
b) Dar instrucciones al jefe de la sección del otro empleado en el sentido de que no permita a éste interrumpir el trabajo.
c) Tratar de encontrar a ambos empleados «in fraganti» y hacerles comprender su error y el perjuicio que están ocasionándose a sí mismos y a la empresa.
d) No hacer nada, por pensar que es una tontería conceder tanta importancia a algo que no la tiene.
e) Procurar que los demás empleados no hagan lo mismo y sigan estando unidos.

Segundo caso

Carlos dirige una central termoeléctrica. Es una tarea peligrosa y de gran responsabilidad. Cualquier descuido puede resultar fatal. Pero Carlos sospecha que uno de sus más directos subalternos es adicto a la droga, de lo cual tiene algunos indicios; sin embargo, teme que, si le dice algo, se arme el lío. Si fuese Carlos, ¿qué haría?

a) Abordar directamente al sujeto y decirle con toda franqueza lo que sospecha de él.
b) Pedirle al sujeto que no se presente drogado en la central, pues lo que ocurra durante el trabajo es responsabilidad suya.
c) No abordar directamente al sujeto, por temor a que éste se vuelva contra uno y ser objeto de su aborrecimiento.

d) Hacerle ver el perjuicio que le ocasionan las drogas y que, dado que está prohibido su uso, en cuanto se encuentre una prueba está despedido.
e) Vigilarlo de cerca y tratar de evitar que influya en otros trabajadores de la central.

c) Tercer caso

César es gerente de una fábrica de motores. De vez en cuando, el Departamento de Personal del sector de producción organiza cursos de adiestramiento con máquinas más sofisticadas, en orden a mejorar la rapidez de producción. Ahora bien, los empleados no muestran interés por tales cursos. La dirección de la fábrica, por su parte, se ve pues en la necesidad de contratar a cuatro empleados más, pero ha decidido también reducir el tiempo de descanso de los empleados y ha empezado a exigir trabajo más intensivo. Si usted fuese César, ¿qué haría?

a) Dejar que las cosas vayan a su aire. Lo más probable es que el tiempo se encargue de superar la crisis.
b) Buscar un mejor entendimiento entre la gerencia de la fábrica y los empleados.
c) Contratar al menos a dos de los cuatro trabajadores.
d) Hablar con el Departamento de Personal para ver el modo de eludir el problema de la contratación de nuevos empleados sin reducir la producción ni sobrecargar de trabajo a los empleados actuales.
e) Hablar con el supervisor de producción (que es el supervisor inmediato del gerente) para que haga una llamada de advertencia a los empleados del sector de producción.

Cuarto caso

Enrique posee un chalet en la playa. Por una serie de motivos, ha decidido venderlo y alquila otro sólo durante los meses de verano. Lo consulta con su esposa y sus cinco hijos, los cuales se muestran divididos: dos están a favor de la venta; otros dos en contra; la madre y uno de los hijos dejan en manos del padre la solución. Si fuese Enrique, ¿qué haría?

a) Vender la casa sin consultar a nadie.
b) Esperar, porque con el tiempo vendrá la mejor solución.
c) Decir a la mujer y a los hijos que no dramaticen el asunto, que el problema es de poca importancia.
d) Reunir a la familia para buscar todos juntos la solución del problema.
e) Hacer una exposición detallada a la familia de la situación económica y de la orientación que se quiere dar al problema.

8 Mediación familiar

1. INTRODUCCIÓN

Laing y Esterson en 1964 realizaron una interesante distinción en el campo de los conflictos familiares. Según ellos, en la interacción habitual en las familias es preciso diferenciar entre praxis y proceso. La primera se refiere a las acciones sociales que se pueden atribuir a decisiones e intenciones bien definidas; el segundo se refiere a sucesos que sencillamente ocurren sin que nadie los pretenda. Cotidianamente, en las relaciones familiares hay decenas de estos procesos. Los sucesos que caen dentro de la praxis social resultan inteligibles, fácilmente comprensibles para los participantes, pero no así los sucesos del proceso. Se trata de discursos maléficos que escapan al control de las parejas.

Este punto de vista supone que los miembros de una familia por lo general no tienen una conciencia clara de todo lo que comunican sus acciones y afirmaciones y, por ende, de los efectos que los mensajes de otras personas producen en ellos. También supone que el control que los individuos tienen sobre los mensajes que trasmiten está muy lejos de ser perfecto. Puede uno tener intención de crear armonía y hacer luz con lo que dice, pero el efecto real puede ser la discordia y la confusión, y esto se puede deber por igual a la naturaleza del mensaje o a la perversidad del que recibe el mensaje. Mi tono de voz, mi cambio de tema en determinados momentos, y el negarme a responder a ciertas afirmaciones, pueden tener consecuencias definitivas para crear, activar o radicalizar un conflicto familiar. Mi esposa suele solamente caer en la cuenta de ciertas consecuencias desagradables sin poder señalar con toda claridad la causa precisa de ello. Y de esta manera, el altercado sigue adelante con una incomprensión cada vez mayor y llega a un término en el que la única posible salida es la mediación.

Para las familias es muy fácil caer y quedar atrapadas en situaciones como éstas. Estos conflictos son en su base conflictos de comunicación, tensiones que son más fáciles de resolver cuanto menos involucrado esté uno y cuanto menor sea el peso de incomprensiones y conflictos pasados sobre los que descanse la relación. De aquí que los conflictos familiares sean tan difíciles de resolver, ya que no pueden esperar autocríticas espontáneas por parte de los participantes. Generalmente se requiere la ayuda de algún tercero neutral y objetivo bajo la forma de mediador.

Pero si bien estos conflictos familiares son antiguos y nos encontramos con multitud de ellos, y aunque hay legisladores sobre el tema y numerosos programas de entrenamiento para los mediadores, los profesionales deben saber que se van a encontrar con situaciones muy complejas. Los conocimientos profundos en mediación familiar sólo tienen una validez limitada. El mediador debe desterrar su intuición práctica y abundar lo más posible en aumentar su habilidad para identificar los elementos precisos que han dado al proceso de la interacción familiar su forma actual. Algunos aspectos de la comunicación familiar son demasiado sutiles para la sensibilidad, inclusive del más habilidoso mediador, ya que no tienen más que una sola oportunidad para reaccionar a una secuencia de interacciones familiares. Además, mediar en familias complica la existencia de un protocolo generalizable, ya que los conflictos y problemas suelen ser altamente idiosincrásicos. Por estas razones la mediación familiar es, sin duda, la más difícil de las mediaciones, y el profesional se ha de autoexigir el mayor conocimiento y preparación.

2. EL MARCO DE LA MEDIACIÓN FAMILIAR

Si bien la evolución de la unidad familiar en los últimos años ha sufrido notables cambios y los hogares unipersonales cobran cada día más protagonismo (tabla 8.1), lo cierto es que los conflictos no cesan y son tan llamativos como las agresiones familiares, tan habituales en los medios de comunicación.

La mediación familiar es una técnica que se inserta como una fórmula durante años contrastada para encauzar de forma óptima los conflictos familiares y, en especial, los de la pareja. La finalidad de la mediación familiar no es la de evitar situaciones de ruptura, sino la de aminorar las consecuencias negativas que se derivan de las mismas. Se diferencia así la mediación familiar de otras disciplinas más enfocadas a la vertiente preventiva y terapéutica de los conflictos familiares, perspectivas que han tenido amplio eco en la «Terapia Familiar» de múltiples psicoterapeutas y en no menos «Orientadores Familiares» encabezados por Carl Rogers. Cuando el mediador perciba en un conflicto familiar la necesidad de trabajar en el ámbito de la Terapia o de la Orientación, deberá abstenerse de intervenir y derivar el caso a los profesionales competentes.

El Comité de Ministros del Consejo de Europa, en su Recomendación de 21 de enero de 1998, anima a los Estados a promover la mediación familiar conforme las experiencias llevadas a cabo en los países más democráticos. Este referente es sin duda el más sólido de los avales para el ejercicio de la mediación familiar. No obstante, también aquí la Constitución Española establece la obligación de los poderes públicos para asegurar la protección social, económica y jurídica de la familia, y desde esta obligación se han venido produciendo diversas iniciativas públicas y privadas para favorecer la mediación familiar.

Ya el Plan Integral de Apoyo a la Familia 2001-2004 estableció como una línea estratégica del propio Plan la de desarrollar los servicios de mediación familiar. Finalmente son muchas las normas reguladoras aprobadas por gobiernos regionales.

Los principios consolidados a propósito de la mediación familiar tienen que ver con la volunta-

TABLA 8.1

Porcentaje de hogares uniparentales por clase social en Castilla y León (2005)

Clase social	**Tipo de hogar**					
	Uniparental	**Monoparental con hijos**	**Pareja sin hijos**	**Pareja con hijos**	**Otro tipo de hogar**	**Total**
Baja	28,3%	8,3%	13,5%	3,9%	7,8%	9,8%
Media-Baja	20,1%	12,8%	21,3%	8,3%	18,5%	13,4%
Media	41,2%	46,2%	46,4%	47,2%	43,8%	45,8%
Media-Alta	5,2%	16,0%	11,3%	22,3%	10,7%	16,4%
Alta	0,2%	7,7%	5,0%	8,3%	5,0%	6,1%
Ns/Nc	5,0%	9,0%	2,5%	10,0%	14,2%	8,5%
Total	**100%**	**100%**	**100%**	**100%**	**100%**	**100%**

riedad de las partes, el carácter experto del mediador y su neutralidad, como garantía de resultados imparciales y duraderos en el tiempo. Este mediador, experto puede actuar sólo o en un equipo de mediadores, facilitando así la convergencia en el conflicto de especialistas de diferentes áreas científicas. Así se logra una complementariedad muy importante.

Respecto a los conflictos familiares, la perspectiva suele ser la propia de familias ampliadas, en el sentido de incluir conflictos entre padres-hijos, entre cónyuges, entre hermanos o entre parientes diversos. En concreto la casuística más común pasa por las personas unidas por vínculo matrimonial:

- Rupturas surgidas en el ámbito de convivencia de la pareja. La mediación trata de promover que los cónyuges busquen y acuerden soluciones más satisfactorias para todos los miembros de la unidad familiar de convivencia, de forma especial los menores, las personas con discapacidad y las personas dependientes. Además, la mediación puede facilitar la resolución de conflictos en vía judicial, algo bien distinto de lo que ocurre en la mediación laboral como vimos anteriormente.
- En la separación o divorcio para buscar acuerdos más convenientes para los miembros de la unidad familiar.
- En las situaciones de conflicto surgidas de sentencias recaídas en procedimientos de separación, divorcio o nulidad, para facilitar de forma consensuada su cumplimiento y ejecución. Idénticamente para facilitar la ejecución de sentencias.
- Finalmente, en los casos de variación sustancial de las circunstancias tenidas en consideración en las resoluciones judiciales firmes, para facilitar la modificación de las medidas establecidas en las mismas.

3. CONFLICTOS SUPRAFAMILIARES Y CONFLICTOS AGRESIVOS

La mediación en los barrios adopta formas pluriparticipativas, como demostraron los conflictos en Francia a finales del año 2005. Para entender esta situación habría que partir del estudio del sociólogo Jean F. Amadieu, profesor de la Sorbona de París. Envió 25 currículums a otras tantas ofertas de empleo. Todos los currículums se enviaban por duplicado, manteniendo datos de estudios y experiencia. En todos se subrayaba el carácter francés del aspirante, pero mientras un currículum tenía nombre francés tradicional, su paralelo encabezaba un nombre con reminiscencias árabes. Por cada 5 «franceses» que las empresas llamaban para la entrevista, solamente un «árabe» gozaba de la misma oportunidad.

Pues bien, el paro y la falta de expectativas constituyeron el germen de un conflicto de dimensiones sociales insospechadas. Francia vivió durante el mes de noviembre de 2005 una situación desconocida. Varios miles de coches y varias decenas de centros públicos fueron quemados en un movimiento violento que sorprendió a las autoridades francesas. En ese contexto el gobierno francés utilizó la policía y los servicios de mediación con las comunidades de inmigrantes árabes que constituían el grueso de los alborotadores. La destreza social de las autoridades, especialmente las municipales, se hizo patente cuando activaron una idea novedosa. Buscar, detectar a posibles mediadores culturales que hicieran reflexionar a los alborotadores y guiaran a las autoridades en una estrategia social capaz de responder, a su vez, a las demandas de los adolescentes inmigrantes conflictivos.

Goune es uno de esos mediadores sociales contactados por las autoridades. Su tarea es voluntaria, habla con los adolescentes, les orienta y jamás emite informe alguno o reclama firmas de acuerdos. Lo que buscan estos mediadores es ratificar un contrato psicológico con las partes. Su horario es nocturno, sus maneras y ademanes, gustos y preferencias están próximos a los del grupo social objetivo. Goune trabaja en un centro social de barrio y mantiene los vínculos con su comunidad y con las autoridades, que pagan su trabajo y demandan su consejo.

Una vez más, la escucha, la comunicación y la similaridad actitudinal son las mejores herramientas de esta mediación. Pero en este contexto social la mediación es una etapa, las políticas de empleo y de integración escapan del contexto de la mediación. Francia ha puesto en marcha una asociación de mediadores en la inserción social de «jóvenes sin futuro». Los conciliadores pueden calmar de momento la actividad agresiva, pero las soluciones a la integración necesitan un paso más.

4. MEDIACIÓN FAMILIAR EN CONFLICTOS HOSPITALARIOS

Desde otra perspectiva, algunas familias tienen familiares ingresados en hospitales; cuando las dificultades de interacción con el personal sanitario, por motivos religiosos, lingüísticos o éticos aparecen, la mediación asume un protagonismo inexcusable. Un ejemplo patente lo encontramos en la mediadora Quantili, mujer argelina preparada en temas médicos y sociales. Es un caso novedoso pero no único. Otras mujeres extranjeras prestan sus servicios como mediadoras en hospitales europeos.

Su tarea consiste en explicar a las futuras madres los procedimientos médicos a los que se van a someter, solicitar sus permisos, y tratar de hacerles comprender que la medicina occidental tiene enormes ventajas sobre algunas de sus tradiciones terapéuticas relacionadas con la maternidad.

De nuevo la mediadora trabaja conciliando intereses y consigue que mujeres con creencias ajenas a los hospitales occidentales, desconfiadas de las técnicas quirúrgicas y de los controles de quirófano, admitan de buen grado, junto con sus familias, estos procedimientos ajenos a su cultura y creencias. Las mediadores ahogan importantes conflictos a los que no son ajenos los cirujanos, y sin cuya labor serían una tragedia personal e institucional algunas prácticas hospitalarias que nosotros consideramos normales.

9

Psicología social y mediación

A. OVEJERO BERNAL

1. INTRODUCCIÓN

A pesar de que tanto sobre la negociación como sobre la mediación se han realizado ya miles de investigaciones y se han publicado cientos y cientos de estudios, sin embargo en este campo, como en tantos otros de las ciencias sociales, no hemos avanzado mucho en las últimas décadas. Pero decir que no se ha avanzado mucho no es decir que no se ha avanzado nada ni que no se puede avanzar. Se puede, pero con gran dificultad, a causa de la propia naturaleza de la mediación —o de la negociación—. En efecto, si la negociación es un ámbito absolutamente complejo, en el que lo provisional y lo incierto es la norma y donde no existen leyes (véase Ovejero, 2004a), algo similar tenemos que decir de la mediación. Tanto el mediador como, aún más, el negociador se encuentran sobre arenas movedizas o en una cuerda inestable, siendo difícil mantenerse en equilibrio sin hundirse o sin caerse y más difícil aún avanzar en el sentido correcto y deseado. Estamos, pues, en un terreno inestable que, por otra parte —como en casi todos los asuntos humanos—, se rige más que por leyes científicas por las mañas del arte y del sentido común, aunque, ciertamente, ello no sea suficiente aquí para hacer las cosas bien. Afortunadamente, una de las características más definitorias y esenciales de la conducta humana es precisamente el ser incontrolable y en gran medida imprevisible, pues el hombre —y la mujer— es un ser intrínsecamente libre. De ahí que hace ya unos años, D. Kolb (1989, p. 16) no tuviera reparos en entender la mediación como un arte: «Son muchas las razones que respaldan esta idea de la mediación como práctica artística. Las más importantes son las circunstancias siempre cambiantes de los conflictos que los mediadores intentan resolver. Cada conflicto objeto de un proceso de mediación tiene carácter único, determinado por aspectos como las personalidades y biografías de los participantes, la naturaleza de las discrepancias y los antecedentes políticos y económicos de los negociadores. En consecuencia, afirman los mediadores, aparte de algunos principios rudimentarios no existen materiales con los que elaborar un manual práctico del mediador. El arte de la mediación se basa, pues, en la capacidad que tienen los profesionales de este campo de analizar circunstancias singulares y manejar inteligentemente las situaciones a medida que surgen». Sin embargo, añade Kolb (p. 21), dicho arte sigue unas reglas, pues «a medida que aumenta el número de casos en que interviene un mediador, es más probable que desarrolle ciertas pautas de conducta, circunstancia que contribuye a estructurar su práctica haciéndola más controlable».

En todo caso, por una serie de razones, entre las que yo destacaría el hecho de ser una forma de resolver conflictos más eficaz, más democrática, más civilizada y más barata que otras, como puede ser la vía judicial, últimamente la mediación ha experimentado un fuerte desarrollo también en nuestro país. Tal desarrollo se debe igualmente al hecho de que la gran flexibilidad de la mediación hace que ésta se adapte perfectamente a casi todo tipo de conflictos. Estamos clara e inequívocamente, pues, ante un fenómeno en expansión en el que, como luego veremos, la Psicología Social debe desempeñar un papel necesariamente protagonista.

2. MEDIACIÓN: TERMINOLOGÍA

Hace casi treinta años, en 1977, decía Hubert Touzard (1981), en un libro ya clásico, la mediación es una situación particular de negociación que se desarrolla en presencia de un mediador, que actúa como un agente facilitador y neutral, consistiendo su tarea en ayudar a las partes a resolver un conflicto y, por regla general, el mediador sólo interviene a requerimiento de una o varias partes. Posteriormente, C. Moore (1995, p. 32) nos da una definición similar, aunque ya más amplia. En efecto, tras afirmar que la mediación es una extensión y una colaboración del proceso de negociación, añade que «implica la intervención de un tercero aceptable, imparcial y neutro, que carece de poder de decisión y habilitado para ayudar a las partes contendientes a alcanzar voluntariamente el arreglo mutuamente aceptable de los temas en discusión... La mediación es un proceso voluntario en cuanto los participantes deben estar dispuestos a aceptar la ayuda de un tercero. En general, se inicia la mediación cuando las partes ya no creen que pueden resolver el conflicto por sí mismos, y cuando el único recurso parece implicar la ayuda de un tercero imparcial». Por su parte, Duffy, Grosch y Olczak (1996, p. 52) escriben que «la *mediación* es la intervención en un conflicto de una tercera parte neutral que ayuda a las partes opuestas a manejar o resolver su disputa. La tercera parte imparcial es el mediador, quien utiliza diversas técnicas para ayudar a los contendientes a llegar a un acuerdo consensuado con el fin de resolver su conflicto. Este acuerdo es con frecuencia un contrato mutuamente negociado, de obligatoriedad jurídica entre los contendientes. La palabra "ayuda" es importante en este contexto. Se supone que los mediadores no fuerzan ni imponen la resolución. En lugar de ello, un mediador capacita a los contendientes para llegar a su propio acuerdo sobre el modo de resolución del conflicto, propiciando la discusión cara a cara, resolviendo el problema y desarrollando soluciones alternativas». Y, como añade el citado C. Moore (1995, pp. 44-45), «la mediación es una extensión del proceso de negociación en cuanto implica ampliar el regateo a un formato nuevo y usar a un mediador que aporta variables y dinámicas nuevas a la interacción de los litigantes. Pero sin negociación, no puede haber mediación... El supuesto que está detrás de la intervención de un tercero es que éste puede ser capaz de modificar la dinámica de poder de la relación conflictiva influyendo sobre las creencias o las formas de comportamiento de las partes individuales, suministrando conocimiento o información, o usando un proceso negociador más eficaz y por lo tanto ayudando a los participantes a resolver las cuestiones en disputa».

Como es bien conocido, cuando la negociación se hace difícil como forma de resolver un conflicto, las partes pueden acudir a procesos alternativos que incluyen, entre otros, la mediación, el arbitraje, la conciliación y la vía judicial. Pues bien, recordemos que si la figura del mediador se distingue claramente de la del juez, también se distingue de otras figuras de intermediación con las que a menudo se la confunde. Así, aunque algunos autores consideran que los conceptos de mediación y conciliación son sinónimos, e incluso se los trata como tales en la legislación de algunos países, no obstante son bastante distintas como técnicas, y merecen consideración aparte. «Para explicar la diferencia es importante señalar que la mediación, además de aspirar a que las partes se reconcilien, busca que sean éstas las que diseñen de manera conjunta soluciones posibles al conflicto, que las conduzcan a la firma de un acuerdo satisfactorio para todos. De esta manera, podemos decir que la mediación es una técnica más ambiciosa que la conciliación, porque aspira a que las partes se comprendan. Otro rasgo característico de la mediación, que la distingue de la negociación y el arbitraje, es que en ella participa un tercero imparcial, el mediador, que no impone decisiones a las partes, aunque sí espera de ellas que respeten o cumplan ciertas reglas o etapas de procedimiento. El mediador no debe ser sólo un observador, indiferente a lo que suceda en el proceso, como algunas posturas extremas sobre la mediación parecen defender. La mediación se definía, en un principio, por tres aspectos básicos: la participación en ella era voluntaria (no obligatoria), intervenía un tercero imparcial y el acuerdo sólo se firmaba si las partes estaban conformes con la totalidad del contenido. Sin embargo, el éxito comprobado de la mediación en la resolución de conflictos y la fe creciente en las posibilidades que ofrece, dentro y fuera del sistema de justicia, ha generado un movimiento a favor de que la mediación sea, además de una alternativa, un complemento del litigio; es decir, que se utilice dentro del sistema de justicia» (Martínez de Murguía, 1999, pp. 50-51) (sobre la relación entre derecho y negociación, véase Martí, 2002).

3. LA MEDIACIÓN COMO FORMA EFICAZ DE RESOLUCIÓN DE CONFLICTOS: PRINCIPALES CARACTERÍSTICAS

Una vez visto qué es exactamente la mediación y en qué se diferencia y distingue de otras figuras de intermediación (véase Martí, 2002 y Ovejero, 2004a, cap. 15), analicemos ahora cómo es su propia naturaleza la que pide la intervención inexcusable y protagonista de la Psicología Social. Eso es lo que, ante todo, deseo mostrar en este apartado, sin extenderme mucho en aspectos fundamentales de la mediación, ya que, además de ser imposible resumir en dos o tres páginas cuáles son las funciones de la mediación, sus etapas, sus ámbitos de intervención, etc., es que todos esos temas serán tratados más adelante en este libro por autores más cualificados que yo.

Se sabe que en prácticamente todas las sociedades y culturas ha existido siempre algún tipo de mediación. Pero en cada situación social e histórica la mediación ha adquirido unas características propias y diferenciales e incluso se ha aplicado principalmente a unos campos concretos o a otros. Pues bien, en la actual sociedad occidental entendemos por mediación la intervención, en una situación de conflicto, de una tercera persona, en principio carente de autoridad para imponer decisiones vinculantes, y cuya misión consiste en ayudar a dos o más partes en conflicto a alcanzar un acuerdo para resolver éste. Por tanto, su cometido no podrá ser el de imponer acuerdo alguno, sino sencillamente el de facilitarle (véase Duffy, Grosch y Olczak, 1996; Goldber, Green y Sander, 1985; Guillén, 2004; Moore, 1995; Kolb, 1989; Martínez de Murguía, 1999; Perdiguero, 1995; Susskind y Cruikshank, 1987; Suares, 1996; Vinyamata, 1999, etc.). De ahí lo movedizo del terreno que pisa el mediador y de ahí también la gran variedad de campos en que puede estar presente (conflictos laborales, interpersonales, familiares, judiciales, internacionales, etc. Por otra parte, la eficacia de la mediación como forma de resolver conflictos está sobradamente demostrada. Es más, el mero hecho de que exista un mediador hace que los litigantes sean más cooperativos y más prudentes, y hace también que éstos utilicen menos tácticas agresivas o de confrontación. Pero no siempre es eficaz el mediador. En ocasiones su intervención puede incluso ser contraproducente. La eficacia del mediador se basa principalmente en estas tres variables:

1. El poder que posea. Al no tener ningún poder formal o autoridad, depende de sí mismo, de sus características personales y de sus conocimientos. En cuanto a las primeras, a sus características personales, yo destacaría estas tres: capacidad de empatía, liderazgo y aptitud para promover la comunicación eficaz entre las partes. Más específicamente, si el mediador no tiene autoridad para decidir, ¿dónde reside, pues, su capacidad de influencia? De los cinco tipos de poder de que hablan French y Raven (1974), el mediador no posee, efectivamente, poder de premio ni poder de castigo, e incluso el poder de autoridad poder legítimo lo tiene sólo en la medida en que se la atribuyan los contendientes. Pero, sin embargo, sí tiene los demás, que son justamente los más influyentes y cuya influencia es más permanente: el poder de experto en ocasiones y el de referencia y el de identificación casi siempre.
2. El conocimiento que tenga de la *Psicología humana* o, más exactamente, de la *Psicología Social de las relaciones humanas* (véase

Ovejero, 1998), como luego veremos. Para un mediador será de crucial importancia conocer las bases psicosociales de las relaciones interpersonales, como puede ser, por ejemplo, cómo nos hacemos una impresión de los demás, a veces en pocos segundos, o la manera en que explicamos las conductas de los demás, así como la influencia que tienen ambas cosas, la formación de impresiones y las atribuciones causales, sobre las relaciones interpersonales.

3. Mucho sentido común. La mediación es más un arte que una ciencia, pero un arte en el que, aunque no existen recetas, tampoco es todo total y absolutamente incierto: sí existen algunas reglas, sí hay algunas técnicas eficaces, o al menos más eficaces que otras en un momento concreto; la mediación sí puede enseñarse y aprenderse, como se intenta en este libro (véase Fernández Ríos, 1996). Pero todo ello (las aptitudes y habilidades personales, los conocimientos psicosociales y las técnicas concretas) debe ser condimentado con *mucho sentido común,* sentido común que también depende —y mucho— de los conocimientos que se posean de la psicología de las relaciones humanas, es decir, de la Psicología Social.

Además, dado que un mismo conflicto adquiere un significado diferente según el contexto cultural en que se produce (véase Ross, 1995), la mediación también deberá adquirir rasgos específicos en cada contexto cultural en que intervenga, siendo conveniente a veces incluso la no intervención. Y entendiendo por cultura el conjunto de valores y de normas que tiene la mayoría de los miembros de un grupo humano y que han sido adquiridos en el proceso de socialización, es lógico que la cultura desempeñe un papel crucial en el proceso de mediación, sobre todo, evidentemente, en el caso en que los litigantes pertenezcan a culturas diferentes. De ahí que, al igual que ocurre en el caso de la negociación (véase Adair y cols., 1998; Avruch y cols., 1998; Brett, 2005; Gelfand y Brett, 2004; Gulliver, 1979; etc.), toda Psicología Social de la Mediación que no incluya una perspectiva transcultural quedaría irremediablemente coja (véase Bercovitch y Elgström, 2001; Bercovitch y Rubin, 1992; Carnevale y Choi, 2000; Carnevale y Leung, 2001; Carnevale y Pruitt, 1992, 2003; Conlon y Meyer, 2004; Dialdin y Wall, 1999; Kressel y Pruitt, 1989; Rubin, 1980; Wall y cols., 2001; Zartman y Touval, 1989; etc.). Por no poner ahora sino un solo ejemplo de la necesidad de esa perspectiva transcultural, señalemos que, ya que los mediadores cambian su comportamiento según el contexto al que se enfrentan (Kolb, 1989), los mediadores de algunas culturas podrían ser más sensibles al propio contexto que los de otras culturas. Así, Carnevale y cols. (2002) encontraron que los mediadores de culturas colectivistas estaban más influidos por las relaciones anteriores entre las partes en disputa que los mediadores de culturas individualistas.

En todo caso, para ser realmente eficaz, como le ocurre también al negociador (véase Bazerman y Neale, 1993; Ovejero, 2004a), el mediador debe ser capaz de no dejarse influir demasiado por la existencia de muy diferentes sesgos irracionales. Así existe evidencia de que los mediadores pueden ser afectados por tales sesgos tanto como los demás seres humanos (Bar-Tal y Geva, 1985; Carnevale y Probst, 1998; Grzelak, 1982, etc.). Por ejemplo, los mediadores suelen ser influidos por el enmarcamiento, de tal forma que ven a los negociadores como más cooperadores cuando hacen concesiones en un marco de pérdidas que cuando hacen las mismas concesiones en un marco de ganancias, y tienden a favorecer a las personas menos cooperativas (Lim y Carnevale, 1995). Igualmente, existen estudios que indican un efecto sorprendente (Carnevale y Conlon, 1988): el mejor predictor de la calidad de los resultados recomendados por un mediador es la calidad de las ofertas que realizan las partes en disputa, lo que es consistente con los datos de Thompson y Kim (2000), datos que muestran que los mediadores hacen mejores sugerencias para llegar a un acuerdo cuando las partes parece que mantienen una relación positiva que cuando parece que mantienen una relación más negativa.

Por otro lado, el comportamiento de los mediadores es *adaptativo,* de modo que los mediadores actúan de forma contingente a las características de la situación de mediación (Carnevale, Lim y McLaughlin, 1989). Así, en el estudio ya clásico de Landsberger (1955), un análisis de las transcripciones de sesiones reales de mediación reveló que los mediadores adoptaron un estilo de intervención de mayor presión cuando las partes en disputa eran más intransigentes. Como señalan Carnevale y cols. (2005), los datos citados apoyan la idea de que los mediadores presionan a las partes cuando sus estimaciones acerca de la probabilidad de éxito disminuyen. Por ejemplo, Carnevale y Conlon (1988) encontraron que, a medida que la mediación se prolongaba más de lo inicialmente establecido y las partes continuaban discutiendo, los mediadores disminuían su utilización de la solución de problemas y aumentaban el empleo tanto de tácticas de presión como de compensación. Pero tal comportamiento contingente, que tiene sus efectos negativos, los tiene también positivos. En efecto, como escriben los citados Carnevale y cols. (2005, p. 326), muchas investigaciones muestran que las partes en disputa se adaptan a la mediación, lo que indica que el comportamiento mediador es efectivo si es contingente.

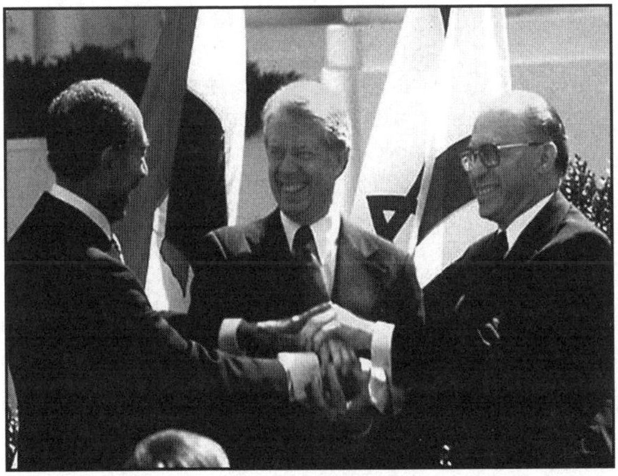

Figura 9.1.—El poder de las manos. Anuar el Sadat, Jimmy Carter y Menahem Begin trenzan las manos para cimentar un acuerdo entre Egipto e Israel.

Digamos, por último, que la intervención del mediador se hace más útil y a veces hasta imprescindible precisamente cuando existe una falta de comunicación entre las partes, en los casos en que las profundas rencillas interpersonales u hostilidades intergrupales hacen imposible cualquier acuerdo, o cuando problemas de percepción interpersonal entre las partes o estereotipos negativos impiden toda relación comunicativa entre las partes. Como vemos, pues, son ante todo —aunque no las únicas— razones de tipo psicosocial las que aconsejan o incluso exigen la intervención de un mediador externo para resolver ciertos conflictos, lo que, por otra parte, pone de relieve ya no sólo la utilidad en este campo de la Psicología Social, sino incluso su imprescindibilidad.

4. PSICOLOGÍA SOCIAL Y MEDIACIÓN

Al igual que en el caso de la negociación, también en el de la mediación la Psicología Social debe desempeñar un papel necesaria e inevitablemente protagonista, dado que ambas, la negociación y la mediación, son ante todo tipos muy particulares y complejos de *interacción social,* que es precisamente el terreno propio de la Psicología Social. Y dado que, por definición, la mediación es una conducta *interpersonal,* el enfoque psicosocial es aquí el más adecuado, lo que no impide que tal enfoque pueda y deba ser enriquecido y complementado con otros, como el jurídico. Es justamente a causa de su contenido psicosocial por lo que, frente al arbitraje, la mediación tiene un alto índice de satisfacción entre sus usuarios y crece su eficacia y su popularidad como método para gestionar los conflictos (Pruitt y Carnevale, 2003). Y es que las relaciones entre la Psicología Social y la mediación son por fuerza estrechas al menos en estos tres sentidos:

1. La mediación pretende intervenir en la resolución de un conflicto que es o bien *interpersonal* o bien *intergrupal* y que, por tanto, en ambos casos estamos ante un conflicto de naturaleza *psicosocial,* donde aspectos como la identidad personal y la identidad grupal, las relaciones intergrupales, el favo-

ritismo endogrupal y la hostilidad exogrupal, etc., serán centrales.

2. Son muchos los campos temáticos propios de la Psicología Social que tienen una gran utilidad para la labor del mediador (comunicación, formación de impresiones, atracción interpersonal, persuasión, etc.).
3. La propia mediación es en sí misma un proceso indiscutiblemente psicosocial, caracterizado ante todo por tres aspectos esencialmente psicosociales como son la *interacción interpersonal,* la *comunicación* y la *persuasión*, aspectos que llegan incluso a constituir la auténtica *esencia* de la mediación. Ahora bien, la gran eficacia de la Psicología Social para el campo de la mediación debe extraerse tanto, a nivel teórico, de la adopción de un enfoque psicosocial adecuado, como, a nivel más práctico, de saber aprovechar los numerosos resultados a los que la Psicología Social ha llegado en *muchos* temas psicosociales de gran aplicabilidad al terreno de la mediación (formación de impresiones, etc.).

En cuanto al enfoque teórico psicosocial, tengo que comenzar diciendo que la enorme complejidad de la Psicología Social, como consecuencia, entre otras cosas, de encontrarse en la encrucijada de muchas ciencias sociales (psicología, sociología, antropología, etc.), hace que posea múltiples —y a veces incluso contrarios— enfoques teóricos (conductista, psicoanalista, etc.) de los que para lo que aquí nos interesa yo destacaría, por su utilidad, estos tres: construccionismo social, análisis del discurso y de las conversaciones, e interaccionismo simbólico (véase Álvaro y Garrido, 2003; Ovejero, 1998). La necesaria brevedad en la exposición de estos tres enfoques me obliga a decir sólo qué son y qué pueden aportar al campo de la mediación:

1. *Construccionismo social:* la tarea del mediador se verá facilitada —y su eficacia potenciada— si considera que el conflicto para cuya solución debe mediar, como cualquier otra realidad, es algo socialmente construido por las partes litigantes. En efecto, la verdad absoluta no existe ni tampoco existe el conocimiento objetivo ni la realidad objetiva: nada de ello es independiente de nosotros. Los «hechos» no son cosas en sí, sino productos de un «consenso social», son construcciones sociales. Y lo mismo las disputas y los conflictos. Es más, el construccionismo social, con K. Gergen a la cabeza, comenzó cuando desafió el concepto del conocimiento como representación mental. «El conocimiento no es algo que la gente posea en sus cabezas, sino algo que *la gente hace junta*. Lo que se tomaba tradicionalmente por proceso psicológico se convierte desde el principio en un derivado del *intercambio social*. El lugar explicativo de la acción se traslada desde "la región interior de la mente" hasta los procesos y las estructuras de interacción social. Lo psicológico no es "constructor" de lo social, sino que lo social es "constructor" de lo psicológico» (Suares, 1996, p. 192). Y es en *«lo social»* donde debe intervenir el mediador, teniendo muy presente que el conflicto es algo construido por sus propios protagonistas, por lo que el análisis de cómo le construyeron será algo fundamental. Ahora bien, en esa construcción del conflicto el lenguaje va a ser un elemento absolutamente protagonista.
2. *Análisis del discurso y de las conversaciones:* ante todo tenemos que recordar que la mediación es un proceso psicosocial que pretende intervenir, a través principalmente del lenguaje, en las relaciones interpersonales e intergrupales para ayudar a resolver un conflicto. De ahí que el análisis del lenguaje, de los discursos y de las conversaciones vaya a ser esencial. Como dice M. Suares (1996, p. 91), «la comunicación es un tema central del proceso de la mediación. La disputa, considerada como una de las etapas del conflicto, es un proceso comunicacional. Se desarrolla en la comunicación, se conduce en la comunicación y, si se logra un acuerdo, éste es también un acto comunicacional». Y, por consiguiente, una de las princi-

pales cualidades que debe tener un mediador es justamente la de saber analizar e interpretar adecuadamente lo que de comunicacional hay en los conflictos en los que debe mediar. No olvidemos, pues, el papel crucial que el lenguaje, que es algo esencialmente psicosocial, desempeña en la mediación. De ahí la importancia del lenguaje en este campo (véase Mulholland, 2003) y de ahí también el interés que tienen los análisis de los discursos y de las conversaciones (véase Íñiguez, 2003). Y es que la mediación puede ser vista como la intervención, a través principalmente del lenguaje, en las relaciones interpersonales e intergrupales para ayudar a resolver un conflicto. Porque el lenguaje no es una mera actividad para describir las cosas, sino que, como escribía Ludwig Wittgenstein, los seres humanos *vivimos en el lenguaje,* hasta el punto de que, como subrayaba el gran filósofo vienés, los límites de mi mundo son los límites de mi lenguaje. El lenguaje está pautado por normas, reglas y códigos que dependen de la cultura a la cual pertenecemos cada uno y del contexto sociohistórico en que se produce, contexto que actualmente no es otro que la globalización gestionada por el tardocapitalismo ultraliberal (véase Ovejero, 2004b). «Y desde esta perspectiva, para analizar la narrativa es necesario que miremos más allá de la oración, más allá del párrafo; es necesario que miremos a las relaciones entre las personas, las normas, los mitos, las historias de la sociedad a la cual pertenece, es decir, que debemos tener en cuenta los contextos en los cuales se da esta narrativa».

«Los diferentes contextos presionan, influyen en el tipo de relaciones que se crean y por lo tanto se construyen diferentes narrativas de acuerdo con los contextos en los cuales éstas son narradas. La misma situación es contada de forma diferente si el interlocutor es un amigo, el esposo, el juez o el terapeuta. Los contextos de amistad, conyugales, judiciales, de mediación o terapéuticos presionan para que se construyan narrativas de forma diferente. El contexto de mediación es un contexto de adversidad. Cuando las partes concurren a la mediación ya se han definido a sí mismas como adversarias, por lo tanto esto contribuye a la producción de historias o narraciones de acusación, reproche, justificación y negación. Cada persona tiene una forma de narrarse para sí misma las historias, tanto sea de su vida en general como de cualquier elemento particular de ella. Nuestro *self* es el resultado de las narrativas, de las historias que nos contamos a nosotros mismos en primera persona y de las historias que escuchamos y aceptamos (a gusto o a disgusto) de las otras personas sobre nosotros mismos. Las narrativas no son historias fijas, sino que el proceso de construir historias sobre los acontecimientos de nuestra vida está realizándose permanentemente... En la medida en que se establezca la mediación como un contexto conversacional, en el sentido de Goolishian, se podrá dialogar sobre las narraciones que cada una de las partes traiga a la mediación. La narrativa alternativa es el resultado de la "conversación de las narrativas individuales" de cada una de las partes» (Suares, 1996, pp. 192-194). Por consiguiente, también le será de una gran utilidad al mediador el tener aquí en cuenta el perspectivismo de Ortega y Gasset (véase Ovejero, 2000).

3. *Interaccionismo simbólico:* aunque anterior en el tiempo a los dos enfoques anteriores, el interaccionismo simbólico se les asemeja bastante (Rose, 1974), complementándolos adecuadamente. A pesar de que, obviamente, no puedo explicar aquí esta teoría, sí quisiera subrayar que entre sus supuestos básicos están estos tres, todos ellos de indudable interés para la mediación: 1) El hombre vive tanto en un medio *físico* (lo que le asemeja a los demás animales) como, y sobre todo, en un medio *simbólico* (lo que le diferencia radicalmente de los demás animales); 2) Ese

medio simbólico consta principalmente de símbolos y significados comunicacionales; y 3) La sociedad como conjunto de individuos interactuando con su cultura, así como los significados y valores relacionados a través de los cuales los individuos interactúan, preceden a cualquier individuo existente. Por consiguiente, el mediador deberá conocer el significado real que cada elemento del conflicto tiene para cada una de las partes en litigio, conocer los elementos simbólicos de ese conflicto y saber cómo fue construido el conflicto en y por la interacción social. Todo ello le permitirá al mediador realizar con mayor eficacia su labor.

En cuanto a los temas concretos de la Psicología Social que más interés tienen para el mediador, destaquemos los siguientes, que por razones de espacio no podré detallar (véase Ovejero, 1998, para un análisis de los mismos):

1. Percepción de personas y formación de impresiones.
2. Procesos de atribución causal.
3. Irracionalidad humana y sesgos perceptivos y atribucionales.
4. Procesos de categorización de personas, estereotipos y prejuicios.
5. Dinámica de grupo y relaciones intergrupales.
6. Liderazgo en grupos pequeños.
7. Tácticas de influencia social.
8. Actitudes y cambio de actitudes: la persuasión.
9. Atracción interpersonal.
10. Procesos de intercambio.
11. Comparación social y consecuencias de la disonancia cognoscitiva.
12. Psicología de la comunicación: comunicación verbal y no verbal.

De todo ello, y exclusivamente por limitación de espacio, destacaré sólo dos: la comunicación y la capacidad de liderazgo. Como ya hemos dicho, la comunicación tal vez sea el elemento más central en el ámbito de la mediación. En efecto, en primer lugar, con frecuencia los propios conflictos surgen, total o parcialmente, de problemas de comunicación; en segundo lugar, la tarea principal del negociador consiste precisamente en mejorar y hacer que sea fluida la comunicación entre los litigantes; y, finalmente, el mediador debe ejercer sus funciones y alcanzar sus objetivos justamente a través de la comunicación, hablando con las partes, siendo persuasivo con la palabra, enseñándoles a «reformular los conflictos», etc. Todo ello queda perfectamente claro en la siguiente larga cita de Beatriz Martínez de Murguía (1999, pp. 154-156): «La manera como las personas se comunican influye de modo casi determinante en las relaciones que establecen entre ellas. No se trata sólo de malentendidos o confusiones, sino de vicios estructurales, característicos de las situaciones de conflicto, que imposibilitan un diálogo racional y productivo. Las personas que acuden a la mediación suelen tener determinada forma de comunicarse que generalmente propicia que el conflicto se agrave y se enquiste: a viejos agravios e insultos se unen los nuevos, provocados por el cansancio y la tensión que genera el alargamiento del conflicto. Se reducen o desaparecen incluso los ámbitos de comunicación neutra, no conflictiva; todo intercambio es entendido estratégicamente como parte del conflicto, hasta que la mínima comunicación de buena fe se vuelve imposible. La mediación requiere que las partes rompan con ese "lenguaje del conflicto", de modo que modifiquen sus actitudes. A esto se lo denomina "reformular el conflicto"; así, cuando se logra y las partes comienzan a hablarse sin insultarse ni recurrir a reproches, es mucho más fácil que el mediador pueda construir los puentes de unión necesarios para afrontar y resolver los desacuerdos... De esta manera, la comunicación que se establece en la mediación tiene que ver con la relación que las partes mantienen entre sí durante el proceso, con la utilización que hacen del lenguaje y la palabra; pero también depende del mediador, del modo en que intervenga, de las ocasiones en que lo haga y de su oportunidad, aspecto adicional de la tarea del mediador que pone en evidencia su peso y su influencia a lo largo del proceso... Asimismo, el mediador debe ser capaz de evitar que las partes recurran al doble lenguaje y a los mensajes equívocos, tan frecuentes entre personas enfrentadas; también es deseable que las partes logren, en un inicio, comunicarse adecuadamente sobre asuntos de poca significación, en apariencia triviales, porque muchas veces ése puede ser el camino para que, en adelante, se traten los problemas de fondo que sean realmente la causa del conflicto. La modificación de las pautas de comunicación entre las partes dependerá mucho de que el mediador logre situar el conflicto en una nueva perspectiva».

En cuanto al liderazgo, desde hace años viene mostrándose que el mediador desempeña básicamente dos funciones (Touzard, 1981, p. 219): es líder en la zona de actividad dedicada a la tarea y es líder en la zona de actividad socioemocional que persigue la conservación del grupo. Y tras analizar una serie de datos concluye Touzard (p. 220): «Estos resultados hacen resaltar el hecho de que el mediador es un tipo especial de líder: en primer lugar, asume dos tipos de liderazgo que, en otros grupos, son asumidos, por lo menos, por dos individuos distintos; además, se comporta de manera especial dentro de esas dos zonas de actividad, no manifestando más que ciertos comportamientos». En resumidas cuentas, añadamos con H. Touzard (1980, p. 343) que el mediador es un agente de facilitación, no de decisión: está puesto para ayudar a las partes a encontrar un acuerdo y no para imponer una solución. Esto supone, pues, su neutralidad y su independencia respecto a cada una de las partes. Pero, por otro lado, desempeña un papel activo en el plano de la conducción de la negociación y representa un tipo especial de líder, del que interesaría estudiar los comportamientos eficaces e ineficaces. Su función de facilitación no es sólo teórica: la práctica social nos demuestra que la presencia de un mediador facilita, a menudo, la firma de un protocolo de acuerdo, cuando la negociación está atascada.

Por último, quisiera subrayar que, además de todo lo visto, el mediador que desee realizar bien y con eficacia su tarea deberá también tener muy presente y analizar con cuidado y detalle el *contexto* en que tiene lugar y en que se ha construido el conflicto en que va a mediar: contextualizar los problemas es imprescindible, primero para su comprensión y luego para su solución.

5. CONCLUSIONES, BALANCE Y COMENTARIOS FINALES

Como hemos dicho, tal vez sea la negociación el tipo de relación interpersonal, o intergrupal, más complejo que exista. Por ello, por la dificultad y complejidad que intrínsecamente posee la negociación, puede ésta entrar en un callejón sin salida del que sólo podrá salir con la ayuda de un mediador, sobre todo en casos en los que importantes problemas exteriores al propio proceso de negociación hacen a éste absolutamente inviable, como suele ser el caso cuando, al negociar las partes por principios y no por posiciones, se dejan influir en exceso por profundas emociones como pueden ser las fobias interpersonales en los casos de separaciones matrimoniales o de división de herencias, o se dejan influir en exceso por principios de oposición ideológica, como ocurre en ocasiones en las negociaciones internacionales o incluso en las negociaciones laborales.

Por otra parte, está sobradamente demostrada la eficacia del mediador, hasta el punto de que hace unos años, Jay Adams, de la empresa Solis Engineering Services Inc., de Whipanny (Nueva Jersey), hizo los siguientes comentarios referentes a un caso de mediación, que se solucionó con éxito, entre un despacho de arquitectos, una firma de ingenieros, el propietario de un inmueble y sus abogados: «El mediador nos llevó a un acuerdo en tres horas, después de más de tres años de pleito, y los honorarios ascendieron al 5 por 100 de lo que ya nos habíamos gastado en costes legales. Yo recomiendo la mediación a cualquier grupo de adversarios que deseen llegar a un acuerdo extrajudicial» (tomado de Singer, 1996). Más aún, la eficacia del mediador en una negociación conflictiva llega incluso al punto de que su sola presencia puede llevar a las partes a ser más comedidas, menos agresivas y hasta más cooperativas, llegando a hacer más concesiones que cuando no está presente el mediador. Tanta es la eficacia y la utilidad de la mediación que, como señalan Duffy y cols. (1996), resulta altamente conveniente educar tanto al público en general como a los jueces y a otros colectivos para que se acostumbren a aceptar el proceso de mediación como algo normal y cotidiano y no como la solución a situaciones excepcionales. Por razones de eficacia, pero también por razones de democratización de la sociedad, resulta imprescindible normalizar la utilización de la mediación en la resolución de los conflictos, sean éstos del tipo que sean, de tal manera que lo que escribe Linda R. Singer (1996, pp. 246-247) en el caso de los norteamericanos vale también para nosotros: «A los norteamericanos se les ha educado en la creencia de que el único modo de solucionar cuestiones importantes es recurrir a un juez. Consideramos que demandar a quien nos injuria o agravia forma parte de nuestro patrimonio heredado. Las novelas, las películas y la televisión refuerzan la idea de que "vernos ante un tribunal" es la única respuesta posible a los conflictos a punto de estallar. Pero durante los últimos años ha crecido gradualmente nuestro patrimonio heredado. Podemos seguir amenazando con interponer una demanda, pero también podemos elegir un amplio menú de procedimientos, unos auspiciados por los tribunales de justicia y otros ajenos a las formalidades del sistema legal... Todos los ciudadanos norteamericanos conservarán su derecho a ir a juicio un día, pero también podrán optar, igualmente, por ir una mañana a la oficina de mediación o una tarde a la de arbitraje. Entre todos los métodos posibles de resolución de litigios, los más eficaces serán aquéllos que involucren a las personas en la obtención de resultados, y que les animen a decidir por sí mismos cómo deberá ser ese resultado». Por tanto, términos como agresividad comercial, éxito, individualismo, competición, ganar, rivalidad, etc., deben ser sustituidos por otros como cooperación, colaboración, capital social, empatía o solidaridad.

Para ir finalizando este capítulo, y sintetizando mucho, veamos las principales ventajas y desventajas que tiene la utilización de la mediación. Entre las primeras destaquemos las siguientes (Martínez de Murguía, 1999, pp. 81-83):

1. Aplicada de manera general y sistemática puede reducir mucho la carga de asuntos que estén a la espera de ser resueltos por los tribunales de justicia.
2. Implica también un importante ahorro de tiempo y de dinero con respecto a la alternativa judicial.
3. Al contrario de lo que ocurre generalmente con los tribunales de justicia, el proceso de mediación es privado, y la información que se utiliza, así como los arreglos a que se llega, es materia confidencial, lo que puede resultar altamente atractivo para muchas personas.
4. La naturaleza de la técnica de mediación, basada en el diálogo, la comunicación y la importancia de la relación que mantienen las partes, favorece que la resolución del conflicto no suponga la ruptura de la relación y alienta a los participantes a mantener relaciones satisfactorias en el futuro.
5. Otra importante ventaja de la mediación es su gran flexibilidad: las partes interesadas acuden voluntariamente a la mediación para establecer sus exigencias y condiciones, deciden qué es aceptable para ellas y definen también por sí mismas la solución, de manera que no existen soluciones previstas de antemano ni se aprueba nada que las partes no acuerden por consenso. En definitiva, el resultado no tiene ninguna de las rigideces de una sentencia judicial.
6. Las soluciones acordadas pretenden que la relación se mantenga y sea de largo alcance: que no sólo resuelvan el conflicto en lo inmediato, sino que ofrezcan un esquema aceptable de relación a largo plazo.

En cuanto a las desventajas de la mediación, que algunas también tiene, destaquemos las cuatro siguientes (Martínez de Murguía, 1999, pp. 84-85):

1. Algunos expertos señalan que el mayor inconveniente de esta técnica es que no tiene

en cuenta la diferencia de poder que puede existir entre las partes, y que, por tanto, puede inducir a la firma de acuerdos injustos para las partes más débiles o desfavorecidas, algo que en principio no ocurriría en un tribunal de justicia.

2. Existe además un desacuerdo sobre la conveniencia de que se imponga de manera obligatoria el recurso a la mediación como paso previo al procedimiento judicial. Según muchos expertos, el carácter voluntario es decisivo para el buen éxito de la mediación; además, su obligatoriedad como paso previo cerraría el acceso a la justicia a quienes no quisieran pasar por la mediación.
3. Un problema que atañe en particular a Estados Unidos es que debido a que no se dictan sentencias en los casos de mediación, no se sientan precedentes jurídicos y no se desarrolla la jurisprudencia. El resultado es que ello impide que se legisle con la rapidez necesaria para lograr un ordenamiento jurídico flexible, es decir, que el buen éxito de la mediación podría afectar al sistema de impartición de justicia, haciéndolo más obsoleto e inadecuado para las nuevas situaciones.
4. Los infractores de la ley que se someten a la mediación pueden quedar impunes. Éste es un problema que tiene que ver con la mediación entre víctima y ofensor, aunque también puede suceder en la mediación familiar si uno de los cónyuges ha golpeado o maltratado al otro. El mediador sería, en este caso, responsable de evitar que se llegue a acuerdos sobre conflictos que no son mediables.

Por último, como hace años ya señalara H. Touzard (1981, p. 221), aún quedan en el campo de la mediación muchas cuestiones sin resolver, como las siguientes: «¿Debe el mediador, para ser eficaz, comportarse en todas las situaciones de la misma manera, o ciertos tipos de negociación necesitan de su parte comportamientos distintos? ¿Cuál es el impacto de los comportamientos del mediador sobre los de los negociadores y sobre la manera de llegar a un acuerdo? La imparcialidad del mediador, ¿tiene la importancia capital que se le atribuye? El mediador eficaz, ¿debe implicarse en el éxito de la negociación?». Pues bien, aunque sobre estas cuestiones se sabe cada vez más, aún estamos lejos de tenerlas despejadas, tal vez algunas de ellas porque no tienen solución. Y en todo caso, la Psicología Social, como aquí he tratado de mostrar, puede ser muy útil y eficaz para seguir aprendiendo y avanzando en el fascinante campo de la mediación.

La mediación: un modelo para las organizaciones laborales 10

R. MARTÍNEZ, M. BARÓN, J. M. GUERRA y L. MUNDUATE

1. INTRODUCCIÓN

La mediación se presenta como una nueva oportunidad, que se les otorga y se otorgan las partes protagonistas de un conflicto, para intentar resolver los problemas que provocan la falta de acuerdo. Algunos autores manifiestan la conveniencia del asesoramiento y los servicios de los profesionales de la mediación incluso durante el proceso de negociación, intentando optimizarlo y poder evitar las consecuencias disfuncionales del conflicto. La mediación eficaz se basa en los principios de la negociación, por lo que no deja de ser una «negociación asistida» (Butts, Munduate, Barón y Medina, 2005).

La incursión en el proceso de mediación implica el acceso a un cambio de cultura en el estilo marcado por la tradición negociadora de nuestro contexto socio-económico. Como en todos los cambios de cultura, se necesita un tiempo para que todas las estructuras que se encuentran implicadas en el proceso asimilen y acepten los nuevos valores que implica la perspectiva de la incorporación de la mediación en las disputas laborales. Hasta conseguir que los auténticos protagonistas de los conflictos y de su resolución (las partes en litigio) asimilen el nuevo proceso, pasará indudablemente un tiempo de transición, marcado por la desorientación hacia los nuevos métodos y una continua tentativa de abandono del proceso, en el que probablemente no se encontrarán cómodos al principio. Será uno de los principales cometidos de los mediadores educar, socializar y ayudar a las partes en el proceso de mediación, para que éstas lo incorporen a sus esquemas de negociación.

La incorporación de la mediación a la resolución de conflictos supone un cambio de cultura cuya base esencial se asienta en:

1. La voluntariedad de las partes de incorporarse a una nueva dinámica negociadora después de no haber llegado a un acuerdo por los sistemas tradicionales, en los que ellos una vez más serán los protagonistas, esta vez con la concurrencia de una tercera parte neutral.
2. El abandono, en principio, de las soluciones impuestas por terceros (vías judiciales, etc.) y con ello de la creencia de que las partes no son capaces de resolver los conflictos.

Previsiblemente este cambio no sólo tardará en ser asimilado por las partes en litigio, a las que fundamentalmente va dirigido, sino que también será difícil de asimilar por otros actores o sectores implicados clásicamente en la resolución de conflictos. Entre estos actores podemos destacar a los ámbitos de la administración pública para las relaciones laborales, los entes judiciales a los que competen los conflictos laborales, los representantes de sindicatos y organizaciones patronales, y los propios mediadores que intervendrán en los procesos. Las razones para estas dificultades de asimilación se pueden centrar en:

1. La falta de formación práctica y experiencia en la aplicación eficaz del proceso de mediación.

2. La recurrencia natural a los esquemas de la propia cultura negociadora, ya asimilada y dominada durante el paso del tiempo, en los que estas entidades pueden haber desarrollado un terreno de comodidad o de satisfacción de intereses a un cierto nivel de eficiencia.
3. El necesario abandono de ciertas parcelas de poder a favor de las partes en litigio, para que éstas puedan resolver por sí mismas los problemas sin que las soluciones vengan impuestas desde entidades de rango superior.

Es por tanto previsible que los primeros compases que se desarrollen en torno a la mediación cursen con ciertas turbulencias y algo de desorientación en todos los actores y responsables del proceso, pero estas previsiones sólo deben animar a ser más pacientes, esforzados y precisos en la asimilación de esa nueva cultura de resolución de conflictos que supone la mediación.

2. ALGUNAS REFERENCIAS HISTÓRICAS

La intervención de un tercero para gestionar o resolver conflictos de intereses o relaciones entre las personas no es nada nuevo en la historia. De hecho, los orígenes de la mediación son más antiguos que la aparición de los jueces como medio de resolución de problemas entre las partes de un colectivo social.

Estos antecedentes nos remontan a la antigua China, donde la ayuda de un tercero a los actores de un conflicto fue la base de los Comités Populares de Mediación (columna vertebral del actual sistema judicial chino). Otras culturas no menos orientales, como las del pueblo hebreo, el pueblo japonés e incluso los propios ancestros de nuestra actual cultura occidental, recurrieron tradicionalmente a terceros en la resolución de desavenencias y divergencia de intereses, en lo que suponía una especie de evolución o alternativa de la justicia «aplicada por propia mano», o de la bíblica y antaño reflejada por el Código de Hamurabí «Ley del Talión».

La recurrencia a terceros ha sido siempre un sistema utilizado de forma prioritaria sólo cuando no había delitos o agravios que provocasen antecedentes irreconciliables entre las partes o cuando las desavenencias eran más bien de intereses materiales y comerciales. Algunas herencias, en nuestro país, de estas intervenciones son los llamados en la actualidad «jueces de paz» (rol heredado del sistema inglés de justicia), los consejos populares como el «Tribunal de las Aguas» y los no menos activos «Tíos o Patriarcas» de la cultura romaní.

En la cultura occidental este sistema fue progresivamente sustituido por la aparición de los antiguos reyes medievales, con atribuciones de jueces de máximo rango para la impartición de justicia, rol que posteriormente se desarrollaría y sustituiría por los códigos, normas escritas y su administración en nombre de la realeza vigente en cada momento.

La evolución histórica y social de los regímenes políticos de gobierno dio lugar a la aparición de los sistemas colectivos y democráticos de administración, lo que forzó la necesidad de garantizar que tanto el Poder Legislativo como el Poder Administrativo respondieran en caso de daños a la comunidad o sus integrantes. Esta circunstancia es la legítima y explica la independencia del Poder Judicial, que es como ha llegado hasta nuestros días.

No obstante, en nuestra historia más reciente se suceden dos situaciones que propician la utilización de nuevo de los sistemas alternativos:

- Por un lado, la saturación de los tribunales y su escasa agilidad para la gestión de conflictos en las organizaciones modernas (de forma natural obligadas a una continua adaptación).
- Por otro, el desarrollo del liberalismo económico propiciado por los Estados Unidos, que renuncia de forma manifiesta a la tradición anglosajona de tutelar las decisiones que afectan a las parcelas económicas.

Estas circunstancias facilitan la vuelta a antiguos medios de resolución de desavenencias que conduzcan no sólo a ese objetivo, sino que además tiendan a la mejora de las relaciones entre las partes y con ello a evitar futuros potenciales conflictos entre los mismos litigantes (Kressel y Pruitt, 1989).

Serán precisamente las relaciones conflictivas en el medio laboral, en la década de los años sesenta en Estados Unidos, las que servirán de banco de ensayo para contrastar las ventajas de estos sistemas alternativos de resolución de conflictos, despertando el interés de la sociedad norteamericana y propiciando la aparición de organizaciones estatales de mediación y arbitraje como la American Arbitration Association o el Federal Mediation and Conciliation Service, en una cadena de servicios fomentada oficialmente como la Alternative Dispute Resolution (Carulla, 2001). La Harvard Low School, con expertos en la gestión del conflicto (entre los que se puede encontrar a Goldberg, Sander, Fisher o Raiffa), ha contribuido de manera crucial al desarrollo de un planteamiento teórico muy importante sobre la resolución de conflictos a través de sistemas alternativos como la mediación y la intervención de terceros, de manera no activa, fomentando la construcción de «sus propias soluciones» por las partes en litigio.

En Europa la incorporación del movimiento ADR (Alternative Dispute Resolution) ha sido más tardío y vinculado a las experiencias estadounidenses, con la sola excepción del Reino Unido por tener la misma cultura anglosajona, potenciando fundamentalmente la mediación en los ámbitos familiar y comunal.

En Alemania, por ejemplo, con una amplia tradición normativa anclada en las leyes, este cambio de cultura que supone la mediación se ha incorporado muy tímidamente en algunos conflictos de tipo ambiental, divergencias entre colectivos o desavenencias de tipo comercial. Francia desarrolla en 1995 la Ley de Mediación Procesal, incorporándola a su propio Código Civil. Holanda desarrolla las técnicas de mediación aplicándolas de manera casi exclusiva a los conflictos entre compañías aseguradoras y al campo de la mediación familiar. En los países escandinavos (Suecia y Noruega) se desarrollan, a partir de la década de los años setenta, sistemas de participación ciudadana a nivel municipal con juntas de reclamación para los consumidores en los propios ayuntamientos, utilizando para la gestión de conflictos algunos modelos de intervención de terceros que muy bien podrían calificarse como procesos de medición. Estas experiencias, aunque no demasiado fructíferas, sentaron las bases para la resolución de conflictos en centros escolares, a través de sistemas alternativos, no judiciales, ampliamente aplicados en la actualidad.

En España existen precedentes de la mediación en el sector de los seguros[1], que aun sin poder ser considerados sistemas de ADR, sientan algunas bases de conocimiento de la cultura sobre mediación. Al igual que en otros países europeos, la mediación propiamente dicha llegará haciéndose eco de las iniciativas de la Harvard Law School. En 1996, al amparo del Servicio Interconfederal de Mediación y Arbitraje y de la firma del ASEC (Acuerdo sobre solución extrajudicial de conflictos laborales), las diferentes Comunidades Autónomas van estableciendo acuerdos de regulación extrajudicial de conflictos. La mediación familiar también se verá fuertemente apoyada, tanto a través de disposiciones reguladoras de la legislación[2], como por la proliferación de técnicos y servicios de mediación dedicados a este campo.

En la misma dirección apuntada sobre la nueva situación en España, observamos que también la

[1] Ley sobre inspección y registro de Entidades Aseguradoras (1908), en la que se crea la figura del Corredor de Seguros como agente mediador; la creación del Colegio Oficial de Agentes Libres de Seguros (1934); en 1941 por Decreto se reconoció al Sindicato Nacional del Seguro, absorbiendo a los Colegios de Agentes Libres; en 1.965 se aprobaron los Estatutos del Colegio Sindical Nacional de Agentes de Seguros; en 1982 se aprobaron los Estatutos del Colegio de Agentes de Seguros, sustituyendo al Colegio Sindical; en 1992 se establece el Diploma de Mediador de Seguros.

[2] Antecedentes legales sobre la mediación familiar encontramos en 1981 (Ley del divorcio), y más específicos a partir de las recomendaciones del Consejo de Europa de 1998, cuando comienzan a aprobarse regulaciones en las diferentes Comunidades Autónomas, siendo las pioneras las leyes de mediación de Cataluña y Valencia (Prats, Rodríguez y Pons, 2003).

Unión Europea está interesada en el desarrollo de modalidades alternativas de solución de conflictos. Destaca el esfuerzo que se está realizando desde la Comisión Europea por crear un espacio de libertad para las partes, con las garantías necesarias para que la solución de conflictos por vías extrajudiciales ofrezca el nivel de seguridad que se requiere tradicionalmente a la administración de justicia. Esta preocupación se ha concretado en la publicación por parte de la Comisión del libro verde sobre modalidades alternativas de solución de conflictos (2002), en el que se propone específicamente como objetivo esencial del mismo la necesidad de encontrar un equilibrio para mantener la flexibilidad que caracteriza a estos medios alternativos y garantizar al mismo tiempo la calidad de dichos procesos y su articulación armoniosa con los procedimientos judiciales. La Comisión recuerda, en este libro verde, que el desarrollo de estas formas alternativas de solución de disputas como la mediación no debe verse como un remedio a las dificultades de funcionamiento de los tribunales, sino como una forma más consensuada de pacificación social y, en muchos casos, más conveniente que el recurso al juez o al árbitro (Butts, Munduate, Barón y Medina, 2005).

3. EL CONFLICTO ORGANIZACIONAL

El conflicto es un aspecto inherente de nuestra realidad social que recorre todos los niveles de la vida, desde la esfera internacional hasta los ámbitos más cercanos para los individuos en su vida familiar.

Al mencionar el conflicto en el ámbito organizacional nos referimos al proceso que se inicia cuando *una de las partes percibe que la otra ha frustrado o va a frustrar algo relevante para ella* (Thomas, 1992). Estas diferencias pueden ser tanto reales como percibidas y vienen potenciadas por la escasez de recursos (Robbins, 1987). El conflicto puede surgir en una gran variedad de situaciones y formas. La interacción en el entorno organizacional puede propiciar que sus miembros puedan sentirse insultados o engañados por otros miembros, o puedan surgir desacuerdos sobre la solución o el método utilizado a la hora de resolver un problema, o puedan manifestarse serias diferencias en valores y creencias.

La existencia de discrepancias dentro de una organización o un grupo no es necesariamente perjudicial en el entorno laboral. La estimulación de diferentes puntos de vista y la renegociación de ciertas soluciones puede ayudar, en ocasiones, a mejorar tanto el desempeño como la calidad del proceso (por ejemplo, Amanson, 1996; Rahim y Pelled, 1998). Sin embargo, como apuntan Van de Vliert y De Dreu (1994), estimular el conflicto es como jugar con fuego, pues los resultados del mismo pueden ser contrarios a los esperados. El conflicto, en sí mismo, no puede ser considerado funcional o disfuncional (Munduate y Martínez, 2003); el balance de sus costes y beneficios nos indica en qué medida un conflicto ha resultado beneficioso o perjudicial para los implicados.

Aunque son todavía escasos los trabajos que han abordado en profundidad las circunstancias en las que dicho balance puede resultar más beneficioso, algunos autores han señalado que los beneficios del conflicto pueden ser alcanzados si se tienen en cuenta determinadas condiciones (De Dreu y Van de Vliert, 1997; Guerra, Martínez, Munduate y Medina, 2005; Jehn, 1997). En este sentido, han sido numerosos los trabajos que han indicado la conveniencia de considerar la existencia de diferentes tipos de conflictos, ya que mientras un tipo de conflicto podría estar relacionado con una mejora del rendimiento y calidad del trabajo, otro tipo de conflicto podría estar relacionado con un empeoramiento tanto de la afectividad como del nivel de desempeño del grupo (por ejemplo, Jehn, 1994).

3.1. Tipos de conflictos

Las investigaciones realizadas en el ámbito laboral han planteado la existencia de dos tipos de conflicto: uno más orientado a la tarea y otro más orientado a las relaciones personales (por ejemplo, De Dreu y Van Viannen, 2001; Jehn, 1997; Medina, Munduate, Dorado y Guerra, 2005).

Al mencionar el *conflicto de tarea* nos referimos a los desacuerdos que surgen en torno a cómo se realizan o deberían realizarse la tareas (Jehn y Chatman, 2000). Un conflicto de tarea se produce cuando los trabajadores tienen diferencias en sus puntos de vista, sus ideas o sus opiniones acerca de una decisión que es necesario tomar o una tarea concreta que se debe realizar. Un ejemplo de este tipo de conflicto son las discusiones que se pueden generar dentro de una organización o grupo sobre el reparto de los recursos disponibles, sobre los procedimientos a seguir para desarrollar un trabajo, o sobre la interpretación de normas y procedimientos.

Por el contrario, al mencionar el *conflicto relacional* nos referimos a los desacuerdos e incompatibilidades que surgen debido a problemas personales no relacionados con el trabajo (Jehn, 1995). El conflicto relacional aparece cuando los trabajadores muestran una incompatibilidad personal en gustos, ideas o valores, y surge la tensión personal, la enemistad y la hostilidad entre los sujetos o los grupos implicados. Un ejemplo de este tipo de conflictos son los desacuerdos sobre valores, creencias religiosas, ideologías políticas o gustos personales.

3.1.1. *Efectos del conflicto relacional*

Estudios previos han puesto de manifiesto que ambos tipos de conflicto tienen diferentes consecuencias personales y organizacionales. Así, existe certeza de que el conflicto relacional afecta, de manera negativa, al rendimiento obtenido por el grupo y al bienestar de los trabajadores (De Dreu y Van Viannen, 2001). Así, el conflicto relacional produce:

1. Reducción del rendimiento individual y grupal (Jehn, Northcraft y Neale, 1999; Pelled, 1996; Shah y Jehn, 1993).
2. Pérdida de calidad en la toma de decisiones (Amanson, 1996).
3. Reducción del compromiso con la organización (Amanson, 1996; Jehn, Northcraft y Neale, 1999).
4. Notorio descenso de la obediencia laboral (De Dreu et al., 1999; Munduate, Medina, Cisneros, Martínez y Dorado, 2001).
5. Descenso de la comunicación entre sus miembros (Baron, 1991).
6. Incremento de la insatisfacción laboral (Jehn, 1995; Jehn, Chadwick y Thatcher, 1997; Guerra, 2004).
7. Incremento de la tensión dentro del grupo (Munduate et al., 2001).
8. Deseo de abandonar la organización (Spector y Jex, 1998).

Los resultados del conflicto relacional son tan negativos que pueden producir, a largo plazo, riesgos laborales de origen psicosocial como el *mobbing* (Munduate y Guerra, 2005; Zapf y Gross, 2001) o el *burnout* (Guerra, 2004).

3.1.3. *Efectos del conflicto de tarea*

Los resultados con respecto al conflicto de tarea no son tan concluyentes como los encontrados con el conflicto relacional. Mientras algunos trabajos indican que el conflicto de tarea es beneficioso tanto para las organizaciones como para sus miembros, otros trabajos parecen no apoyar dichos resultados. Así, por una parte, algunos estudios han mostrado que el conflicto de tarea afecta positivamente a los resultados del grupo y de la organización, incrementando la calidad y la cantidad de los resultados conseguidos (West y Anderson, 1996), aumentando el debate constructivo (Jehn, Northcraft y Neale, 1999), permitiendo el desarrollo de nuevas aproximaciones e ideas (Baron, 1991) y favoreciendo la cohesión y la aceptación afectiva de las decisiones tomadas en grupo (Amanson, 1996). Sin embargo, algunos estudios han mostrado que el conflicto de tarea produce un descenso de la satisfacción (Jehn, 1995), la cohesión grupal (Jehn y Mannix, 2001) y un incremento en los niveles de tensión y estrés laboral (Friedman, Tidd, Currall y Tsai, 2000).

Recientes trabajos han señalado la importancia de considerar algunas variables moderadoras para comprender los aparentes efectos contradictorios del conflicto de tarea. Así, parece que bajo determinadas condiciones —el grado de interdependencia y el tipo de clima predominante— los efectos del conflicto de tarea son beneficiosos (por ejemplo, Guerra, 2004; Guerra et al., 2005).

A la vista de estos resultados, parece aconsejable evitar la presencia de conflictos relacionales y estimular el conflicto de tarea cuando se garantice que existe un nivel de interdependencia y un clima organizacional adecuado.

3.2. El papel de los supervisores

Una de las fuentes esenciales del conflicto, en entornos laborales, se refiere a las relaciones existentes entre superiores y subordinados. El ejercicio del poder por parte de los directivos ha sido considerado tradicionalmente como una fuerza destructiva en la organización, corrompiendo a quien lo tiene y desmoralizando a quien carece de él (Ashforth, 1997; Rudolph y Pelechutte, 1993). El poder oprime a los sujetos y resalta sus diferencias. No obstante, el poder tiene una cara positiva y otra negativa, de forma que puede, bajo determinadas circunstancias, ser constructivo (Peiró y Melia, 2003). Estudios recientes han demostrado que existe vinculación entre el tipo de poder utilizado por los directivos y la dinámica de conflicto existente en la organización (Guerra, 2004; Peiró y Melia, 2003), de forma que el *poder formal* basado en la posición que el líder ocupa en la organización tiende a aumentar el conflicto relacional, mientras que el *poder informal* basado en las características personales del líder reduce tanto el conflicto relacional como el conflicto de tarea. Así, la potenciación del poder informal, por parte de los directivos, tiene un papel positivo en el desescalamiento del conflicto y en su gestión efectiva. El poder informal se encuentra relacionado con las características personales de los sujetos. Su utilización facilita el desarrollo de relaciones amistosas y la mejora de la comunicación entre todas las partes, reduciendo la desconfianza e incrementando las relaciones de cooperación (Carson, Carson y Roe, 1993; Munduate y Dorado, 1998; Raven, 1993).

Dado el carácter negativo del conflicto relacional para los riesgos emergentes, como por ejemplo el hostigamiento psicológico en el trabajo, resulta recomendable, como estrategia preventiva, cambiar los estilos de liderazgo utilizados por los superiores con sus subordinados, pasando de las bases formales —centradas en las recompensas, los castigos o la jerarquía— a bases más informales centradas en el rol de superior como experto o como un referente para sus subordinados. Las bases de poder informal tienen la ventaja de mitigar o incluso eliminar los conflictos de relaciones, incentivando el compromiso y la motivación de los trabajadores y reduciendo sus niveles de estrés. En este sentido, el papel de los directivos es fundamental en la dinámica organizacional (Elangovan y Xie, 2001). En resumen, resulta relevante el diseño de estrategias de carácter preventivo que potencien la figura de los directivos y superiores como facilitadores de una gestión eficaz de los conflictos.

3.3. La intervención de terceras partes

Existen diferentes formas de gestionar los conflictos en el ámbito laboral. Algunos pueden ser afrontados de forma individual por ejemplo la lucha abierta con el adversario, o la búsqueda de la no confrontación, mediante la capitulación o la rendición ante los intereses o demandas de los adversarios. Otras formas de gestionar los conflictos requieren de la intervención activa de las partes implicadas, como la negociación. Esta ocurre cuando dos personas, o grupos sociales, están dispuestos a ceder en algunas pretensiones porque desean continuar la relación de intercambio con el adversario.

Existen determinados conflictos que, por su carácter afectivo o centrado en las relaciones personales —las situaciones de hostigamiento psicológico o *mobbing,* por ejemplo—, no pueden ser gestionados mediante la rendición o la confrontación, y requieren de otras estrategias de afrontamiento. En un estudio clásico, Zapf y Gross (2001) demostraron que las estrategias de negociación, de evitación o de capitulación resultan especialmente disfuncionales para gestionar el *mobbing,* siendo más efectivas aquellas estrategias que se fundamentaban en la intervención de terceras partes en el proceso de conflicto.

Esta intervención de terceras partes puede concretarse en tres posibilidades, la mediación, el arbitraje y la vía judicial. En la dinámica organizacional diaria, es la mediación la más utilizada y la más fácilmente implementada como estrategia preventiva. Por este motivo se describen a continuación algunos procedimientos básicos que permitan aumentar las habilidades de los directivos a la hora de mediar en una situación de conflicto en el entorno laboral.

4. LA MEDIACIÓN COMO ESTRATEGIA DE GESTIÓN DE LOS CONFLICTOS LABORALES

Como venimos indicando, la mediación juega un papel muy relevante como alternativa para la resolución de los conflictos laborales (Rodríguez-Piñero, Del Rey y Munduate, 1993; Serrano, 1996).

La mediación podría ser definida como la ayuda o interacción de una tercera persona que no tiene autoridad para imponer un resultado (Wall, Stark y Standifer, 2001). En efecto, cuando mencionamos la mediación, nos referimos a un *procedimiento en el que un tercero ayuda a las partes en conflicto a que voluntariamente logren un acuerdo*. A diferencia de otros procedimientos, como el arbitraje, el mediador no puede imponer un acuerdo, sino que su labor consiste en facilitar que las partes logren dicho acuerdo (Ross y Conlon, 2000). La función de los mediadores se orienta más a gestionar el proceso que los resultados del conflicto (Lim y Carnevale, 1995), puesto que las partes siempre mantienen el derecho de diseñar su propia alternativa para resolver el conflicto, e incluso de aceptar o rechazar cualquier propuesta del mediador. Las partes siempre mantienen el control sobre el resultado final (Carnevale y Choi, 2000; Conlon, Carnevale y Murnighan, 1994). Por tanto, podemos definir que el rol de la mediación consiste en facilitar una discusión centrada en los intereses de las partes, mediante técnicas relativas al proceso y la comunicación entre ellas, que permita desvelar las preocupaciones y problemas de las partes, implicándolos en la búsqueda de soluciones (Slaikeu, 1996).

Hemos puesto de manifiesto anteriormente los importantes costes que los conflictos pueden tener para las partes y la organización. Estos costes pueden abarcar no sólo aspectos materiales o la no consecución de un acuerdo, sino que también implican tiempo empleado, esfuerzo invertido, energía emocional, alteración del clima laboral, tensión social, dificultad para que dos o más personas vuelvan a trabajar juntas en una relación laboral continua, etc. Cuando la negociación entre las partes ha fracasado éstas pueden optar por diferentes opciones. Entre las más habituales, destacan:

a) Evitar el conflicto.
b) Resignarse.
c) Dejarlo pasar.
d) Recurrir a una autoridad superior (juez, directivo, etc.) que le dé o le quite la razón.
e) Dominar o ejercer poder para que la otra parte se adapte a sus demandas.

Todas estas actuaciones, si bien conllevan determinadas ventajas en cuanto a la resolución, suelen crear, sin embargo, cierta tensión y malestar entre las partes. En este sentido, podemos considerar a la mediación como un procedimiento preventivo de la tensión social en el trabajo.

4.1. Estrategias de mediación

Las estrategias suponen un modo planificado de intervención que el mediador ejecutará sirviéndose de un conjunto de acciones y conductas concretas denominadas tácticas (Serrano y Méndez, 1999). Las *estrategias* por tanto son planes de acción para resolver el conflicto, mientras que las *tácticas* son técnicas o comportamientos concretos para implementar las estrategias y lograr los objetivos (McLaughlin, Carnevale y Lim, 1991).

Existen pocas taxonomías de estrategias que se hayan validado empíricamente; una de las más conocidas es la propuesta por Kressell y Pruitt (1985, 1989), que ha recibido un fuerte apoyo empírico (Lim y Carnevale, 1990). Estos autores distinguen fundamentalmente tres tipos de estrategias:

— Las *estrategias reflexivas:* son intervenciones orientadas a ganarse la aceptación de las partes, establecer confianza en el mediador y en el proceso de mediación y crear una base para el desarrollo del proceso de mediación. Un ejemplo de este tipo de intervenciones es la utilización del humor para relajar el ambiente o desarrollar confianza con las partes.

— Las *estrategias substantivas:* se centran directamente en los temas de conflicto en un intento de mover la negociación hacia el acuerdo. Ejemplos de este tipo de intervenciones son hacer una sugerencia de acuerdo, cambiar las posiciones de alguna de las partes, etc.
— Las *estrategias contextuales:* son intervenciones orientadas a facilitar el proceso de resolución del conflicto alterando las circunstancias en las que ocurre la mediación. De este modo, se ayuda a que las propias partes sean capaces de descubrir una solución aceptable al problema. En las estrategias contextuales, a diferencia de las substantivas, el papel del mediador se minimiza en el sentido de que no aborda directamente los temas del conflicto, sino que facilita el proceso para que las partes alcancen la solución. Ejemplos de este tipo de intervenciones son organizar el orden del día, simplificar la agenda, etc.

El nivel de implicación del mediador suele incrementarse gradualmente durante el desarrollo de la mediación (Ross, Fischer, Baker y Buchholz, 1997).

El mediador debe comenzar el proceso generando confianza, reduciendo la hostilidad de las partes, presentando el proceso de mediación, es decir, utilizando estrategias reflexivas; a continuación debe facilitar el proceso para que las partes puedan encontrar su propia solución al problema, es decir, utilizar estrategias contextuales; y finalmente, si estas estrategias fracasan, se deben abordar directamente los temas y ejercer mayor presión sobre las partes, es decir, utilizar estrategias sustantivas. Así, si las partes logran un acuerdo durante las primeras fases, no hay necesidad de invertir una mayor energía en el proceso.

4.2. Desarrollo de la mediación

Son numerosas las taxonomías sobre las etapas que se deben desarrollar en el proceso de la mediación, desde las proposiciones que se polarizan más hacia una actividad en la mediación centrada en el cambio de las relaciones entre las partes, hasta aquellas que, en el otro extremo, apuestan por abordar directamente el problema intentando llegar lo más rápidamente posible a la solución tangible, aunque en su gran mayoría podemos encontrar unos ciertos rasgos comunes que van en consonancia con el despliegue temporal de las estrategias ya citadas.

Siguiendo a algunos autores como Slaikeu (1996) y Acland (1997), nos decidimos por reflejar un modelo *no activo* por parte del mediador hacia la definición o propuestas de soluciones del conflicto, y que responde a la idea de otorgar el máximo protagonismo posible a las partes en la construcción del acuerdo. Las principales razones para esta decisión son, en primer lugar, conseguir que las partes en conflicto respeten la implementación del acuerdo, al haber *construido dicho acuerdo,* y, en segundo lugar, obtener ciertas competencias por las partes que les permita mejorar las relaciones, independientemente de que lleguen, o no, a lograr un acuerdo.

4.2.1. *Diseñar el proceso*

Una de las primeras preguntas que debemos realizarnos es si las partes tienen como objetivo de la mediación llegar o no a un acuerdo. Ésta es una pregunta clave para todos los intervinientes en el proceso (el mediador y las partes implicadas). El mediador ha de mantener una posición de total imparcialidad ante cualquier respuesta que las partes pretendan ante esta pregunta inicial.

Lo primero por tanto que ha de tener presente el mediador es que no es una parte activa ni interesada en el conflicto que mantienen las partes. El mediador es responsable de gestionar el proceso, pero no deja de ser un invitado en relación al contenido de dicho proceso.

El objetivo primordial de la mediación no necesariamente es el de llegar a un acuerdo, sino el de posibilitar un proceso en el que las partes tengan la oportunidad de tratar los temas en conflicto, indaguen las diferentes opciones y posibilidades de solución que tienen y participen de las decisiones que consideren adecuadas, permitan o no llegar a un acuerdo. Las partes son, en todos los casos, las auténticas protagonistas de la toma de decisiones en relación a los aspectos en conflicto.

Si del proceso de mediación surge un acuerdo podremos felicitarnos y felicitar a las partes, pero si la decisión de las partes es la de no llegar a ningún acuerdo la conclusión del proceso de mediación es igualmente válida. Lo importante es que las partes hayan tomado dicha decisión después de haber tratado el conflicto más abierta y constructivamente de lo que lo habían hecho antes de llegar al acto de la mediación.

En todo proceso de mediación hay dos elementos principales: los problemas objeto del conflicto, por un lado, y las relaciones que se han establecido entre las partes, por otro; las responsabilidades principales del mediador se establecen en torno a estos dos aspectos:

1. *Las relaciones*

   — Cómo se comunican los protagonistas.
   — Cómo se expresan.
   — Cómo abordan los problemas.
   — Cómo se tratan entre ellos.

2. *El problema*

   — Cómo se presentan nuevas ideas.
   — Cómo se elaboran propuestas.
   — Cómo llegan a un acuerdo.

La respuesta positiva o negativa a estos interrogantes nos puede dar la clave de cuándo un proceso está o no bien llevado. La comunicación es uno de los aspectos más importantes del proceso de mediación, ya que constituye el vehículo que puede propiciar el cambio del enfoque de la situación que llevan las partes inicialmente al proceso.

Un buen diseño de la mediación es aquel que propicia las condiciones óptimas para que se logren resultados, independientemente de que estos lleguen a conseguirse. El mediador ha de conseguir, adoptando diferentes enfoques de rol, que las partes:

1. Entiendan que el objetivo principal de la mediación es el de desarrollar un proceso que conduzca a un acuerdo, si ello es posible y deseable por las partes.
2. Se comuniquen, hablen con los mismos marcos de referencia, y entiendan los intereses, los objetivos y las necesidades que recíprocamente les motivan.
3. Se traten con respeto en un plano de igualdad, llegando si es posible a sentirse como un grupo de resolución de problemas que mutuamente les atañen.
4. Aborden los problemas con actitud abierta y compresiva hacia las necesidades e intereses legítimos del otro.
5. Presenten nuevas ideas y adopten, si es posible, una perspectiva no distributiva de los problemas que les han llevado al proceso de mediación.
6. Elaboren acuerdos construidos y deseados por las propias partes, ya que ésta será la mejor garantía de cumplimiento una vez que éstas vuelvan a la relación organizacional cotidiana.

Una vez que el objetivo y el proceso de mediación están claramente definidos por el mediador, ha llegado el momento de contactar con las partes. Acland (1997) refleja que en la práctica la mediación puede desarrollarse de tres modos:

— Por teléfono.
— Mediación puente, en la que los protagonistas se comunican a través del mediador, no llegando nunca a reunirse.
— Mediación cara a cara, a través de reuniones conjuntas e individuales.

Será esta última modalidad la más frecuente en los procesos de mediación organizacional. En ellos nos centramos en los próximos apartados.

En la *primera reunión con cada una de las partes se estipula un contrato psicológico* en el que las partes perciben los aspectos más generalistas de la mediación (neutralidad del mediador, confidencialidad del proceso, carácter no perjudicial de la mediación, etc.) y una expectativa de solución de continuidad del proceso de mediación, comprometiéndose a desarrollar un papel activo hasta el final del proceso.

4.2.2. *Primer contacto con cada una de las partes*

El objetivo fundamental del mediador en el primer contacto con las partes es conseguir que acepten participar en la mediación, aclarando que es también propiedad de las partes esta primera decisión. Se debe lograr, al menos, el consentimiento para participar en una reunión entre las partes y el mediador. En este primer contacto no se trata de solucionar el problema, ni de convencer a ninguna de las partes de lo acertado o no de su decisión. Es muchísimo más simple; el objetivo debe ser dar un pequeño paso: *que las partes acuerden participar en la mediación*.

El mediador debe garantizar a las partes seguridad y equidad en su participación; por ello es importante, en este primer contacto, que transmita una imagen de equilibrio en las relaciones con las mismas. En este sentido, debe de ser el propio mediador quien contacte con las partes y les transmita la misma información. Este hecho puede ser resaltado por el mediador con el fin de propiciar confianza en el proceso.

En este primer contacto con las partes hay que presentarse brevemente y describir el proceso de mediación. En esta presentación es conveniente resaltar los aspectos relacionados con la confidencialidad. En este sentido, es necesario que las partes entiendan claramente que el mediador no revelará a la otra parte nada que se le diga en privado, a menos que la parte que se lo comunica le autorice expresamente para hacerlo.

En relación a los protagonistas, una breve síntesis de la situación que están experimentado nos permitirá hacernos una idea de la situación, y tener la oportunidad de identificar qué otras partes pueden verse afectadas o interesadas en la misma. Si este es el caso, debemos plantearnos la necesidad de invitarlas a participar en la mediación. Es importante identificar inicialmente a todas las partes implicadas en la situación. Considerarlas puede facilitar la resolución del conflicto, mientras que ignorarlas puede dificultar y entorpecer el posterior cumplimiento de acuerdos alcanzados durante la mediación.

Tener una idea general del conflicto también puede ser útil para identificar límites de tiempo para resolverlo, así como la influencia que el tiempo puede tener sobre el conflicto. Por ejemplo: la existencia de plazos legales, interrupción de producción o las fechas con las que cumplir. Toda la información que nos remitan tiene que estar a disposición de las partes en la sesión de apertura.

Una vez que hemos obtenido el compromiso de las partes de participar en el proceso de mediación, debemos *fijar el lugar y la hora* para una primera *reunión conjunta*. Para ello, es recomendable que el mediador, como guía del proceso, asuma un papel activo y cite a las partes. Debe concretar una hora y un terreno neutral o aceptable para todas las partes. Por ejemplo, si el conflicto surge entre dos departamentos, sería poco adecuado realizar la reunión en una sala que pertenezca a uno de los dos; una opción más acertada sería realizar dicha reunión en una sala de uso común para todos los departamentos.

Para transmitir una imagen de seguridad y equidad en el proceso debemos considerar como norma que siempre se debe *hablar con cada parte como si la otra parte estuviera presente y escuchando todo lo que decimos*.

4.2.3. *Diseñar el lugar de las reuniones conjuntas*

Otra de las tareas del mediador, como guía del proceso, es contemplar la influencia que el diseño del lugar de la reunión puede tener en el proceso. Se trata de generar un marco agradable que propicie la seguridad, la equidad, la confianza y el respeto mutuo entre las partes, facilitando la cooperación y el desarrollo de conversaciones positivas orientadas a la generación de soluciones.

El aspecto más relevante que debe contemplar el diseño del lugar de la reunión es garantizar la confidencialidad y privacidad de todo lo que se diga. Por ejemplo, si se está hablando a solas con una de las partes hay que asegurarse de que aquello que se diga no pueda ser escuchado en el exterior de la sala.

Excepcionalmente, si es necesario reflejar los problemas describiéndolos realmente en el lugar donde se producen, se propiciará dicha descripción celebrando las reuniones cerca del lugar de trabajo. Un ambiente de oficina sencillo será adecuado para tratar disputas que no revistan gran envergadura; un conflicto laboral de mayor profundidad requerirá un tratamiento de la atmósfera del sitio de la reunión más detallado que propicie una sensación de *especial tratamiento* a las partes. Cuando existan, se puede recomendar a las partes que estén presentes los abogados o representantes legales de las mismas.

Se debe disponer al menos de una sala para realizar reuniones conjuntas con las partes y a ser posible una o dos salas por si es necesario mantener reuniones privadas con las mismas. No obstante, si sólo es posible contar con una sala, hay que garantizar que se sigan respetando las condiciones de confidencialidad y privacidad. En cualquier caso, con independencia de dónde tenga lugar la reunión, siempre corresponde al mediador la responsabilidad de organizar la disposición dentro del lugar. El mediador como guía del proceso debe procurar que el ambiente sea agradable para las partes. Debe garantizar que no sean las partes las que utilicen la disposición en el lugar para fines propios.

En relación a la posición de las partes, es conveniente que no se sienten enfrentadas entre sí, ya que ello tiende a promover la confrontación. El mediador debe diseñar el lugar de reunión para favorecer el diálogo y el trabajo conjunto de las partes. En este sentido, por ejemplo, puede ser adecuado el empleo de una mesa redonda, o sentarlas juntas o en los ángulos de una mesa rectangular.

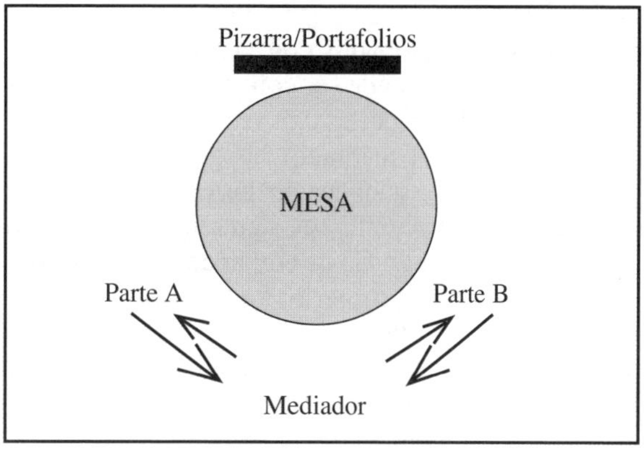

Figura 10.1.—Disposición de la sesión conjunta (adaptado de Acland, 1997).

Se debe procurar que las salas dispongan de un número suficiente de sillas del mismo tamaño, altura, peso..., de modo que no se establezcan diferencias entre las partes. No debe descartarse utilizar algún elemento que facilite la informalidad y la distensión como por ejemplo sofás o mesas de cafés. Igualmente, se pueden utilizar mesas auxiliares, estanterías, etc., en las que se pueda dejar material. De esta manera, se evita que alguna de las partes intente controlar el proceso depositando documentación y papeles en la mesa. Otro aspecto a tener en cuenta a la hora de diseñar el lugar de reunión es contemplar la utilización de soportes gráficos como pizarras, blocks de hojas o portafolios. La utilización de este tipo de soportes puede ser de utilidad tanto para resaltar aspectos interesantes que puedan facilitar la resolución del conflicto como para captar la atención de las partes.

Debemos realizar algunas consideraciones en relación al uso de estos medios de apoyo. Debe ser el propio mediador el que escriba, controle y decida qué escribir. Permitir que alguna de las partes escriba lo que quiera puede provocar, además de un sentimiento de control del proceso, expresiones que generen rechazo en la otra parte y que dificulten el logro de una solución dialogada. Igualmente, el mediador, al utilizar estos soportes, debe, por una parte, resaltar aquellos aspectos e intereses que promuevan la resolución del conflicto y, por otra, evitar posiciones y posturas intransigentes. No debemos olvidar, en el uso de este tipo de medios, garantizar los aspectos relacionados con la confidencialidad. Así, por ejemplo, puede ser conveniente romper las hojas delante de las partes una vez finalizado el proceso o bien que el mediador las guarde si se va a continuar en otras sesiones posteriores.

Finalmente, comentaremos en relación al diseño del lugar la conveniencia de contar con algún tipo de aperitivo, bebida o refrigerio. Las bebidas y aperitivos deben facilitar la confianza y cooperación entre las partes. Así, por ejemplo, puede ser útil colocar bebidas y aperitivos de tal manera que las partes tengan que cooperar entre ellas sirviéndose unas a otras.

4.2.4. *Apertura*

Una vez mantenido un primer contacto con cada una de las partes y diseñado el lugar de reunión, estamos en condiciones de convocar a las partes para la primera sesión conjunta.

A pesar de que ya se les haya indicado anteriormente, es conveniente comenzar esta reunión explicando qué es la mediación. Esta presentación debe contemplar al menos qué es la mediación, cuál es el papel desempeñado por el mediador, cómo funciona la mediación, cómo va a transcurrir el proceso, reforzar y recordar los aspectos relacionados con la confidencialidad del mismo y señalar qué aspectos darían por concluida la mediación.

La credibilidad del mediador y del procedimiento se incrementará cuando las partes implicadas escuchen conjuntamente las mismas guías y pautas del proceso por parte del mediador.

En esta primera reunión conjunta, el mediador tiene ante sí una excelente oportunidad de comenzar a educar a las partes sobre cómo abordar la situación en una actitud de colaboración mutua propiciada por el proceso de mediación.

En esta reunión resulta de especial importancia una breve presentación del mediador y de las partes. En el caso del mediador, esta presentación puede tratar los siguientes puntos:

— Antecedentes del conflicto.
— Cómo surgió el problema.
— Cómo afecta a las partes.
— Por qué les afecta de este modo.
— Qué les gustaría que sucediera a partir de ahora.

En la medida de lo posible deben evitarse los anclajes iniciales en las propias posiciones, por lo que el enfoque de las palabras de presentación se debe dirigir a los estados de ánimo y a los sentimientos de las partes y no a las exigencias de las mismas. En este sentido se deben enfocar las recomendaciones a las presentaciones de las partes.

La propia presentación de cada una de las partes abre el proceso público de mediación. Esta presentación ha de ser (con el obligado respeto) tan espontánea, duradera y libre como cada una de las partes lo desee, ya que servirá para comenzar a desahogar tensiones y sentimientos adversos. El mediador ha de focalizar las imputaciones de esta presentación de las partes, desarrollando un estilo de *escucha activa* que refleje un elevado nivel de empatía.

A continuación de las presentaciones, en la reunión conjunta el mediador preguntará a cada parte qué les ha parecido o qué piensan de lo que han escuchado con el objetivo de airear las imputaciones encubiertas o implícitas.

Comienza en este momento la auténtica mediación como el proceso de intervenir con las partes para que éstas aprendan a:

— Comunicar los problemas desde su propia posición o interés.
— Intentar comprender la posición y el interés de la otra parte en el mismo problema.
— Aquilatar el propio punto de vista, una vez escuchada a la otra parte.

El mediador debe cuidar particularmente el lenguaje empleado, intentando que éste favorezca el desarrollo de una situación agradable, de diálogo constructivo y de cooperación mutua entre las partes. En este sentido, por ejemplo, puede ser diferente conseguir información diciendo a las partes que «nos gustaría conocer cómo están viviendo la situación» que preguntando «¿por qué ha ocurrido este conflicto?».

Asimismo, el mediador debe tener presente la necesidad de transmitir en todo momento una imagen de equilibrio a las partes, por lo que debe procurar que ninguna de ellas piense que da preferencia a la otra; así, por ejemplo, al solicitar a las partes que expresen cómo están viviendo la situación, es conveniente que aclare que no tiene trascendencia cuál de ellas comience. Del mismo modo, debe solicitar que no se interrumpan mientras están hablando, ya que posteriormente tendrán oportunidad de intervenir. Durante las exposiciones de las partes el mediador debe garantizar el respeto a las mismas. En caso de interrupciones durante la exposición de alguna de las partes, el mediador debe intervenir con firmeza para que continúe su exposición sin interrupciones. En este tipo de intervenciones, el mediador debe tener especial cuidado en realizar sus peticiones sin ofender a ninguna de las partes.

Una vez finalizada la primera exposición de los implicados, se pueden permitir preguntas de clarificación; no obstante, hay que tener en cuenta que al comienzo de la mediación se trata simplemente de dejar claro qué es y cómo funciona este proceso y obtener una breve exposición acerca de cómo cada una experimenta el conflicto. No es en este primer momento cuando hay que detenerse sobre los desacuerdos de las partes, ni se debe permitir la confrontación entre las mismas.

Además de las preguntas de aclaración, es conveniente que el mediador realice una síntesis acerca de lo que las partes van expresando. De este modo, el mediador muestra que se ha entendido lo que dicen y permite la posibilidad de realizar aclaraciones; igualmente, en estos pequeños resúmenes se pueden resaltar los aspectos más positivos de lo comentado por las partes.

De esta forma habríamos cumplido con los objetivos fundamentales de esta reunión de apertura conjunta con las partes: proporcionar seguridad y confianza en el mediador y en el proceso, facilitar información acerca de qué es y cómo funciona la mediación, permitir a las partes que expresen cómo están viviendo la situación, y ofrecer una síntesis que sirva de base para continuar con el proceso de mediación.

4.2.5. *Recogida de información*

En la sesión de apertura nos hemos presentado y hemos sentado las bases de cómo se desarrolla la mediación; asimismo, hemos obtenido una información inicial acerca de cómo las partes están viviendo la situación. Después de este momento inicial, necesitamos obtener mayor información acerca de la situación. Puede ser de utilidad tomar como referencia el denominado *cuadro de conflicto*.

El cuadro de conflicto es una herramienta que permite guiar y sintetizar la recogida de información. La información que contiene el cuadro de conflicto se puede ir completando desde el comienzo de la mediación, aunque sea en este momento cuando podremos completarlo con mayor profundidad.

El cuadro de conflicto contiene información sobre cada una de las partes implicadas en la situación. Esta información se refiere a los intereses de las partes, las alternativas de las partes en el caso de que no haya acuerdo (BATNA), otros factores relevantes en el conflicto y posibles soluciones para cada parte.

Contemplar toda esta información facilita la generación de una solución integradora. Dicha solución debe ser coherente con la información recogida en el cuadro de conflicto, es decir, debe preservar, o al menos no violar, los intereses de las partes, encajar con otros factores del contexto y ser mejor que las alternativas de las partes. En la figura 10.2 podemos observar la información que contempla el cuadro de conflicto.

Para recoger información acerca del cuadro de conflicto podremos utilizar tanto reuniones privadas como conjuntas con las partes. No obstante, como veremos, algunos puntos del cuadro de conflicto sólo pueden ser abordados en reuniones privadas.

	Parte 1	Parte 2	Otras partes
Intereses			
Otros factores			
BATNA			
Posibles soluciones			
Solución integradora			

Figura 10.2.—Cuadro de conflicto.

a) *Partes implicadas*

Como ya hemos comentado al describir la fase de primer contacto, es necesario identificar a todas las partes implicadas en la situación. Siempre debemos preguntarnos si existen otras partes que al contemplar sus intereses podrían facilitar el acuerdo o, por el contrario, otras partes que al sentir que no se contemplan sus intereses podrían rechazar o dificultar el mismo. Cuando existen otras partes se debe valorar la posibilidad de contar con las mismas durante el proceso de mediación. El mediador debe ayudar a encontrar el modo de incorporarlas al proceso de mediación.

b) *Intereses*

El mediador, mediante el manejo del proceso, puede facilitar una discusión centrada en los intereses que permita desvelar las preocupaciones de las partes e implicarlas en la búsqueda conjunta de una solución enriquecedora e integrativa.

Para entender qué son los intereses es necesario diferenciar entre intereses y posiciones. Las posiciones son manifestaciones extremas de los deseos de las partes; son la postura que adoptan las partes ante una determinada situación. Por el contrario, los intereses se esconden detrás de las posiciones, y suelen ser lo que las partes desean verdaderamente conseguir.

Así, la posición es lo que las partes piden expresamente, mientras que los intereses se refieren a lo que se pide implícitamente, es decir, *aquello por lo que las partes piden lo que piden*.

Una posición suele ser más rígida y difícil de negociar, y generalmente sólo puede satisfacerse de una manera. Sin embargo, un interés suele ser más negociable que una posición, ya que, frecuentemente, existen diversas maneras de satisfacerlo. Veamos algunos ejemplos:

— *Primer ejemplo*. Un trabajador, ante la subida de sueldo de otro compañero, exige un aumento salarial. La posición es «*quiero un aumento de sueldo*» y sólo puede satisfacerse de esa manera. Para conocer el interés es necesario indagar en *por qué pide lo que pide*. De este modo podríamos descubrir que lo que verdaderamente preocupa al trabajador es el reconocimiento de una labor bien hecha y el prestigio: «*soy mejor que el otro y quiero que se me reconozca*». Orientar el conflicto hacia los intereses proporciona nuevas vías de satisfacción, como podrían ser el aumento de sueldo, un cambio a un despacho mejor, un reconocimiento u alabanza en público, etc.

— *Segundo ejemplo*. Dos hermanas discuten por la última naranja que queda en casa. La posición de ambas es «*quiero la naranja*». La solución a priori sería un resultado con una ganadora y una perdedora; una de las dos se quedaría con la naranja y la otra sin nada; otra posible solución sería que partieran la naranja por la mitad. Sin embargo, los padres, al indagar en los intereses, es decir, por qué piden lo que piden, descubren que una de las hermanas quiere la naranja porque tiene hambre y la otra quiere hacer un pastel y necesita la cáscara. La búsqueda de los intereses abre nuevas oportunidades de diálogo, y en este caso permitiría una solución integradora, por la que al pelar la naranja una se quede la cáscara para su pastel y la otra se coma la pulpa.

Los mediadores deben tener presente que las partes pueden ocultar sus verdaderos intereses por temor a que la otra parte los utilice en su contra. Por ello es más habitual que expresen demandas y posiciones. El marco de confianza, entendimiento y seguridad aportado por la mediación puede facilitar que las partes expresen sus intereses. Además, si fuese necesario, las reuniones privadas pueden proporcionar un entorno que facilite la expresión de los intereses.

c) *Otros factores*

Este apartado trata información de diversos aspectos relacionados con el conflicto, que deben ser tenidos en cuenta para obtener una solución integradora.

Nos referimos a otros factores como toda aquella información externa que pueda ser relevante de cara al conflicto. Así, por ejemplo, nos referimos a aspectos relacionados con:

a) La historia del conflicto.
b) Costes/pérdidas asociados al conflicto.
c) Intentos previos de resolución del conflicto: ¿qué intentos?, ¿por qué fallaron?
d) Contexto de la organización: reglas formales, política interna, etc., en el que surge el conflicto.
e) Leyes relevantes, por las que tal vez sea necesario consultar con abogados.

En definitiva, nos referimos a factores o circunstancias que rodean el conflicto y que deben ser tenidos en cuenta en una posible solución.

d) *BATNA*

El BATNA —Best Alternative to a Negotiated Agreement— se define como la Mejor Alternativa a un Acuerdo Negociado (también denominado MAAN).

El BATNA se refiere a lo que cada parte hará si no logra un acuerdo durante el proceso de mediación; es decir, el BATNA responde a la pregunta *«¿qué hará cada parte si no logra un acuerdo?»*. Por ejemplo, si no llega a un acuerdo puede que opte por convivir con el problema (evitación), interponer una demanda judicial (recurrir a una autoridad superior), recurrir a la fuerza o a los juegos de poder, etc.

La relevancia del BATNA estriba en que nos proporciona un punto de referencia que se puede comparar con cualquier propuesta. El BATNA permite comparar la solución surgida de las partes durante la mediación con aquella por la que cada una optaría si no lograse un acuerdo. Una parte nunca podrá aceptar un acuerdo que sea peor que su BATNA. No obstante, con frecuencia las partes no conocen su BATNA o tienen una visión distorsionada del mismo generalmente sobrevalorada. El mediador puede ayudar a las partes a valorar y definir su BATNA.

El BATNA, para ser considerado como tal, debe ser realista, muy concreto, bien definido y de rápida ejecución. Cualquier discusión relativa al BATNA siempre se debe realizar en reuniones privadas con cada una de las partes.

e) *Posibles soluciones*

Este apartado del cuadro de conflicto contempla posibles soluciones al conflicto. Para ello debemos considerar como solución cualquier acción que permita resolver algún aspecto del conflicto o todo el conflicto. El mediador debe facilitar que las partes generen el mayor número de soluciones posibles. A veces las soluciones a pequeños aspectos suponen un avance hacia la consecución de un acuerdo.

f) *Solución integradora*

Una vez que tenemos información sobre los diversos apartados del cuadro de conflicto para cada una de las partes enfrentadas, estamos en mejores condiciones para que se vaya generando una solución integradora. Una solución integradora es aquella que considera y valora los aspectos recogidos en el cuadro de conflicto. Así, una solución integradora reúne los siguientes requisitos:

a) Preservar, o al menos no violar, los intereses de las partes.
b) Encajar con otros factores.
c) Ser mejor que el BATNA de las partes.

4.2.6. *Cierre de la mediación*

Hay que considerar el cierre como una parte más del proceso de mediación. El cierre debe establecer el final del conflicto y el comienzo de una relación positiva y cordial tras el acuerdo. Este momento es de gran relevancia para el proceso, especialmente dentro del ámbito organizativo, en el que las partes pueden mantener una relación continuada en el tiempo.

Cuando las propuestas son operativas y cada una de las partes ha aceptado sin remisión, es el momento de formalizar el acuerdo final. Para ello es necesario que los participantes presentes en el proceso de mediación tengan capacidad de decisión.

Al redactar el acuerdo, hay que realizar una recopilación de los puntos tratados y de las soluciones parciales adoptadas en cada momento. Los procesos de mediación largos y conflictivos no ponen fácil esta tarea del mediador, que deberá llevar un control sobre los puntos tratados y los acuerdos parciales. Es muy importante que todos los acuerdos sean operativos. En cada punto de acuerdo se debe utilizar la regla del ¿qué?, ¿quién?, ¿cómo?, ¿cuándo?, ¿dónde?

Es deseable planificar al máximo el abanico de respuestas a sucesos que previsiblemente pudieran modularse o cambiar en el momento de su implantación. Si alguno de los puntos pactados necesita un cierto plazo para su cumplimiento, es necesario precisar el ciclo de actividades a realizar, los responsables de su realización y las fechas en las que deben estar realizadas.

En la medida en que estén más desarrollados y previstos todos los puntos del acuerdo, mayores probabilidades habrá de que éste se cumpla y perdure en la relación entre las partes.

El acuerdo por escrito debe ser *de texto único*, de manera que:

1. El mediador redacta un borrador en términos generales, sin marco operativo especificado.
2. Lo presenta a las partes, pidiéndoles sugerencias y modificaciones.
3. Incorpora las modificaciones propuestas por las partes.
4. Pide la aprobación de las modificaciones incorporadas a las partes hasta que aceptan firmarlo.

Este modelo de redacción del acuerdo consigue tres cosas importantes:

1. Evitar un nuevo proceso de regateo entre las partes.
2. Que las partes construyan y sean protagonistas del acuerdo.
3. Una aceptación más firme de las partes, que se sienten dueñas de lo acordado.

El mediador ofrece una síntesis final del proceso en la que se valora y agradece el esfuerzo de las partes por solucionar la situación. Se debe resaltar el trabajo conjunto realizado por las partes superando las dificultades que se hayan encontrado.

La mediación concluye con una valoración del trabajo realizado por las partes, el propósito de cumplir el acuerdo y la disponibilidad del mediador para futuras intervenciones.

4.3. El rol del mediador

El papel a desarrollar por el mediador (frecuentemente puede tratarse de un equipo de mediación) es complejo y no siempre bien entendido, dado que sus posibilidades de liderazgo pueden llevarle con facilidad a intervenir aportando directrices o soluciones hacia el conflicto. Esta capacidad debe ser muy bien calculada, ya que con este tipo de intervenciones se impide la posibilidad de que las partes sean activas hacia la gestión del conflicto. El mediador, en la medida de lo posible, debe desplegar un rol de *facilitador de la intervención de las partes* en la búsqueda de sus propias soluciones.

La comunicación eficaz, en cualquier proceso de interacción, ha de ser de doble vía. La buena comunicación es siempre bilateral en los procesos de interrelación. Ello significa que la emisión y la recepción han de ser complementarias, con retroalimentación y adecuadamente alternantes entre el emisor y el receptor, que han de permutar frecuentemente los papeles. La comunicación eficaz de doble vía, en el proceso de mediación, exige que se cumplan unos requisitos mínimos:

1. **Que las partes lleguen a escuchar los planteamientos de la otra parte del conflicto.** Existen barreras en el proceso de comunicación que, de manera natural, dificultan la que podríamos denominar *escucha activa*.

   Será el mediador quien, mediante esta escucha activa, devuelva a las partes un breve resumen de cada una de sus intervenciones. Mediante dicha devolución, el mediador resalta los aspectos más importantes y que desea que no pasen desapercibidos, evita los aspectos menos constructivos de la exposición y, lo que es más importante, consigue que la otra parte del conflicto en curso tenga la oportunidad de escuchar, a veces por primera vez de forma activa, dicha perspectiva del conflicto. Por ejemplo: «*Vamos a ver si he entendido bien. Lo que nos quieres decir es que no te enteraste del cambio de horario que tu supervisor te había asignado hasta que no lo leíste en el parte de firmas diario*».
2. **Fomentar la flexibilidad en las actitudes hacia la otra parte.** Hay que procurar que las partes se comuniquen con actitudes lo más abiertas posibles, lo que significa, como mínimo, comprender las razones de los mensajes de la otra parte, sin que ello implique un acuerdo con las mismas. Esta flexibilidad en las actitudes es insustituible si se pretende llegar a un mínimo nivel de acuerdo.

   Las intervenciones del mediador o del equipo mediador, al resaltar sintéticamente los planteamientos de las partes, incluyendo al mismo tiempo el nombre de las emociones que acompañan dicho planteamiento, potencia precisamente esta flexibilidad de las actitudes. Por ejemplo: «*Lo que nos planteas es que te sentiste muy molesto y humillado cuando observaste que un miembro del equipo que coordinas trató de negociar directamente con el responsable de personal —y sin consultártelo previamente— un cambio en su turno que implicaba a todo tu equipo*».
3. **Promover que las partes se acepten como iguales en cuanto a los aspectos en disputa.** A las personas que tienen un conflicto les separan bastantes cosas: los intereses, los objetivos, las motivaciones, los roles que desempeñan dentro de la organización, el poder, etc.

   Estas diferencias naturales pueden desembocar, con facilidad, en la no aceptación de los derechos y aspiraciones de la otra parte. Si las partes no manifiestan un respeto mutuo no podrán comunicarse, con lo que disminuirán substancialmente las posibilidades de llegar a compartir algún tipo de acuerdo.

Por tanto, parte del rol de la mediación consiste en proveer un lugar seguro —físico y mental— para equilibrar las relaciones de poder entre las partes. Con dicho fin, el mediador trasmitirá varias ideas a las partes, con el objetivo de que se implementen en su proceso de comunicación (Acland, 1997):

- Ambas partes se deben aceptar mutuamente como seres humanos del mismo valor, independientemente de la posición que ocupen en el conflicto.
- El conflicto, por sí mismo, es una posición desafortunada, no es *culpa* de ninguna de las dos partes.
- Se debe aceptar el derecho de los demás de no compartir posiciones o puntos de vista, interpretaciones, valores, etc. Se pueden dar distintas perspectivas de una misma situación.
- Las partes pueden sentir y manifestar emociones fuertes, aunque no sean compartidas.

Anexos

Anexo 1
En marcha con la mediación. Guión práctico

Antes de empezar... ambiente físico

Las personas exhibimos una serie ilimitada de conductas territoriales que sesgan nuestras incomodidades y minimizan nuestras incertidumbres. De ahí la necesidad de buscar lugares neutros para el encuentro mediador.

La sala donde se desarrolle el proceso debe ser propuesta por el mediador una vez confirme su idoneidad y condiciones adecuadas (luminosidad, ausencia de ruidos, temperatura idónea, mesa suficiente...).

La ubicación de las partes tiene que ser cuidadosamente prevista. Hay que huir de la ubicación frontal. A ser posible, las partes se ubicarán de lado para minimizar los aspectos simbólicos de la confrontación. Las mesas redondas favorecen climas de consenso según muchos mediadores.

El mediador debe buscar un lugar neutro para las partes. El SERLA, por ejemplo, ubica a las partes y al mediador siempre en un salón de hotel de medidas entre 25 y 60 metros cuadrados. Pero si esto no es posible para usted, busque una ubicación lo más idónea posible, que permita la concentración y hacer descansos con posibilidades de tomar un tentempié. Huya de la estrechez; como señala Ovejero (2004), la estrechez del local induce en los asistentes sentimientos de inhabitabilidad y cierta tensión perentoria por acabar pronto.

Respecto a la mesa, el lector habrá podido observar las que se utilizan en reuniones internacionales de toma de decisiones, negociación y mediación: el círculo es el formato predominante. Trate de encontrar una mesa redonda de tamaño suficiente y una anexa donde pueda organizar sus propios materiales. Como señala Ovejero (2004), una mesa redonda, en definitiva, parece ser la ideal para grupos no jerárquicos, ya que permite olvidar el estatus y la historia pasada de cada uno para indicar exclusivamente su rol actual en el equipo de trabajo. La cooperación entre los miembros del grupo, por otra parte, se ve facilitada cuando los directivos se reúnen alrededor de una mesa redonda y cuyo tamaño es el apropiado para el número de directivos reunidos, de forma que sobren los menos sitios posibles, cosa que también se consigue con el número de sillas y la distancia entre ellas.

Sólo en caso de una mediación distendida aconsejamos utilizar el marco de sillones o sofás relajantes. Lo normal es utilizar sillas convencionales dispuestas alrededor de la mesa y tratando de no dejar a las partes la espontaneidad extrema que los ubique frente a frente. Tratar por todos los medios que tomen asientos contiguos y no opuestos. Scott (1991) insiste señalando que no sólo la forma de la mesa es importante, sino también las medidas. Tiene que haber una distancia mínima respecto al lugar donde se sientan otros. Si las partes están sentadas demasiado cerca unas de otras, el ambiente se vuelve sofocante y menos agradable. Si, por otro lado, la distancia es excesiva, entonces las partes están alejadas y la discusión se vuelve académica.

El espacio de la mediación debe ser cerrado, ello es, tranquilo, para que las partes perciban que el secreto de sus conversaciones se ve garantizado. Preste además también atención a la luz, que sea suficiente y no tan directa o intensa que pueda molestar a alguna persona. Las decisiones sobre cuadros, plantas y otros ornamentos del mobiliario deben ser tales que estén equidistantes tanto del lujo como de la austeridad (Ovejero, 2004).

Procure tener agua o un zumo a mano, pero no tan abundante que justifique a una u otra parte la innecesidad de un receso con la justificación de tomar un café o algo sólido. Finalmente insista en mantener silenciados los teléfonos móviles como norma principal de la reunión.

El guión del proceso

A continuación presentamos un guión a modo de ejemplo para llevar el proceso de mediación. En algunos casos las autoridades que tutelan el proceso exigen del mediador la presentación de un documento inicial con derechos y deberes a las partes, documento que lee, solicitando su ratificación por las partes, quienes deben firmar dicho documento inicial. En esta sesión el mediador aclara cuantas dudas puedan presentársele por las partes.

APLICACIÓN INICIAL

Identificar a las partes.
Establecer necesidades.
Fijar objetivos
Evaluar el poder
Calentamiento
Sondeo
Establecer alternativas
Cierre
Despedida

Proceso inicial. Como mediador lo primero es abordarla.

Aplicación inicial en el proceso sintético.

Pero lo primero que debe de hacer el mediador es presentarse a las partes y hacer que las partes se presenten sucesivamente. Ratificado el deseo de seguir, el mediador iniciará la fase de normas. Veamos el discurso:

Tenemos que respetar algunas reglas sobre las que debemos estar de acuerdo antes de empezar. Si os parece adecuado comenzaremos por hacer una lista de esas reglas, yo tengo algunas que me han servido en mi práctica como mediador, pero también vosotros podéis sugerir alguna regla a las que debamos someter nuestro trabajo.

- ***Primera:*** *¿Estáis de acuerdo en que habéis venido voluntariamente y todo lo que digáis aquí será confidencial? (espera algún tipo de respuesta de ambos).*
- ***Segunda:*** *¿Estáis de acuerdo en escucharos el uno al otro y no interrumpiros? (espera algún tipo de respuesta de ambos).*
- ***Tercera:*** *¿Estáis de acuerdo en no insultaros o agrediros, ni en utilizar un lenguaje ofensivo o motes para dirigiros el uno al otro? (espera algún tipo de respuesta de ambos).*
- ***Cuarta:*** *¿Estáis de acuerdo en esforzaros en resolver el problema, siendo lo más honestos y sinceros que podáis? (espera algún tipo de respuesta de ambos).*
- ***Quinta:*** *Vais a disponer de iguales espacios de tiempo para comentar vuestro problema. ¿Lo fijamos en cinco minutos para la exposición de cada uno? (espera algún tipo de respuesta de ambos).*

Si interviene más de un mediador, uno de los mediadores debe atender a los turnos de exposición. Empieza su relato el que solicitó la mediación y, si lo solicitaron simultáneamente, el que esté más tenso o el que las partes decidan. El mediador generalmente estructurará el tiempo para su formulación inaugural, que es una descripción de lo que vendrá (Moore, 1986). Stulberg (1981) enuncia las ventajas de realizar un discurso de apertura efectivo:

a) Afirma las reglas básicas y el papel del mediador en la audiencia.
b) Establece el control sobre la audiencia.
c) Permite poner cómoda a la gente.

d) Transmite a las partes el sentimiento de que el mediador es una persona segura de sí misma y hábil, y por tanto les sugiere que pueden confiar tanto en él como en el proceso.
e) Sirve para reconciliar las expectativas contradictorias acerca de lo que las partes creen que podrá obtener a través de la mediación y la realidad de la misma.

1. Invítales a sentarse bien.
2. Ofréceles café, té o un vaso de agua.
3. Presentación del mediador.
4. Presentación de cada una de las partes.
5. Definición de la conciliación-mediación: «Enfoque de resolución de conflictos en el que un tercero imparcial interviene en una disputa, con el consentimiento de las partes, para ayudarlas y facilitarlas la obtención de un acuerdo mutuamente satisfactorio en relación con las cuestiones en disputa». «Una parte neutral (yo), trabaja con dos o más partes (vosotros), para ayudarlas a alcanzar su propia solución a un conflicto o disputa. No estoy aquí ni como árbitro ni como juez».
6. Definición de mi rol como conciliador-mediador:

    — Mi papel es facilitar el proceso de diálogo entre las partes, que son libres de llegar a un acuerdo si así les conviene.
    — Mi postura será en todo momento imparcial.
    — Todo lo que aquí se trate va a ser confidencial.

7. Definición del papel de las partes en la mediación:

    — La responsabilidad de la resolución descansa en las partes en conflicto.
    — Los acuerdos alcanzados deben ser convenidos voluntariamente por las partes en conflicto.

8. Exposición de las características del procedimiento:

    «El procedimiento a seguir es flexible, pero, si les parece bien, estableceremos unas mínimas normas de funcionamiento».

Apertura del juego en el proceso mediador.

La descripción de la mediación y la función del mediador, según Moore (1981), debe incluir algunos aspectos específicos:

— La mediación es un proceso en virtud del cual un tercero o una persona independiente ayuda a las personas en conflicto a identificar las cuestiones en que discrepan, a descubrir las necesidades que deben satisfacerse con un arreglo, a generar posibles soluciones y tomar decisiones.
— La mediación es voluntaria. Las personas participan en ella por propia decisión, y el mediador carece de poder para imponer una decisión a las partes en juego.
— Las personas comprometidas en el conflicto decidirán de qué modo debe resolverse éste.
— El mediador es imparcial. No se inclina por determinado arreglo básico. El mediador es un facilitador del proceso, no un juez de las cuestiones en juego.
— Un mediador es neutral, en cuanto no mantiene con ninguna de las partes una relación que pueda menoscabar su imparcialidad.

Pautas de comportamiento

Las pautas de comportamiento que los mediadores y las partes deben contemplar incluyen una diversidad de conductas y actitudes, entre ellas:

— El modo en que se examinarán los antecedentes del problema.
— El orden en que los litigantes harán uso de la palabra.
— Cómo se resolverán las discrepancias acerca de los datos.
— El marco temporal de la sesión o las sesiones.
— Los acuerdos acerca de los observadores y los testigos.
— Las normas que impiden atribuir motivos o realizar acusaciones calumniosas.
— Las reglas acerca de las interrupciones.
— La determinación de intervalos sabiendo que la duración media del proceso mediador dependerá de la naturaleza y complejidad de los asuntos a tratar. Algunas normativas ponen límite de duración al proceso mediador, siendo habitual un máximo de 3 meses desde el inicio de las sesiones.
— Los procedimientos para organizar las reuniones parciales o privadas.
— El comienzo con una reafirmación de la confidencialidad.

— La escucha activa, la información escrita y la realización de preguntas.
— La verificación de lo que se escucha, la utilización del parafraseo o la reformulación.
— La síntesis de lo que se va escuchando y proponer alguna solución para ver cómo es aceptada.
— La reiteración de la confidencialidad de lo anterior.

Las pautas de comportamiento podrán ser designadas por el mediador o por los litigantes. Si las define el mediador, las partes deben coincidir en su forma de aplicación. Si el mediador sugiere reglas, debe evitar cuidadosamente la creación de una dinámica en la que él mismo sea la autoridad y las partes se conviertan en súbditos obedientes. Las normas tendrán que ser convenidas por consenso si se quiere que resulten eficaces.

Esta es una parte y tiene unos objetivos limitados. Simplemente hay que tratar de que las partes se sienten a una mesa y hablen y acepten las reglas.

Es muy importante que ellos tengan papel y lápiz y que escriban:

— *Les voy a entregar papel y lápiz. Les ruego escriban las normas que vamos a ir estableciendo, así como las ideas o preguntas que vayan surgiendo.*
— *Trato: ¿nos vamos a tratar de «tú» o «usted»?*
— *No se fuma en la sala.*
— *No se puede interrumpir.*
— *No entraremos en el juego de las amenazas ni de las intimidaciones.*
— *Si tenéis preguntas o comentarios conviene que los escribáis para plantearlos más tarde.*
— *¿Nos llamamos por nuestro nombre de pila?*
— *Haremos sesiones máximo de 3 horas.*
— *Cuando alguien necesite consultar, pararemos 10 minutos exactos.*
— *A los 90 minutos tomaremos un refrigerio de 15 minutos.*
— *Yo no cambiaré y ustedes tampoco, no puede UGT traer un negociador la primera media hora y la segunda otro distinto.*
— *En primer lugar me expondrán sus intereses conjuntamente, luego hablaré con ustedes por separado y seguidamente nos reuniremos de nuevo.*
— *Total confidencialidad mía y de ustedes.*
— *Lleguemos a un acuerdo o no, yo les ayudaré a decidir cómo informar a su gente.*
— *¿Aceptan estas reglas?*
— *¿Aceptan que sea yo el mediador?*
— *¿Me quieren preguntar algo?*

De esta forma vamos tratando de crear una atmósfera de tolerancia, equidad, respeto entre las partes y de solución de problemas. En este discurso debemos insistir: *«Haré todo lo que está en mi mano para encontrar una solución»*.

Cuéntame

El mediador debe decir a cada una de las partes: *«cuéntanos lo que ha pasado, cómo te has sentido... dime más acerca de...»*

— **Procedimiento:** «Mi objetivo ahora es comprender lo mejor que pueda la situación, y en particular entender sus intereses y lo que necesitará para alcanzar una solución, por tanto puede empezar por donde quiera».
— **Confidencialidad:** «Yo no revelaré a la otra parte nada que usted me diga en esta reunión privada, a menos que usted me indique específicamente que lo haga y yo esté de acuerdo en hacerlo».
— **Notas y anotaciones:** «Las notas que yo iré tomando van a servir para guiar el proceso adecuadamente. Serán por supuesto confidenciales y destruidas cuando se complete la mediación».

También debe asegurarse de si hay alguien más afectado o implicado en este problema. Finalmente es necesario preguntar si quieren agregar algo más.

BLOC DE NOTAS GRANDE

El mediador necesita bloc y celo para pegar.
En el bloc sólo escribe el mediador, nunca las partes.
Lo que escribe el mediador es material confidencial.
El mediador debe comenzar por poner las normas.
Seguirá exponiendo y escribiendo los intereses de las partes.

El mediador necesita un bloc de notas como instrumento fundamental de trabajo.

Aclarar el problema

«¿Qué es lo que quieres decir con...? Perdona, pero no te entiendo. ¿Podrías explicármelo otra vez pero de una forma distinta? De todo lo que me has contado, ¿qué es lo más importante para ti? He entendido bien si digo... (parafraseo). *¿Es correcto si digo que te has sentido traicionado/desilusionado?* (resumir cada una de las posiciones, reflejo, sentimientos, etc.)».

«Yo entiendo que en vuestra diferencia tus intereses principales son... (le dices a mirando a una de las partes) y los tuyos son...(mirando a la otra). ¿De qué manera /qué / cómo / cuándo / dónde / cuánto / quién exactamente...? ¿Cómo sabes tú...? ¿Qué pensarías / harías / dirías si...? ¿Comparado con qué? ¿Qué te hace creer que...? ¿Siempre? ¿Nunca? ¿Todos? ¿Nadie?».

A la hora de aclarar el conflicto se deben tener en cuenta los siguientes aspectos:

— *Relaciones y comunicación:* se mejoran cuando se logra una mayor colaboración. Indagar. Por ejemplo: «¿se ven como compañeros o como enemigos? ¿Podrán mantener una relación pacífica o afectará a quienes le rodeen?».
— *Compromiso:* es el grado en el que se involucran en la negociación, en el proceso, en los acuerdos, las ganas que tienen de llegar a buen puerto. Hay que procurar que siempre quede explícito.
— *Intereses:* son las razones que nos llevan a pedir lo que demandamos. Para descubrirlos, preguntar «¿por qué / para qué lo quieres / necesitas?».
— *Límites:* «¿Qué vais a hacer si no acordáis? ¿Hasta que punto os conviene seguir negociando?».
— *Legitimidad:* identificar criterios justos y normas, ya que no se puede hacer nada ilegal, dado que sirven de marco para la negociación y para evaluar las opciones. Expresar enfatizando las conexiones mutuas.

Usted es el mediador. Acuérdese de tomar siempre la iniciativa.

— Escuche las declaraciones iniciales de cada bando: «Me gustaría oír una síntesis de las cuestiones, tal y como ustedes las ven, y que me digan qué es lo que ustedes quieren lograr con la mediación».
— Inicie las reuniones privadas con cada una de las partes.

— ¿Cuál es el problema?
— ¿Desde cuándo ocurre?
— ¿Por qué crees que ocurre?
— ¿Qué habéis hecho para solucionarlo?
— ¿Qué resultados habéis obtenido?
— ¿Por qué habéis optado por el Servicio de Mediación?
— ¿Cómo ves los intereses y posiciones de la otra parte?
— ¿Qué piensas que hace falta realmente para que la otra parte llegue a un acuerdo contigo sobre esta cuestión?
— ¿Qué expectativas tienes de este proceso de Mediación?

Cuestiones que el mediador debe indagar.

Reuniones privadas

El mediador debe otorgar gran importancia a las reuniones privadas, pues constituyen una fase primordial capaz de condicionar todo acuerdo público. Los objetivos de la reunión privada son:

1. Conocer los intereses de las partes.
2. Cómo ven las partes los hechos importantes.
3. Qué actuación llevarán a cabo las partes si la mediación no logra un acuerdo.
4. Las posibles soluciones integradoras.

En las reuniones privadas comience con una reafirmación de la confidencialidad, seguida de una pregunta abierta para comenzar la conversación. Cuando una de las partes empiece a contar su versión de la historia, escuche activamente y pregunte para clarificar y sintetizar datos que ilustren aún más el marco del conflicto. Usted tratará en todo momento de:

— Ofrecer empatía —paráfrasis y remarcación—.
— Tome notas.

— Verificar las percepciones haciendo preguntas de cómo ve esta parte los intereses y posiciones de la otra parte.

Utilice la confrontación y la evaluación de puntos fuertes y débiles enfatizando los intereses contrapuestos para destrabar las posiciones de su interlocutor. Sintetice frecuentemente y, si es necesario, lance globos sonda para posibles soluciones integradoras. Usted deberá terminar la entrevista privada con un recordatorio de la confidencialidad, y una petición sobre algún posible deseo de transmitir algo a la otra parte.

Seguidamente continúe con las reuniones privadas con la otra parte.

Proponer soluciones

El mediador debe tratar siempre de separar el proceso de crear las propuestas del proceso de evaluar y decidir cuál es la más adecuada o la que más responde a mis necesidades.

«¿Qué es lo que te gustaría que ocurriera como resultado de estos encuentros?, ¿cómo crees tú que esto puede resolverse?, ¿qué cambios propondrías?, ¿qué se podría cambiar?, ¿qué es lo que más os gustaría?, ¿qué podéis hacer para resolver el problema?, ¿qué pasaría si...?, ¿qué pasa si no encontramos una solución?, ¿qué es lo peor que te podría pasar?, ¿qué no puedo tolerar o permitir que ocurra?, ¿qué es lo mejor que te podría pasar?, ¿qué términos serían satisfactorios para ti?, ¿estáis buscando ganancias mutuas?, ¿cómo puedes mejorar tu proposición para hacerla más aceptable para la otra parte?, ¿qué es lo más importante / urgente para ti?».

Debemos hacer preguntas acerca de la relación: *«¿podrías continuar con vuestra relación?, ¿cómo?, ¿podemos mejorar la relación?»*. Y siguiendo el mismo proceso debemos hacer preguntas para garantizar un acuerdo justo, convincente, legítimo o satisfactorio: *«¿te parece justo?, ¿esto sería justo para el otro?, ¿creéis que así se resolvería el problema?, ¿nadie se siente ignorado, engañado o timado?, ¿en qué circunstancias me conviene retirarme y no negociar?, ¿esto sería legítimo?»*.

El mediador debe asumir ambas propuestas, contemplando las necesidades de ambas partes. Además el mediador debe asegurarse de que no hay necesidad de consultar a terceros antes de escribir el acuerdo: *«¿deberías consultar a alguien antes de decidir?»*.

Llegar a un acuerdo

Para cerrar la sesión: *«¿podemos considerar que el problema ya está resuelto?, ¿estáis dispuestos a firmarlo?»*.

Finalizar la mediación

Ya hemos citado arriba el derecho de las partes a terminar con el proceso cuando lo estimen conveniente. También hemos citado las circunstancias bajo las cuales el mediador debe dar por finalizado el procedimiento. En caso de finalizar de forma precipitada, el mediador debe redactar un documento final con los posibles acuerdos alcanzados y requerir su firma por cada una de las artes.

Redactar conclusiones para un acuerdo final

Hacer una síntesis única que incluye pasos e intereses y modo de llegar a un acuerdo.

Parte y pasos prácticos a dar
1.
2.
3.
4.
5.
6.

Borrador de texto único final.

Formulario de acuerdo de mediación

ACUERDO DE MEDIACIÓN

Las partes abajo firmantes, reunidos en sesión voluntaria de trabajo en el Hotel Las Azucenas de la ciudad de Pontevedra, deseamos llegar a un acuerdo en relación con las siguientes cuestiones:

1. Horario ______________________________
2. Despidos ______________________________
3. Ropa de trabajo ______________________________
4. Baja por maternidad ______________________________
5. Horas anuales de trabajo ______________________________
6. Días de libre disposición ______________________________

En mi calidad de representante del Sindicato de Madera y Tasillos se me ha explicado el proceso de mediación y he leído y acepto las reglas de mediación del SERLA.

Entiendo que la mediación no reemplaza la consulta legal independiente, y si es necesario procuraré asesoramiento legal propio sobre cuestiones en discusión.

Otras estipulaciones.

____
____
____
____

Firmado en Pontevedra a 33 de octubre de 2015.

Sindicato de Madera y Tasillos   Gerencia de la Empresa Manzanedo   Mediador

Anexo 2
Las 20 tácticas y contratácticas

De forma premeditada hemos dejado las tácticas fuera del proceso para darles un tratamiento diferenciado. Generalmente este apartado provoca gran interés entre las personas que se acercan por primera vez a la negociación, pues ven en él la llave que les puede ayudar a superar con éxito dificultades y problemas. Desgraciadamente, también las tácticas no son otra cosa que una parte del engranaje negociador.

A fin de facilitar su compresión les presentamos las 20 tácticas más utilizadas, con sus utilidades, inconvenientes y sus posibles respuestas. Las contratácticas, por su parte, buscan contrarrestar el efecto de ciertas tácticas si alguien quiere utilizarlas contra usted.

— *El salami:* cada vez que modifica una posición lo hace en forma muy pequeña. Las concesiones se hacen en la misma forma en que se sirve este embutido, en lonchas muy finas.

- *Utilidades:* ralentiza una negociación.
- *Inconvenientes:* es irritante pues manifiesta desconfianza o desinterés en el proceso y en la otra parte.
- *Contratáctica:* responder con otro «salami».

— *Disco rayado:* repetir el mismo argumento o el mismo inconveniente con las mismas palabras, una y otra vez.

- *Utilidades:* provoca que la otra parte busque nuevas respuestas a la misma pregunta.
- *Inconvenientes:* puede ser irritante y distanciar la relación.
- *Contratáctica:* contestar con una pregunta del tipo: «Es la segunda vez que me dice esto, ¿qué me quiere decir realmente?».

— ***Tengo mejores ofertas:*** consiste en manifestar que se tienen otras oportunidades más beneficiosas para preocupar a la otra parte por una posible ruptura.

- *Utilidades:* transmitir prisa a la otra parte o forzar un cambio de posición.
- *Inconvenientes:* puede resultar poco creíble; si es cierto, ¿que hace aquí?; conclusión, en la mayoría de las ocasiones es falso.
- *Contrtáctica:* diga sólo: «Si tiene ofertas mejores, acéptelas».

— ***No es oro:*** presentar los aspectos más deseables en primer lugar para atraer la atención; a primera vista suscita interés, y una vez prendido en el anzuelo se van presentando los inconvenientes.

- *Utilidades:* interesa a la otra parte en el acuerdo
- *Inconvenientes:* requiere gran habilidad, pues no se trata de mentir, y nos arriesgamos a perderlo más adelante.
- *Contratáctica:* utilizar sistemáticamente los condicionales nos dará siempre la oportunidad de una salida airosa.

— ***Perdone pero:*** iniciar nuestra intervenciones con la frase «Perdone pero...». Es una forma de negarse firmemente, de defender una postura antagónica pero sin deteriorar excesivamente la relación.

- *Utilidades:* corta muy claramente una exposición de argumentos o exposición.
- *Inconvenientes:* es irritante, pues reconoce que estamos agrediendo a la otra parte.
- *Contratáctica*: no se sienta agredido y conteste amigablemente.

— ***Demasiado caro:*** fijar los inconvenientes en una variable como el precio por ejemplo.

- *Utilidades:* desvía la atención de otros temas y nos lleva a centrarnos en el que nos interesa.
- *Inconvenientes:* puede ser muy obvio y corre el riesgo de transmitir que se aceptan las otras posiciones.
- *Contratáctica:* una buena respuesta es «Entonces mi oferta está bien, lo único que quiere es que justifique el precio».

— ***Ganar tiempo:*** preparar o proponer interrupciones para ganar tiempo o conseguir recesos.

- *Utilidades:* permite analizar con frialdad una situación y preparar una adecuada replica o táctica.
- *Inconvenientes:* ralentiza excesivamente la relación y puede ser irritante.
- *Contratáctica:* acepte siempre que se vuelva con una respuesta ante una disyuntiva, no deje la respuesta abierta.

— ***Bien, ahora en serio:*** para descalificar una propuesta excesiva o fuera de límites negamos credibilidad a lo oído y hacemos hablar nuevamente a la otra parte diciendo «Bien, ahora le hablo en serio, ¿cuál sería su posición...?».

- *Utilidades:* puede conseguir una ligera modificación de posición si ésta realmente es excesiva.
- *Inconvenientes:* sólo es útil ante propuestas muy desmesuradas.
- *Contratáctica:* negar que no sea seria y pedir algo a cambio que también nos está pareciendo desmesurado.

— ***Lo suyo no es una propuesta:*** utilizar frases como «Mire lo que hago con su propuesta... Esto no es serio... etc.». Buscan provocar un cambio brusco o una ruptura.

- *Utilidades:* acelera el final.
- *Inconvenientes:* es irritante y puede llevar a una ruptura precipitada.
- *Contratáctica:* no atienda a la forma agresiva y pida que se explicite el contenido; «¿Qué propondría como alternativa?».

— ***El bueno y el malo:*** cuando el negociador es una persona abierta y razonable, pero nos muestra real o imaginariamente a otra personas o dimensiones en su parte dura, rígida y obstinada. Puede ser respecto a otra persona o respecto a sus normas u obligaciones.

- *Utilidades:* transmite que estamos en la mejor oportunidad y que otras serán menos beneficiosas.
- *Inconvenientes:* demasiado usada para ser creíble, muy a menudo es «un farol».
- *Contratáctica:* reconozca la oportunidad pero no se deje impresionar, preséntese como alguien con capacidad para hablar con cualquiera.

— ***Debo hacer una consulta:*** es una forma de ganar tiempo. Una vez llegado a un acuerdo, una de las partes se declara incompetente para firmar él mismo el acuerdo y lo condiciona a la aprobación de su superior.

- *Utilidades:* ralentiza y condiciona el acuerdo.
- *Inconvenientes:* es irritante, pues se desautoriza al negociador para futuros procesos.
- *Contratáctica:* salga de esta relación condicionada con «En caso que la respuesta

sea negativa, ya que usted no está autorizado, que venga quien sí lo esté».

— ***Es mi última palabra:*** una de las partes hace que le resulte imposible ceder; aunque entienda que su posición es negativa, sus actuaciones previas le impiden modificar su posición.

- *Utilidades:* acelera el proceso.
- *Inconvenientes:* es irritante y puede llevar a una ruptura precipitada.
- *Contratáctica:* no atienda a la agresión, trátelo como una propuesta más.

— ***Información caída del cielo:*** con cualquier excusa casual, filtración u olvido, facilitar supuesta información clave para que le llegue a la otra parte.

- *Utilidades:* si surte efecto puede desviar en la dirección que deseamos.
- *Inconvenientes:* en rarísimas ocasiones es casual, luego no es creíble.
- *Contratáctica:* no se crea nada, comente durante la interacción la anécdota.

— ***Marcar el territorio:*** consiste en acordar los límites antes de empezar. «Vamos a ponernos de acuerdo sobre algunos temas que no discutiremos».

- *Utilidades:* permite reducir el campo de negociación y conseguir algunas ventajas antes de empezar.
- *Inconvenientes:* sólo se puede utilizar si tenemos claramente más poder.
- *Contratáctica*: no acepte límites que no interesan a una de las partes, afirme amablemente *«Seguro que encontraremos muchos puntos de acuerdo más importantes. Lo veremos más adelante».* Otra posibilidad es dejarlo en la hipótesis *«Podemos explorar esta alternativa primero si lo desea».*

— ***Parar para arrancar:*** proponer un resumen o síntesis es la forma de cambiar el rumbo o explorar otras alternativas totalmente distintas.

- *Utilidades:* cambiar la dirección o abandonar una línea poco beneficiosa.
- *Inconveniente:* si no es consensuada con la otra parte puede no tener efecto.
- *Contratáctica:* niegue el resumen, encuentre inexactitudes en éste, no deje que le sinteticen, aproveche para matizar o cambiar temas.

— ***Cartas boca arriba:*** es una forma de *ultimátum* que apela a la sinceridad cuando afirma que no hay partes ocultas. «Pongamos las cartas boca arriba...». Espera una respuesta similar.

- *Utilidades:* puede flexibilizar la situación y anima a un intercambio abierto.
- *Inconvenientes:* difícilmente se le reconoce honestidad y puede ser percibido sólo como *ultimátum*.
- *Contratáctica*: no muestre sus cartas hasta estar convencido de que hay contrapartidas y no es una distracción.

— ***Lo que usted necesita:*** apelar al conocimiento del otro tomando su posición y respondiendo desde la otra parte. «Lo que usted necesita es A y yo se lo estoy ofreciendo a cambio de...».

- *Utilidades:* puede ser una forma clara de descubrir las necesidades del otro, una aproximación o incluso una ayuda.
- *Inconvenientes:* si no es hábil en su presentación sólo transmite prepotencia.
- *Contratáctica:* sitúe la propuesta en la percepción del otro. «Desde su punto de vista puede parecerle que lo que necesito es A pero en realidad...».

— ***Ayúdeme a aceptar:*** consiste en apelar a la proximidad e identificación para variar una postura. «Póngamelo más fácil y ayúdeme un poco».

- *Utilidades:* dejamos en manos de la otra parte la posibilidad de variar una posición a su elección.

- *Inconvenientes:* apela a las relaciones y la voluntad de la otra parte de cerrar rápidamente un acuerdo.
- *Contratáctica:* no acepte esta propuesta. «Ya he hecho todo lo que está en mi mano».

— ***No le demos más vueltas:*** anunciar el final o proximidad del cierre por nuestra parte es iniciar la frase con «No le demos más vueltas...». Vamos a dar una posición final que comportará concesión.

- *Utilidades:* avisar que estamos acabando nuestras alternativas.
- *Inconvenientes:* puede transmitir urgencia por terminar y no nos interesa.
- *Contratáctica:* apele a su disponibilidad de tiempo. «Si es necesario ver otras opciones quizá pueda interesar...».

— ***¿Cómo?:*** expresar vehementemente una absoluta sorpresa e irritación ante una posición.

- *Utilidades:* transmite que lo que hemos oído es inaceptable.
- *Inconvenientes:* es útil si tenemos poder o nuestro interlocutor es inexperto.
- *Contratáctica:* no atender a la expresión de sorpresa y centrarse en el contenido. «Si quiere que le dé detalles...».

— ***Siga por ahí:*** frases que piden profundización son una forma de hacer ampliar una propuesta y animar a nuestro interlocutor.

- *Utilidades:* pueden manifestar interés y obtener información sin comprometerse.
- *Inconvenientes:* si no atendemos la profundización puede ser irritante.
- *Contratáctica:* respuestas que reconozcan el camino andado. *«Entonces estamos de acuerdo y vamos a ir más allá....».*

Anexo 3
Etapas en el proceso de mediación

Etapa 1	— Realizar contactos iniciales con las partes. — Promover la credibilidad. — Promover la confianza. — Educar a las partes acerca del proceso. — Aumentar el compromiso con el procedimiento.
Etapa 2	— Elegir una estrategia para orientar la mediación. — Ayudar a las partes a evaluar distintos enfoques de evaluación y resolución del conflicto. — Ayudar a las partes a seleccionar un método. — Coordinar los métodos de las partes.
Etapa 3	— Recopilar y analizar la información de antecedentes. — Recopilar y analizar los datos pertinentes acerca de las personas, la dinámica y las bases del conflicto. — Verificar la exactitud de los datos. — Minimizar el efecto de los datos inexactos o que no pueden ser obtenidos.
Etapa 4	— Diseñar un plan detallado de mediación. — Identificar estrategias y movimientos consecuentes no contingentes que permitan que las partes avancen en el acuerdo. — Identificar los movimientos contingentes que responden a las situaciones peculiares del conflicto en cuestión.
Etapa 5	— Creación de confianza y cooperación. — Preparar psicológicamente a los litigantes con el fin de que participen en negociaciones acerca de aspectos fundamentales. — Manejo de las emociones internas. — Controlar las percepciones y minimizar los efectos de los estereotipos. — Crear el reconocimiento de la legitimidad de las partes y las cuestiones. — Promover la confianza. — Aclarar las comunicaciones.
Etapa 6	— Comienzo de la sesión mediadora. — Iniciar la negociación entre las partes. — Establecer un tono franco y positivo. — Presentar reglas básicas y pautas de comportamiento. — Ayudar a las partes a manifestar emociones. — Delimitar las áreas temáticas y las cuestiones en discusión. — Ayudar a las partes a explorar los compromisos, los aspectos destacados y la influencia.

Etapa 7	— Definición de las cuestiones y elaboración de una agenda. — Identificar las amplias áreas temáticas de interés para las partes. — Obtención de un acuerdo en las cuestiones que deben ser tratadas. — Determinación de la secuencia para el manejo de los temas.
Etapa 8	— Revelación de los intereses ocultos de las partes en disputa. — Identificación de los intereses sustantivos, de procedimiento y psicológicos de las partes. — Educación de cada una de las partes acerca de los intereses de las restantes partes.
Etapa 9	— Crear alternativas de arreglo. — Promover entre las partes el conocimiento de la necesidad de alternativas. — Atenuar el compromiso con las posiciones o las alternativas exclusivas. — Generar opciones que utilicen la negociación posicional o basada en intereses.
Etapa 10	— Evaluación de las alternativas de acuerdo. — Revisión de los intereses de las partes. — Evaluación del modo en que los intereses pueden satisfacerse con las alternativas disponibles. — Evaluación de los costos y los beneficios de la selección de alternativas.
Etapa 11	— Negociación definitiva. — Alcanzar el acuerdo a través de la convergencia creciente de posiciones, de los saltos definitivos hacia los acuerdos globales, del desarrollo de una fórmula consensual, o la afirmación de un medio de procedimiento destinado a permitir un acuerdo claro.
Etapa 12	— Obtención de un acuerdo formal. — Identificación de los pasos de procedimiento para conferir carácter operativo al acuerdo. — Establecimiento de una evaluación y un procedimiento de supervisión o seguimiento. — Formalización del acuerdo y creación de un mecanismo de imposición o compromiso.

Anexo 4
Guía de referencia para el mediador

1. Definir las metas y objetivos

- ¿Qué es exactamente lo que quiero de esta mediación?
- ¿Qué es lo mínimo que tengo que conseguir para satisfacer a las partes?
- ¿Qué estoy dispuesto a ofrecer para obtener lo que deseo?
- ¿Cuál es el tiempo de que dispongo para concluir la mediación?

2. Esclarecer los detalles

- ¿En qué detalles se apoya mi posición?
- ¿Cómo se lo expondré a mis interlocutores?
- ¿Cómo verán los detalles las partes y cómo apoyarán mi exposición?
- ¿Cuáles son las implicaciones económicas, políticas y humanas de los detalles?

3. Reunir información

- ¿Con qué personas me voy a reunir y qué sé de ellas?
- ¿De qué manera enfocarán la mediación?
- ¿Cuáles son sus necesidades individuales?
- ¿Existe algo anormal?
- ¿Se producen incongruencias?
- ¿Hay lagunas de información?
- ¿Tenemos suficiente información?
- ¿Podemos hacernos una idea inicial?
- ¿Hay puntos fuertes y débiles?
- ¿Coinciden adecuadamente los elementos (intereses / procedimientos / relaciones / percepciones)?
- ¿Cuándo y dónde se llevará a cabo la mediación? ¿Qué ventajas o desventajas tengo con esas circunstancias...? ¿Y ellos?
- ¿Qué poder personal tengo para utilizarlo en forma constructiva dentro de esta mediación?

4. Establecer un ambiente de cordialidad

- ¿Cuál es la mejor forma en que puedo establecer armonía con la otra parte?
- ¿Cómo puedo establecer un ambiente de ganar-ganar?

5. Prepararse para el conflicto

- ¿Cuál será el principal punto de conflicto?
- ¿Cómo poder distinguir entre las necesidades y deseos de los interlocutores?
- ¿Cómo podré resolver los conflictos?
- ¿Cómo responderé a los intentos de la otra parte por resolverlos?
- ¿Qué concesiones estoy preparado para hacer?¿Bajo qué condiciones?
- ¿Qué debo esperar a cambio de mis concesiones?

6. Acuerdo y confirmación

- ¿Qué grado de formalidad debe tener el acuerdo?

— ¿Qué proceso de aprobación requerirá y cuánto tiempo llevará?
— ¿Qué pasos se necesitarán para su cumplimiento?

7. Analice la efectividad de la mediación

— ¿El (equipo) mediador escuchó a las partes?
— ¿El (equipo) mediador le trató equitativamente?
— ¿El (equipo) mediador trató equitativamente a la otra parte?
— ¿El (equipo) mediador llegó a entender sus intereses?
— ¿El (equipo) mediador le ayudó a comprender mejor los intereses de la otra parte?
— ¿El (equipo) mediador implicó a ambas partes en la generación de alternativas que facilitasen el acuerdo?
— ¿El (equipo) mediador proveyó de una interpretación de la ley o del contrato relevante para el caso? ¿Ayudó eso a resolver el caso?
— El (equipo) mediador fue capaz de ejercer suficiente presión sobre las partes para resolver el caso?
— ¿Se resolvió el caso o se mitigó el conflicto?
— ¿Recurrirán de nuevo las partes al mismo (equipo) mediador? ¿Por qué sí? ¿Por qué no?

Anexo 5
Un mediador con éxitos profesionales

Existen una serie de características personales necesarias para realizar una negociación exitosa. Haga el ejercicio siguiente e identifique sus particulares puntos fuertes y aquellos otros que necesita mejorar. Lea las afirmaciones que siguen y marque el número que describe mejor su posición. Cuando finalice sume los números que marcó y, sobre todo, sea crítico con usted mismo y construya un proceso de mediación personalizado con valores y actitudes a la vez que con técnicas y estrategias.

	De acuerdo								**Desacuerdo**
• Soy receptivo a las necesidades de los demás	10	9	8	7	6	5	4	3	2	1
• Sé resolver los problemas cuando es necesario	10	9	8	7	6	5	4	3	2	1
• Estoy comprometido/a con la filosofía de ganar-ganar	10	9	8	7	6	5	4	3	2	1
• Tengo un alto grado de tolerancia para los conflictos	10	9	8	7	6	5	4	3	2	1
• Me gusta investigar y analizar los detalles totalmente	10	9	8	7	6	5	4	3	2	1
• La paciencia es uno de mis puntos fuertes	10	9	8	7	6	5	4	3	2	1
• Mi tolerancia a la tensión es alta	10	9	8	7	6	5	4	3	2	1
• Sé escuchar	10	9	8	7	6	5	4	3	2	1
• Las provocaciones personales o el ridículo no me molestan en exceso ..	10	9	8	7	6	5	4	3	2	1
• Puedo identificar rápidamente los asuntos de poca importancia ...	10	9	8	7	6	5	4	3	2	1

80 o más: actitud realista hacia los conflictos, está dispuesto a resolverlos.
50-79: maneja bien los conflictos pero necesita una mentalidad más positiva.
< 50: dedique tiempo a aprender técnicas de resolución de conflictos.

Anexo 6
Casos prácticos sobre mediación familiar

Caso 1

José y Rosa se casaron un maravilloso 12 de abril de 1974, al mediodía, con un día de esplendoroso calor. Él era y es bombero en la ciudad en la que siempre se crió. Ella es profesora de enseñanzas medias en un modesto instituto de las afueras de la ciudad.

Sus vidas transcurrían entre el trabajo y la vida conyugal hasta que tuvieron un hijo, Manuel, de preciosa tez blanca como la madre y la sonrisa juguetona del padre. Ahora Manuel es una persona de 32 años que estudió Ingeniería Química y que actualmente trabaja en una empresa de agroalimentación de «El Ejido» más horas de las que debiera, pero, a la que le gusta hacer bien su trabajo. Sus ingresos le permiten vivir por su cuenta desde 1996, cuando abandonó la vivienda familiar. Es soltero porque no se siente con la capacidad suficiente para compartir su vida con nadie más.

Los padres, el matrimonio, tienen un precioso piso junto al puerto donde se puede admirar cada atardecer cómo el sol se esconde entre los barcos que han terminado de faenar. Se puede observar ese horizonte que va desapareciendo para dar lugar a una noche oscura y cerrada acompañada por el rugir de las olas al chocar contra los acantilados.

También poseen un apartamento en Sierra Nevada donde cada invierno pueden contemplar la nieve que mancha de un intenso blanco todos los árboles y los tejados. No es lo único que poseen. También tienen dos flamantes coches, un fabuloso automóbil BMW de color negro brillante y un Mercedes de color plateado que cada día se aparcan en sendas plazas de garaje del piso junto al puerto.

Pero desde hace 10 años el matrimonio no es feliz. Concretamente, desde 1999 sus discusiones son continuas y el malestar que genera es visible en ambos. Unido a todo esto, ha aparecido un cierto temor y desconcierto en Rosa respecto a la posibilidad de que José, en un determinado momento, la pudiera agredir físicamente. Ella sufre, no comprende cómo han podido llegar a tal situación; sabe que nunca ha ocurrido nada pero... ¿y si ocurre?

Rosa no es feliz, es una mujer triste que ve cómo todos sus sueños y esperanzas de vivir con la persona que quiere se van desvaneciendo. Los insultos verbales no son habituales pero tampoco son algo desconocido, no sólo por ella sino por las personas que le conocen y que observan que el matrimonio cada vez se rompe más.

Rosa piensa, medita, es una mujer que todavía puede dar mucho y que necesita que la correspondan, necesita sentirse bien y demostrar que ella existe y está en este mundo para ser feliz y no para sufrir por algo que ya no merece salvar.

Decidida, el pasado domingo, Rosa preparó su fabulosa tarta de queso con la que conquistó a José en sus primeros años de noviazgo y la decoró con mermelada de fresa, con ese color rojo que indica que la sangre que corre por sus venas pide libertad, y le propuso solicitar la ayuda de un mediador porque la situación no podía seguir así. Le dijo que no podían continuar con una farsa de matrimonio que andaba dañándolos a los dos y que la mejor solución era un reparto de todos los bienes y que a partir de ahí recuperaran sus vidas pero continuando como buenos amigos que una vez compartieron una vida y que tuvieron un hijo en común.

Rosa ha llamado a los servicios sociales y ha demandado un mediador. La cita, el día 28 a las 19 horas en la sala de grados.

Rosa ha llegado la primera...

Caso 2

Amaya y Sebastián viven en San Sebastián. Se han casado hace tres años y viven en una modesta casa con un mobiliario discreto que han ido heredando de familiares a lo largo del tiempo. Siempre les hubiera gustado ir a esos grandes almacenes donde todo lo relativo a la decoración está al orden del día, pero sus escasos sueldos sólo les permite comprarse pequeños detalles que hacen más acogedor su hogar. Viven a las afueras de la ciudad pero les gusta porque la zona es muy tranquila y tiene muchos espacios verdes.

Amaya trabaja como comercial en el Corte Inglés del barrio de Amara y Sebastián tiene un taller mecánico subsidiario de la Renault, al que acude todos los días en coche. El coche es un Mercedes Vito de segunda mano que tuvieron que comprarse al poco tiempo de casarse debido a que el autobús no llegaba a tiempo para abrir el taller.

¿Qué podemos decir de ambos? Son como el blanco y el negro.

Amaya tiene 31 años y disfruta con el cine romántico en el que las historias de amor son en blanco y negro. Le gusta ver el balet clásico porque le recuerda a sus años de adolescencia en los que iba a la escuela de danza de su barrio. También le gusta oír música clásica, sobre todo a Chopin, incluso alguna vez, en sus tardes de melancolía, se atreve a tocar alguna partitura del compositor en el piano que heredó de su madre y que ahora adorna el pequeño salón de la casa.

Sebastián tiene 28 años y es socio de la Real Sociedad, y lo que más le gusta es asistir a todos los partidos con sus amigos. Cada vez que su equipo juega en la ciudad, se reúnen todos en el bar de debajo de su casa, se toman unas cervezas y acuden a animar a su equipo, por supuesto que con la bufanda que les identifica. Tanta es su afición a este deporte que, cuando alguna vez los encuentros son en alguna ciudad del norte de España, se va con la peña «Realista» a verlos jugar.

Amaya no le acompaña al fútbol, se queda viendo pasar las largas tardes de domingo sola en casa. Pero, desde hace dos meses, sus tardes han cambiado. Ahora aprovecha sus horas de soledad para chatear y mandar mensajes a gente diversa. Ha descubierto que no es la única que está sola y que necesita compañía. Ha cambiado.

Sebastián ha notado ese cambio y no encuentra la explicación de que su mujer esté más contenta y de que esté ansiosa de que lleguen los domingos. Él sospecha y ha decidido expiar los correos electrónicos sin que ella se entere. No se puede creer lo que en ellos descubre. Amaya le está a punto de dejar. Lo lee claramente en uno de los e-mail que su mujer le envía a un desconocido: «así es como eres, ya lo sé; así es como te conozco y no me importa porque así es como te quiero».

Te quiero, te quiero... dos palabras que bombean la cabeza de Sebastián sin dar crédito de lo que está pasando. Preso de la desconfianza y el temor del abandono, le ha propuesto a Amaya acudir a un mediador para poderlo arreglar y realizar cambios para que su relación se salve. Pero ella ya no puede más. Por su parte la decisión está tomada. Tras largas e infructuosas conversaciones, Sebastián tiene que irse a vivir a otra parte y ella rehará su vida en el domicilio conyugal.

Caso 3

María está segura de que tiene una nuera encantadora. Piensa que su hijo Antonio no se la merece ya que nunca estudió ni se interesó lo más mínimo por los libros, pero es una persona muy trabajadora que no le importa el horario ni escatima en esfuerzos.

Es empleado del ayuntamiento de Almería. Trabaja como jardinero y es responsable de un equipo de seis personas con los que lleva trabajando muchos años. Ahora tienen muchas horas extras que hacer debido a que van a empezar los Juegos del Mediterráneo en la ciudad y es una gran oportunidad para poner en práctica todo lo que ha ido aprendiendo a lo largo del tiempo y que la ciudad quede bonita y llena de colorido con flores y plantas de distintas variedades y colores.

María no se explica aun así como su hijo encontró una mujer tan culta, honesta, amable y buena como Caridad. Porque lo cierto es que se casó nada más y nada menos que con una «notaria», la notaria más joven de Almería, que ahora con sus 38 años sigue igual de guapa que siempre.

Caridad se pasó toda su juventud estudiando, esforzándose aún más debido a la ausencia de sus padres que murieron cuando ella era niña aún. Por eso, María es, para ella, como la madre que nunca tuvo y la persona que la comprende y la acompaña en los buenos y malos momentos.

Caridad viene de buena familia; no le hacía falta trabajar, ya que posee 14 pisos alquilados en Almería y 7 apartamentos en Aguadulce que alquila a temporadas, pero la notaría es su pasión y también su vía de escape cuando los problemas familiares la sobrepasan. Su pequeño despacho en el centro de la ciudad es su refugio y lugar de reflexión de todas las cosas que le van ocurriendo en la vida.

Además de todo esto, el matrimonio compró con el dinero de Caridad un gran piso en el centro de la ciudad, cerca de donde ella tiene el despacho, y un adosado en Aguadulce al que acuden en los períodos vacacionales para desconectar del rápido tren de vida que tienen en la ciudad.

Caridad se ha planteado a veces dejar de trabajar, ya que es mucho el trabajo que desempeña intentado compaginar la notaría con el cuidado de los cuatro niños que tiene el matrimonio. Pero los gastos que acumulan tantos niños, donde el mayor es de 6 años y el menor de 10 meses, es algo que no se puede permitir, y al final del día acaba extremadamente cansada.

Es una mujer que aun así podía ser feliz pero no lo es. Antonio no está bien, cada vez le pide más cosas que la sacan de quicio y que la humillan cada vez más, cosas que para él son normales pero que sobrepasan el machismo y a veces llevan a Caridad a la depresión.

Caridad lleva meses pensando en la separación, incluso se lo ha comentado a María, quien le ha apoyado. La idea de Caridad es que Antonio se marche a vivir al apartamento de Aguadulce y que se responsabilice de la asistencia al colegio y a la guardería de los niños. Además cuenta con la ayuda de María para el cuidado de los más pequeños.

Sabe que es muy doloroso, pero quiere acabar con la situación cuanto antes y se lo ha dicho todo a su marido. Antonio, en busca de soluciones, se ha informado que en el ayuntamiento existen unos servicios de mediación que les podrían ayudar. Y desde allí mismo ha telefoneado a Caridad para decírselo. Ella ha aceptado, pero ya le ha advertido que no haga muchas ilusiones.

Es jueves y Antonio lleva 30 minutos esperando a que llegue Caridad. Se ha anticipado mucho y no puede con los nervios, hasta el punto de ponerse irascible y algo agresivo.

Anexo 7
Lecturas complementarias sobre conflictos y mediación

Bazerman, M. y Neale, M. (1993). *La negociación racional en un mundo irracional*. Barcelona: Ediciones Paidós. Empresa 20.

Basándose en datos obtenidos con gerentes y directivos del programa de formación de directivos de la Escuela de Kellogg, los autores identifican en primer lugar los errores más comunes que cometen muchos negociadores, y ofrecen pautas sobre el modo de evitar esos errores, e incluso sobre el modo de aprovechar los errores de los demás. Efectivamente, la principal conclusión que deducen los autores del análisis de diez mil conductas de directivos en situaciones de negociación es que la mayoría de ellos tienden a comportarse de un modo irracional en las negociaciones. Por ejemplo, descubrieron que son proclives a experimentar una excesiva confianza en sí mismos, a intensificar precipitadamente sus compromisos iniciales y a desatender las técnicas que emplea la otra parte. El objetivo de la obra reside en guiar al lector desde la más simple de las negociaciones bilaterales hasta las más complejas, celebradas entre varias partes, y a guiar al lector a desarrollar las mejores habilidades para la negociación. Con muchos ejemplos reales, sugerencias valiosas y de aplicación inmediata, y realizadas de un modo sistemático y de fácil lectura, este manual ha supuesto una de las mejores aportaciones para el ejercicio de la negociación.

Brett, J. (2001). *Negotiating Globally*. San Francisco: Jossey-Bass.

La creciente globalización de la economía, la reestructuración de las empresas multinacionales y la diversidad de la fuerza de trabajo son algunos de los relevantes factores que sitúan muchas de las negociaciones en un contexto transcultural. Negociar entre culturas diferentes añade una complejidad significativa al proceso de negociación. No todas las culturas negocian desde la misma perspectiva estratégica, ni muchos de los importantes fenómenos de la negociación —como el poder, los intereses, la justicia o la pertenencia grupal— tienen la misma interpretación en diferentes culturas. Resulta relevante, en este sentido, analizar, como se realiza en esta obra, la negociación intracultural frente a la intercultural, los valores culturales y las prioridades de la negociación, los estilos culturales de negociación y los problemas de comunicación inherentes a los mismos.

De Dreu, C. y Van De Vliert, E. (1997). *Using Conflict in Organizations*. Londres: Sage.

Este manual cuestiona el planteamiento clásico de que el objetivo de la gestión del conflicto reside en eliminar el mismo, así como adoptar medidas preventivas para evitarlo. Como el título sugiere, «Usando el conflicto en las Organizaciones» ofrece una perspectiva alternativa en la que se plantea que el conflicto puede mejorar el logro individual, la calidad de las decisiones del grupo y la productividad de las organizaciones. Por tanto, este planteamiento supone un avance considerable no sólo sobre aquellos modelos que tratan de eliminar el conflicto, sino especialmente sobre aquellos que admiten las funciones positivas desempeñadas por el mismo. En este sentido, la obra plantea que, si es cierta la premisa de que el conflicto cumple funciones positivas, entonces, bajo determinadas circunstancias, incluso puede resultar beneficioso activar el conflicto grupal. La obra plantea una de las perspectivas más novedosas y arriesgadas en este ámbito de estudio, como es la de activar el conflicto en las organizaciones, pero tiene la ventaja de que se encuentra muy bien documentada, con una sólida base de investigación que apoya dichos planteamientos. El libro se articula en cuatro grandes bloques. En el primero se presenta un marco general en el que se liga la gestión del conflicto con el desempeño individual y grupal, y el modo en que se pueden dar estas relaciones. La segunda parte se orienta hacia el conflicto intragrupal, y plantea algunos aspectos inherentes a su dinámica como el pensamiento de grupo, el disenso y la toma de decisiones. El conflicto intergrupal que se aborda en la tercera parte se centra en sus efectos sobre la competitividad y los aspectos funcionales de dicho proceso. La última parte aborda las circunstancias que podrían aconsejar incrementar o activar el conflicto, con el objetivo de mejorar los resultados grupales y organizacionales. Un aspecto relevante en este sentido se refiere a la distinción entre el conflicto centrado en las tareas y el conflicto centrado en las relaciones interpersonales, y los distintos efectos que los mismos ocasionan a la dinámica y la efectividad grupal.

Fisher, R., Ury, W. y Patton, B. (1996). *Obtenga el sí. El arte de negociar sin ceder*. Barcelona: Gestión 2000 (4.ª edición).

Los autores desarrollan un método de negociación basado en los principios. Plantea el modo de decidir disputas, cuestiones y temas, basándose en sus circunstancias en lugar de pasar por un proceso de regateo en el que cada parte dice lo que hará y lo que no hará. Sugiere que, siempre que sea posible, se busquen los beneficios mutuos, y que cuando los intereses entren en conflicto se debe insistir en que el resultado se base en unas ciertas normas o criterios justos y que, además, sean independientes del deseo o la voluntad de cualquiera de las partes. El método de la negociación basada en los principios es duro con las circunstancias y blando con las personas. Plantea el modo de obtener aquello a lo que se tiene derecho sin dejar de ser honrado. La obra describe, en ocho capítulos, este método de la negociación basada en los principios. El primer capítulo describe problemas que surgen al utilizar las estrategias habituales de la negociación por posiciones. Los cuatro capítulos siguientes establecen los cuatro principios del método. Los tres últimos capítulos contestan a las preguntas más frecuentes sobre este método: ¿Qué pasa si la otra parte es más poderosa? ¿Qué pasa si la otra parte no se presta a seguir el juego? ¿Y qué pasa si la otra parte utiliza trucos sucios? Esta obra es tan clásica, práctica, útil, sencilla y fundamental para cualquier ámbito de negociación, que es considerada como de cabecera del negociador.

Kennedy, G., Benson, J. y McMillan, J. (1990). *Cómo negociar con éxito*. Bilbao: Deusto.

Los autores parten del hecho de que la negociación es una actividad cotidiana, y de que todos los aspectos de nuestra vida, prácticamente, pasan por algún tipo de negociación. Se plantea que las naciones negocian, como lo hacen los gobiernos, los empresarios y los sindicatos; los maridos negocian con las esposas, como lo hacen los amigos con las amigas y los padres con los hijos. Todos estos tipos de negociación coinciden en que las partes implicadas tienen diferentes grados de poder, pero nunca un poder absoluto sobre la otra parte, y ésta es la razón de la negociación. Los autores proponen un método de negociación muy práctico, basado en ocho fases. En dichas fases los autores descomponen el desarrollo de la negociación en las ocho grandes etapas por las que atraviesa toda negociación que quiera llegar a un acuerdo. Los autores muestran una gran experiencia de negociación, y proponen que todos los negociadores desarrollan estas fases en sus negociaciones, aunque en muchas ocasiones no son conscientes de ello. Los elementos que constituyen cada fase resultan fáciles, dinámicos y ayudan a orientarse en cada momento, a saber dónde estamos y conocer la siguiente posición que va a llegar y lo que queremos en dicha posición.

Munduate, L. y Martínez, J. (2003, 3.ª edición). *Conflicto y negociación*. Madrid: Pirámide.

El libro ofrece los conocimientos básicos sobre el proceso de negociación y algunas de las estrategias para la gestión y la mejora de situaciones de confrontación. Para conseguir este objetivo, se centra en dos hilos conductores que guían su lectura: la visión psicosocial del tema y la concepción de las personas como seres proactivos. Con relación a la perspectiva psicosocial, destaca que, con frecuencia, la gestión del conflicto y la negociación en las organizaciones se ha limitado al análisis de los aspectos estrictamente legales o judiciales de las relaciones entre los trabajadores y la dirección, sin prestar gran atención al hecho de que las partes enfrentadas en un momento dado, o las partes destinadas a cooperar o a sentarse en una mesa de negociaciones, no pueden abstraerse a los motivos, las percepciones, los estereotipos, la presión del propio grupo, y otra serie de procesos que subyacen en la conducta de los negociadores. Se presta, consecuentemente, consideración especial en este libro a los aspectos grupales, dinámicos y personales, que resultan imprescindibles, junto a los conocimientos jurídicos, políticos o económicos, para comprender los vínculos, los enfrentamientos, las tensiones, la cooperación, la inflexibilidad, las concesiones y otra serie de aspectos que constituyen la gestión del conflicto y la negociación. La segunda peculiaridad de la obra se refiere a la concepción de las personas que se hallan implicadas en estos conflictos. Las teorías clásicas sobre el conflicto y la negociación conciben a las personas como entidades pasivas y apolíticas, olvidando o menospreciando la capacidad de elección de los sujetos en el proceso de negociación. Las últimas aportaciones, no obstante, consideran a estos sujetos como seres activos y orientados a la consecución de determinadas metas, y capaces de tomar decisiones conscientemente, de pensar sobre lo que están haciendo y de actuar de acuerdo con sus percepciones y su habilidad en el empleo de las tácticas de negociación.

Munduate, L. y Medina, F. J. (2003). *Conflicto, negociación y mediación: Técnicas de gestión*. Madrid: Tecnos.

El manual aborda cuatro grandes ámbitos de aplicación: el conflicto, la negociación, la intervención de terceras partes y la negociación intercultural. Cada ámbito consta de varios capítulos en los que participan diversos autores nacionales y extranjeros. La primera parte, sobre la gestión del conflicto, comienza señalando las funciones positivas de la activación del conflicto, y los aspectos emocionales articulados a la gestión del mismo. La segunda parte se orienta al análisis de la naturaleza de la negociación, los juegos de poder, las estrategias y tácticas más relevantes en dicho proceso, las características de las partes enfrentadas, y la eficacia de los resultados del proceso. La tercera parte describe los principales métodos de intervención y las características más relevantes de los mismos, centrándose posteriormente en el análisis de la mediación como el método más aceptado por las partes en disputa. El cuarto apartado, sobre conflicto y cultura, aborda las diferencias transculturales en cuanto a valores y normas y finaliza con la naturaleza y las estrategias pertinentes de la negociación cultural. La aportación más relevante de este manual reside en que en el mismo convergen autores tan relevantes e imprescindibles en este contexto de estudio e intervención como Jeanne Brett, Peter Carnevale, Carsten De Dreu, y Evert Van de Vliert, a cuyos trabajos se unen los de autores nacionales con contrastada experiencia de investigación y formación en el ámbito de la gestión del conflicto, la negociación, la mediación y la intervención transcultural.

Pruitt, D. y Carnevale, P. (1993). *Negotiation in Social Conflict*. Pacific Grove CA: Brooks/Cole Publishing Compañía.

Los autores presentan una revisión de la literatura psicosocial sobre la negociación y la mediación como medios para resolver conflictos sociales. Como indican los autores, si una vaga distinción entre los autores que escriben sobre negociación puede ser la categoría «prescriptivo» y «descriptivo», esta obra adopta un carácter más bien «descriptivo». El objetivo es presentar los conocimientos, modelos teóricos y principales resultados que la investigación psicosocial tiene sobre el proceso de negociación, es decir, un análisis del estado de la cuestión en este ámbito de estudio. A su vez, y dada la sólida base de investigación en la que se sustenta, la obra presenta un valor aplicado relevante, con numerosas sugerencias prácticas. En los primeros capítulos se describen los conceptos, métodos y las claves para entender el proceso de negociación y las estrategias y tácticas más relevantes.

Serrano, G. y Rodríguez, D. (1993). *Negociación en las organizaciones*. Madrid: Pirámide.

Los autores abordan la negociación en las organizaciones como un proceso de interacción social, destacando los aspectos más relevantes a considerar para lograr la eficacia de dicho proceso. Plantean, en primer lugar, las características generales de la negociación, sus diversos tipos y las principales fases por las que discurre el mismo; describen, en segundo lugar, las aproximaciones metodológicas más relevantes en su estudio; y presentan, en tercer lugar, el marco de la negociación colectiva, ubicándolo dentro del sistema social más amplio en el que se desarrolla el mismo y considerando los factores de dicho sistema que inciden y constriñen la negociación colectiva. En los tres últimos apartados se abordan, muy específicamente, los componentes de una negociación eficaz: la obtención de resultados sustanciales; la influencia sobre el equilibrio del poder; el desarrollo de un clima constructivo, y el logro de una dinámica flexible que instaure conductas de actividad. Se incluyen como anexos dos cuestionarios, desarrollados por los autores, sobre las actitudes hacia la negociación (CAN) y la eficacia de la negociación (CEN).

Slaikeu, C. A. (1996). *Para que la sangre no llegue al río. Una guía práctica para resolver conflictos*. Barcelona: Granica.

El autor de esta obra ofrece una guía para llevar a cabo una mediación desde el principio hasta el final. Los planteamientos generales y las propuestas concretas para los mediadores resultan tan útiles y de fácil aplicación, que al ir avanzando en su lectura da la sensación de que nos están asesorando en toda la problemática que se suscita en el desarrollo de la mediación. Este asesoramiento se estructura en cinco fases, a las que precede una introducción en la que se abordan los conceptos básicos para una mediación. Las fases se orientan a analizar, en primer lugar, el primer contacto con las partes en disputa y los objetivos a conseguir en la misma, así como el modo de preparar el lugar de las reuniones o sesiones de mediación. Cómo conducir la reunión inicial es el objetivo que aborda el autor como segunda fase del proceso, y en ella se establece la agenda de temas o puntos esenciales a tratar en el desarrollo de las sesiones. En la tercera fase se plantean las reuniones privadas con las partes, que bajo el paraguas de la confidencialidad se utilizan como un medio para llegar a «la madre del cordero» o los motivos clave que motivan la disputa. La cuarta fase se orienta hacia las reuniones conjuntas o los encuentros del mediador con cada parte, con el objetivo de avanzar, mediante el trabajo conjunto de las partes, hacia el diseño de una posible solución. La quinta fase se refiere al cierre de proceso, y en ella se abordan el modo de contrastar la viabilidad del acuerdo, la redacción del mismo, así como la estrategia a seguir ante posibles disputas en el futuro. La propuesta básica que acompaña a todas estas fases sugiere que el mediador aporte calma controlada a una situación tensa, guiando a las partes en la búsqueda de soluciones creativas e integrativas, que consideren los intereses de todas las partes implicadas.

En toda la obra, y enlazada con las diversas fases comentadas, destaca la sistematización con la que el autor precisa los diversos procedimientos para conseguir información y devolvérsela reenmarcada a las partes, como feedback para ayudarles en la búsqueda de posibles soluciones. Merecen destacarse también las técnicas de comunicación aplicadas al proceso de mediación, así como los numerosos ejemplos que van ilustrando los conceptos y las sugerencias presentadas, y los casos prácticos que se adjuntan como recursos docentes. La obra resulta fundamental para el ejercicio de la mediación.

Thompson, L. (2001). *The Mind and the Heart of the Negotiator.* New Jersey: Prentice-Hall.

El manual de Thompson se centra en el desarrollo de las habilidades necesarias para llevar a cabo una negociación exitosa. Está basado también —como el manual de Bazerman y Neale— en la experiencia de formación de negociadores en la Escuela de Kellogg, y es una de las obras más completas en la actualidad sobre el proceso de negociación. Thompson comienza descartando algunos de los mitos clásicos de la negociación: «La negociación es un arte», «La experiencia es una gran maestra», «Los buenos negociadores arriesgan mucho», «Los buenos negociadores apabullan a la otra parte», «Los buenos negociadores se basan en la intuición»... La autora define, en los primeros capítulos, los aspectos clave que un negociador ha de conocer y que debe preparar antes de comenzar una negociación. Continúa con una exploración de los aspectos que generalmente tienden a fallar y que impiden la efectividad de la negociación. El planteamiento de todos estos aspectos se realiza de un modo preciso, claro, sistemático y aplicado. Se nota que la autora es una experta en la investigación sobre este campo y la transferencia de habilidades de negociación.

Thompson, L. (2006). *Negotiation: Theory and Research*. Londres: Psychology Press.

Se trata sin duda del trabajo más actual y profundo de los escritos sobre negociaciones en el siglo XXI. El autor hace un ingente esfuerzo por incluir una recopilación conceptual y empírica exhaustiva. El libro actualiza y contempla los últimos avances en la materia. Es muy interesante el capítulo que trata de la implementación diferenciada de estrategias de acuerdo con el tipo de disputa en juego.

Destacan además las aportaciones y datos empíricos que realizan a propósito de la forma diferenciada de negociar que tienen los hombres y las mujeres y, finalmente, del cúmulo de emociones que acompañan a los negociadores en los diferentes momentos del proceso.

Ury, W. L., Brett, J. M. y Goldberg, B. (1993). *Getting Disputes Resolved*. Cambridge: The Program o Negotiation at Harvard Law School.

Los autores reconocen tres grandes vías de resolución de disputas: centrarse en los intereses de las partes implicadas, centrarse en los derechos de los mismos, y centrarse en el poder de las partes. Centrarse en los intereses significa que las partes tratan de conocer las necesidades, deseos y preocupaciones latentes de la otra parte, buscando vías de reconciliarlos, en la construcción de un acuerdo. Los intereses sustentan las posiciones que adoptan las personas —son los aspectos intangibles de lo que las personas dicen que quieren—. Centrarse en los derechos implica apoyarse en algún estándar independiente de posible legitimidad —justicia, contrato, ley—. Centrarse en los derechos lleva al logro de acuerdos distributivos —ganador/perdedor— o acuerdos que no logran plasmar los beneficios del potencial integrativo del conflicto. Determinar quién es más poderoso implica imponer costos a la otra parte o amenazar con hacerlo. Consiste en reducir los beneficios que derivan de una relación de intercambio. La dificultad de determinar quién es más poderoso reside en que sólo es posible hacerlo empleándolo destructivamente. Según los autores, la efectividad de las tres vías de resolución de conflictos se establece en función de los costos y beneficios que generan las mismas. Se proponen cuatro criterios de efectividad: *a*) Costos de la resolución para las partes; *b*) Satisfacción con los resultados; *c*) Efectos sobre la relación entre las partes; y *d*) Reincidencia del conflicto. Los conceptos desarrollados en el manual —la diferencia entre centrarse en los intereses, en el derecho o en el poder— resultan imprescindibles para la construcción de un sistema eficaz de resolución de disputas.

Glosario

A

Actitud: disposición de ánimo manifestada de algún modo. Actitud benévola, pacífica, amenazadora de una persona, de un partido, de un gobierno.
Agregado de personas: grupo de personas sin ninguna relación entre sí que durante un breve período de tiempo se encuentran muy próximos (por ejemplo, afición de un partido de fútbol) (ver también Grupo psicológico).
Agresión instrumental: agresión en la que la meta principal no es dañar a la víctima, sino lograr alguna otra meta como el acceso a recursos valiosos.
Análisis del proceso de integración: aproximación sistemática a la observación, grabación y análisis del comportamiento y comunicación grupales desarrollada por Robert Bales en los años 50 (ver también SYMLOG).
Anclaje y modificación: heurístico donde una persona parte de una posición inicial o ancla y hace una modificación a la luz de la información posterior. Una modificación insuficiente se realiza a partir de un punto de anclaje demasiado influyente.
Aptitud: capacidad para operar competentemente en una determinada actividad.
Aprehensión a la evaluación: explicación de por qué un individuo se siente activado cuando hace una actuación delante de una audiencia. El individuo es receloso de la evaluación que la audiencia realizará sobre su actuación (ver también facilitación social y Teoría del impulso).
Arbitraje: El arbitraje es un proceso caracterizado por la intervención de un tercero —el árbitro— que resuelve el conflicto dictando un Laudo o Fallo. El árbitro revisa los hechos pasados y se pide la participación de los afectados. El proceso se basa en la exposición de hechos, intereses, necesidades y, finalmente, el árbitro resuelve. El arbitraje puede ser público o privado, pero en cualquier caso deberá respetarse el requisito de la imparcialidad del árbitro. Por lo demás, el arbitraje puede ser voluntario y realizado por un tercero designado de común acuerdo por las partes, teniendo la decisión que adopte la misma eficacia que si hubiera habido acuerdo entre las partes. En este marco lo habitual es que una parte gane y la otra pierda. Tampoco es extraño que ambas partes se sientan perjudicadas gravemente por el Laudo. En principio, el mecanismo está regulado por escrito o no, pero tiene una estructura formal. La resolución es vinculante para las partes.
Asesoramiento de un experto: uno de los participantes consulta a un experto en un campo determinado. El experto aporta información sobre los procedimientos efectivos.
Asesoramiento en resolución de conflictos: un participante consulta a un experto en resolución de conflictos y mediación para que lo ayude a presentar bien el caso.
Asimilación sesgada: tendencia a considerar menos convincente o confiable la información que contradice nuestros puntos de vista que la que los confirma.
Atribución: proceso a través del cual buscamos identificar las causas del comportamiento de los otros y así obtener conocimiento sobre sus rasgos estables y disposiciones.
Autoconciencia simbólica: habilidad de un organismo para formar una representación cognitiva abstracta del self por medio del lenguaje. Esta habilidad capacita al organismo para comunicarse, establecer relaciones, alcanzar metas, evaluar resultados, desarrollar actitudes autorrelacionadas, y defenderse de informaciones que puedan amenazar el propio self.

Autoconciencia subjetiva: habilidad de un organismo para diferenciarse a sí mismo de su entorno físico y social, incluso sin preparación.
Autoeficacia: creencia de la propia persona sobre su habilidad o competencia para ejecutar una tarea, alcanzar una meta o superar un obstáculo.
Autoestima: autoevaluación realizada por cada individuo; actitud propia hacia sí a lo largo de una dimensión positiva-negativa.
Autojustificación: tendencia a justificar las propias acciones para mantener la autoestima.
Autopercepción (teoría de la): teoría según la cual cuando nuestras actitudes son poco firmes o ambigüas, inferimos cómo están observando lo que hacemos.
Autovigilancia (self-monitoring): regulación del propio comportamiento con base en situaciones externas tales como las reacciones de los otros (alta autovigilancia), o a partir de factores internos como las propias creencias, actitudes y valores (baja autovigilancia).
Autoridad: prestigio y crédito que se reconoce a una persona o institución por su legitimidad o por su calidad y competencia en alguna materia. Poder que gobierna o ejerce el mando, de hecho o de derecho.
Aversivo: rechazo o repugnancia frente a alguien o algo.

B

Barreras colectivas: cuando se evitan altos costes individuales a un individuo con las consecuencias de un resultado negativo para el grupo, considerado como un todo (por ejemplo, evitando el pago del abono a un canal de televisión o el impuesto de circulación) (ver también Dilemas sociales).
Beneficio secundario: consiste en aceptar un estado de cosas no previsto y beneficioso que hace más atractiva la conducta de sumisión.
Bloqueo productivo: expresión utilizada para explicar por qué los grupos de tormentas de ideas actúan peor que el mismo número de sujetos trabajando solos. En efecto, el medio ambiente grupal bloquea la producción de ideas debido a las dificultades en conseguir oportunidades para hablar (ver también Tormenta de ideas).
Brainstorming (tormenta de ideas): técnica para la gestión de grupos que potencia la generación de ideas sobre un tema en particular. Fundamentalmente, se trata de actuar sobre la capacidad creativa de personas de forma que, en una reunión de corta duración, se genere el máximo número de ideas posibles sin importar en exceso la calidad de éstas. Cada persona debe reflexionar, anotar y comentar (con el objetivo de generar nuevas ideas) sus propuestas, que no tienen por qué ser revisadas ni filtradas hasta que la sesión está terminada.
Bullying: patrón de conducta en donde se escoge a un individuo como blanco de una agresión sistemática por parte de una o más personas. La persona objetivo (la víctima) generalmente tiene menos poder que aquellos que llevan a cabo la agresión (los acosadores).

C

Cambio social: transformación significativa de un sistema social, que afecte a sus fines, a sus medios de funcionamiento y a las relaciones entre sus miembros.
Categorización social: tendencia a dividir el mundo social en dos categorías separadas: nuestro endogrupo («nosotros») y varios exogrupos («ellos»).
Cohesión: puede verse como el «pegamento» que mantiene unido a un grupo. Expresa el alcance de la atracción de los individuos del grupo entre sí y la idea de grupo. Niveles muy altos o muy bajos de cohesión pueden ser contraproducentes para un grupo (ver también estructura grupal y pensamiento grupal).
Colectivista: extremo contrario a la dimensión individualista para considerar diferencias culturales. Las culturas colectivistas valoran el logro grupal por encima del éxito individual (ver también Individualismo).
Comparación social: el proceso a través del cual nos comparamos con otros para determinar si nuestro punto de vista de la realidad social es o no correcto.
Comparación social al alza: compararte a ti mismo con alguien que es mejor que tú en relación con un atributo particular.
Comparación social a la baja: compararte a ti mismo con alguien que es peor que tú en relación con un atributo particular.
Competencia: disputa o contienda entre dos o más personas sobre algo. Pericia, aptitud, idoneidad para hacer algo o intervenir en un asunto determinado.
Compromiso: actitud de persona científicoprofesional que pone sus competencias al servicio de los valores sociales por los que ha optado, y que define la intensidad de la identificación e implicación con estos valores.

Comunicación: trato, correspondencia entre dos o más personas.Transmitir señales mediante un código común al emisor y al receptor.

Conciliación: se trata de un acuerdo (conciliado) entre las partes al que se llega tras mutuas cesiones y renuncias. La conciliación puede hacerse con intervención o no de un conciliador, pero éste, caso de existir, ni resuelve el conflicto como hace el árbitro, ni propone una solución como hace el mediador. Lo habitual es que el conciliador recolecte información sobre los hechos y los argumentos y efectúe una recomendación de peso. No es impositiva, invita al compromiso. La finalidad es una reconciliación entre dos partes enfrentadas. Por tanto, la resolución pretende que las dos partes ganen revisando el pasado. El proceso es informal y se va definiendo sobre la marcha. Tradicionalmente en el Derecho español ha existido lo que se llama «conciliación obligatoria previa» como trámite anterior al planteamiento de un procedimiento ante la Magistratura de Trabajo.

Condicionamiento: acción y efecto de condicionar.Hacer depender algo de una condición.

Confianza interpersonal: dimensión que subyace a los estilos de apego y que se refiere a la creencia de que las otras personas son dignas de confianza, serias y confiables, versus la creencia de que los demás son de poca confianza, poco serias y poco confiables.

Conflicto de distracción: explicación de la facilitación social que sugiere que actuar delante de una audiencia distrae al individuo y ocasiona que su atención se divida entre la tarea a representar y la observación de las reacciones de la audiencia (ver también Facilitación social).

Conflicto de roles: ocurre cuando un individuo desempeña distintos roles en distintos grupos (por ejemplo, grupo familiar y laboral) y tiene demandas simultáneas pero contrarias. El conflicto de roles es altamente estresante (ver también Tensión de roles).

Conflicto intergrupal: se refiere a comportamientos, acciones, prejuicios y discriminaciones negativos que tienen lugar entre dos o más grupos.

Conformidad: cuando los individuos se ponen de acuerdo o están conformes con la opinión mayoritaria. La conformidad se debe con frecuencia más al acuerdo con las opiniones de los demás que a la aceptación privada (ver también Influencia mayoritaria e Influencia social).

Consideraciones éticas: es necesario tenerlas en cuenta cuando la dirección de pequeños grupos incluye consentimiento, decepción, elaboración de informes y confidencialidad de los participantes.

Contaminación mental: un proceso en el cual nuestros juicios, emociones o comportamientos están influenciados por un procesamiento mental que es inconsciente e incontrolable.

Contingencia: posibilidad de que algo suceda o no suceda.

Control: proceso regulado a través del cual los resultados actuales son medios y comparados con los estándares, para actuar sobre la diferencia.

Control de calidad: conjunto de actividades y técnicas que permiten asegurar que un determinado servicio entregado satisfará los estándares establecidos. Así, mediante el control de calidad se identifican aquellos productos y servicios que no cumplen dichos requisitos evitando su paso al siguiente nivel de actividad.

Control estadístico de la calidad: aplicación de técnicas estadísticas que se han desarrollado y aplicado a partir del control estadístico del proceso, incluyendo la toma de muestras de los productos resultantes del proceso.

Control estadístico del proceso: aplicación de técnicas estadísticas para el control del proceso de mediación. Mediante la implantación de sistemas adecuados, se recoge la información necesaria en puntos determinados de los procesos. Esta información facilita la toma de decisiones tendente a la mejora de la calidad, permite conocer la evolución de una determinada actividad y asegura al responsable de los procesos que se cumplen las especificaciones previstas.

Correlación: correspondencia o relación recíproca entre dos o más variables.

Co-trabajador menos preferido: utilizado por Fiedler para valorar si un líder estaba más orientado-a-la-tarea que socio-emocionalmente. El primero piensa menos en su co-trabajador menos preferido que el segundo.

Culpar a la víctima: tendencia a culpar a los individuos (realizar atribuciones disposicionales) de su victimización, motivado comúnmente por el deseo de considerar un mundo como un lugar justo.

D

Desarrollo grupal: ha sido caracterizado en cinco etapas: formación, tormenta, formación, actuación y suspensión. Algunos grupos pueden atravesarlas; otros pueden no progresar más allá de una fase determinada.

Desindividualización: ocurre en grandes formaciones grupales cuando algunos miembros del grupo pierden su identidad personal, con la consecuencia de sentirse anónimos y menos responsables de sus propias acciones. La desindividualización está asociada a pérdida de control individual y puede desembocar en comportamientos de rebelión y alboroto.

Diferenciación de género: la exageración o la creación de diferentes categorías sociales para hombres y mujeres, cuando no existen diferencias naturales (por ejemplo mediante el color de la ropa para bebés, el estilo de peinado, versiones «para él» o «para ella» de ciertos artículos personales, etc.), y que tienen profundas implicaciones en las oportunidades de los individuos a lo largo del ciclo vital. Así, hay muchos ámbitos donde se manifiestan estas expectativas diferenciales; en la familia (Lewis, 1986); en el sistema educativo (Weinreich-Haste, 1979); en las relaciones entre iguales (Smith, 1986), o en el mundo laboral (Harnett y Bradley, 1986).

Diferenciación de roles: determina cómo distintas personas desempeñan distintos roles dentro de un grupo y cómo claramente los roles pueden distinguirse en cada uno de ellos (ver también Estructura grupal y Tensión de roles).

Diferencias de sexo: este término se refiere normalmente a la corriente que ha tratado de evaluar la naturaleza y alcance de las diferencias psicológicas entre sexos. Los estudios sobre la inteligencia, intereses, afectividad, etc., relacionados con personas de uno y otro sexo, no permiten concluir mucho al respecto, pues parece que estas diferencias se deban más a los roles sociales con que los individuos se han identificado, mediante la educación, las normas sociales, la cultura, etc. Se han propuesto una gran variedad de teorías para explicar algunas de las diferencias encontradas; algunas incluyen causas hormonales, diferencias entre cerebros «masculinos» y «femeninos», etc. Por ejemplo, Maccoby y Jacklin (1974) llevaron a cabo un amplio y clásico estudio a este respecto.

Difusión de la responsabilidad: propuesta que plantea que el monto de responsabilidad asumida por los espectadores de una emergencia se comparte entre ellos. Si hay un solo espectador, éste tiene total responsabilidad. Si hay dos espectadores, cada uno tiene el 50 por 100 de la responsabilidad. Si hay cien espectadores, cada uno tiene sólo el 1 por 100 de la responsabilidad. A mayor número de espectadores, menos responsable a actuar se siente cada uno de ellos.

Dilema del prisionero: juego sobre toma de decisiones de dos personas utilizado por extensión en investigación psicológica para investigar la competencia y cooperación entre dos individuos o dos grupos.

Dilemas sociales: situaciones en que cada persona en el grupo puede actuar egoístamente para maximizar su beneficio personal o actuar para el bien común del grupo. Utilizado típicamente en situaciones donde hay una carencia o un recurso limitado para el grupo.

Discriminación sexual: implica un trato diferencial de las personas por razón de sexo. En la práctica, este término normalmente se utiliza para referirse a la discriminación contra la mujer. Sin embargo, se puede afirmar que hay ámbitos en los que el hombre es discriminado por razón de su sexo. Por ejemplo, históricamente los hombres han estado en situación de desventaja ante casos de custodia de los hijos. También existe la discriminación positiva, cuando se le otorgan ventajas o derechos a ciertos colectivos a los que se considera desfavorecidos.

Disonancia cognitiva: un estado interno desagradable que ocurre cuando los individuos observan inconsistencias entre dos o más de sus actitudes, o entre sus actitudes y su comportamiento.

Disponibilidad heurística: regla de pulgar («rule of thumb») que la gente utiliza para justificar la frecuencia de un evento por la facilidad con la que pueden recordarse ejemplos o situaciones específicas. Los ejemplos recordados son parciales en algún aspecto, llevando a un juicio parcial.

División sexual del trabajo: hay varias formas de repartir el trabajo que hacen hombres y mujeres. La «división sexual del trabajo vertical» se refiere al hecho de que es más probable que los hombres, y no las mujeres, ocupen puestos de estatus elevado, bien pagados y seguros. La «división sexual del trabajo horizontal» se refiere a la forma en que la variedad de trabajos y carreras profesionales se adecua al género. Los trabajos en el sector servicios y de servicios personales se consideran trabajos de mujeres, tanto por cómo se perciben estos trabajos como por el actual número de mujeres y hombres que los desempeñan. La «división sexual del trabajo» también se refiere a la separación del trabajo entre la esfera pública o en el hogar; a las mujeres se asocia principalmente con este último, y a los hombres con el primer tipo de trabajo.

E

Efectividad: aptitud de un elemento para satisfacer los requisitos de una misión específica, en función de sus disponibilidad, fiabilidad y capacidad. Es similar al concepto de aptitud al uso, pero se aplica al caso de un servicio de larga duración y/o complejo.
Efectividad del liderazgo: señalada por Fiedler, que elaboró una teoría de la contingencia en la efectividad del liderazgo. Fiedler estableció que la efectividad del liderazgo dependía del estilo comportamental del líder y del favoritismo situacional (ver también Co-trabajador menos preferido y Favoritismo situacional).
Efecto chupador: cuando un individuo en el grupo piensa que los otros miembros del grupo no cumplen con su parte y abandona su cometido para hacer todo el trabajo. Con frecuencia el individuo niega «estar trabajando como un chupador» (ver también haraganería social).
Efecto de contraste: un objeto parece mejor o peor de lo que es, según sea la cualidad de los objetos con los que se compara.
Efecto del consenso falso: tendencia a sobreestimar el porcentaje de personas que están de acuerdo con nosotros sobre un asunto.
Efecto polizón: cuando un individuo se convierte en miembro de un grupo, se escabulle de hacer pequeñas tareas en el grupo pero disfruta de los logros y recompensas del grupo (ver también Haraganería social).
Efecto Ringlemann: se refiere a la facilitación social. Su nombre viene de la primera persona, Ringlemann, que estudió y descubrió el efecto de las audiencias sobre la actuación individual.
Emblematismo (tokenism): situaciones en las cuales los individuos llevan a cabo acciones positivas triviales dirigidas a miembros de exogrupos hacia los que sienten fuertes prejuicios. Estos comportamientos son utilizados como excusa para evitar acciones benéficas más significativas hacia dichos grupos.
Empatía: respuesta afectiva y cognitiva compleja ante el sufrimiento emocional de otra persona. La empatía incluye ser capaz de sentir el estado emocional de otra persona, solidarizarse e intentar resolver el problema, y tomar la perspectiva de esa persona. Uno puede ser empático tanto hacia personajes ficticios como hacia víctimas de la vida real.
Endogrupo: grupo social en el cual un individuo se percibe a sí mismo como miembro («nosotros»).
Equidad en un grupo pequeño: se refiere a recompensar a los miembros del grupo de acuerdo a su valía, éxitos o antigüedad en el grupo.
Esencialismo: la idea de que los seres humanos tienen una esencia o naturaleza fijada que se expresa en su comportamiento. El esencialismo subyace bajo la afirmación de que hay algo parecido a una «naturaleza humana» que podemos, en principio, descubrir y que es más o menos consistente a través del tiempo y las culturas. También subyace bajo la afirmación de que la gente se comporta como se comporta por el tipo de personas que son (por ejemplo «introvertido», «extrovertido» o «neurótico»). El esencialismo busca entidades o estructuras dentro de la persona para explicar su comportamiento. Hablando en términos de género, el esencialismo plantearía que se puede definir una naturaleza masculina o femenina que se expresaría en diferencias de personalidad, preferencias en el trabajo, deseos de paternidad o maternidad, etc. Esta naturaleza esencial es a menudo, pero no necesariamente, vista como factor determinado biológicamente.
Esquemas de decisión social: ofrecen un pequeño número de reglas simples que demuestran ser precisas para predecir la decisión final de un grupo basándose en el conocimiento de la posición inicial de cada miembro del grupo. Las cinco reglas son unanimidad, mayoría, verdad gana, mayoría de dos tercios y primer cambio.
Estatus: el estatus de un individuo en un grupo se refiere a su reputación o posición de prestigio en un grupo. Puede ser formal o informalmente reconocido por los otros miembros del grupo y por personas ajenas al grupo.
Estereotipos: creencias referidas a características o rasgos compartidos por miembros de grupos sociales específicos. Los estereotipos son marcos cognitivos con fuerte influencia en el procesamiento de la información social que recibimos.
Estilo comportamental: aproximación para la comprensión del liderazgo que se fija en el comportamiento actual mostrado por los líderes; por ejemplo, Bales mostró que frecuentemente hay dos tipos de líderes en un grupo: el socio-emocional y el centrado-en-la-tarea.
Estilo individual de resolución de conflictos: visto para decidir entre los intereses propios de los ajenos (ver también Resolución de conflictos).
Estilos de toma de decisiones: se han conceptualizado sugiriendo dos dimensiones distintas (maneras de pensar y tolerancia por ambigüedad). Estas dimensiones origi-

nan cuatro estilos distintos: directivo, analítico, conceptual y estilos comportamentales de toma de decisiones.

Estructura de comunicación: se refiere a cómo los miembros de un grupo pequeño se estructuran para permitir la comunicación entre ellos (ver también redes de comunicación).

Estructura grupal: se refiere a las interacciones entre los individuos en un grupo e incluye la cohesión, normas, estatus y roles.

Exogrupo: cualquier otro grupo distinto a aquel al que el individuo siente que pertenece y del que es miembro («ellos»).

F

Facilitación/conciliación: una tercera parte reúne a los participantes y proporciona medios; dirige a las partes hacia el uso de un procedimiento determinado de resolución de conflictos.

Facilitación social: cuando la actuación individual está mejorada por reacciones dominantes (bien-ejercidas) y empeorada por reacciones no dominantes (no bien-ejercidas).

Favoritismo situacional: valoración de Fiedler sobre el medio ambiente o contexto en que el líder opera. Se mide por la evaluación de las relaciones líder-seguidor, estructura de la tarea y posición de poder del líder.

Feminidad y masculinidad: se refiere a las expectativas sociales y culturales asociadas a ser mujer u hombre, y engloba todos los aspectos de nuestro pensamiento y comportamiento, nuestras aspiraciones, nuestra apariencia, etc. Puesto que se desarrollan y construyen socialmente, se producen y reproducen por gente que comparte una cultura; no son fijas, sino que varían según el tiempo y el lugar. Por ejemplo, se señala con frecuencia que la tradicional belleza femenina representada en las pinturas de Rubens sería vista hoy en día demasiado obesa para resultar atractiva. También la envidiable piel bronceada de hoy era odiada por las mujeres del siglo pasado, y se veía como impropio de una mujer. Estos ejemplos son muy ilustrativos de cómo las nociones de feminidad están unidas a las condiciones económicas y a la distribución de la riqueza (la disponibilidad de suficiente alimento y la necesidad, o falta, de trabajo en los campos). Hoy es más probable que los investigadores rechacen la idea de que hay una versión única y unificada de lo que significa ser mujer u hombre en la sociedad actual. En años recientes, por ejemplo, se ha hablado de una pluralidad de masculinidades, para describir los diversos modelos de vida aceptables entre los que el hombre puede escoger.

Feminismo: quienes se denominan a sí mismos feministas buscan normalmente que hombres y mujeres disfruten de las mismas oportunidades, privilegios y derechos. El feminismo se ocupa de teorizar sobre los fundamentos de la desigualdad y está comprometido con la creación de un programa de cambio profundo en las relaciones sociales, que elimine la jerarquía y las desigualdades entre sexos, tanto implícitas como explícitas. Hay por supuesto diferentes puntos de vista en cuanto a por qué existe la desigualdad de género, dando como resultado diferentes formas de feminismo con diferentes recomendaciones de cambio.

Fiabilidad de las observaciones: señala lo bien que las distintas observaciones, hechas por la misma o por distinta persona, del mismo comportamiento son consistentes o acordes con las categorías predefinidas (ver también Fiabilidad inter-tasador y Fiabilidad intra-tasador)

Fiabilidad inter-tasador: señala lo bien que distintos observadores, normalmente dos o tres, categorizan el mismo comportamiento en las mismas o en muy parecidas situaciones (ver también Fiabilidad intra-tasadores).

Fiabilidad intra-tasador: señala lo bien que el mismo observador categoriza el mismo comportamiento en un número de ocasiones distintas, normalmente dos (ver también Fiabilidad inter-tasador).

Formación: fase inicial del desarrollo grupal donde los individuos se acercan como grupo y se conocen entre ellos (ver también Desarrollo grupal).

Formación de coalición: dos o más miembros de un grupo forman un subgrupo y acuerdan cooperar para alcanzar conjuntamente resultados deseados.

Formación de impresiones: el proceso a través del cual nos formamos impresiones de los otros.

G

Género: el género es la significancia social del sexo. Se refiere al conjunto de características y comportamientos que están asociados a hombres y mujeres, y que se esperan de cada uno de ellos, en una sociedad en particular. En definitiva, nuestra noción de masculinidad y feminidad.

Grupo de trabajo: grupo formal creado para lograr una tarea determinada para una organización. Un grupo de trabajo puede permanecer o existir sólo durante la realización del trabajo, de forma que, una vez completado, el grupo se disolvería (ver también grupos formales).
Grupo mínimo, paradigma del: formación de grupos no significativos, reuniendo extraños a partir de criterios irrelevantes; los miembros del grupo mínimo aun así muestran sesgos de endogrupo.
Grupo pequeño: grupo de entre 2 y 30 personas. Más comúnmente, los grupos pequeños oscilan de entre tres o cuatro hasta los 15 ó 20 miembros (ver también Grupo psicológico y agregado).
Grupo psicológico: número de personas que interactúan entre sí, son conscientes psicológicamente de cada uno y se perciben como pertenecientes a un grupo (ver también Grupo pequeño).
Grupos ad hoc. grupos de trabajo creados con el objetivo de resolver una situación concreta. Suelen estar formados por personas de diferentes áreas de las organizaciones, normalmente de nivel intermedio o superior. Los participantes deben ser personas activas, orientadas a la acción y bien informadas, cuyo objetivo sea resolver, de la forma más eficazmente posible, el origen del problema. Una vez resuelto el problema desaparecen como estructura operativa.
Grupos de autoayuda: normalmente grupos voluntarios de personas que se juntan y comportan necesidades y problemas comunes (por ejemplo, Alcohólicos Anónimos).
Grupos formales: creados normalmente por organizaciones para alcanzar una tarea más allá de la misión de la organización (ver también Grupos informales).
Grupos informales: pequeños grupos de gente que tienen un interés común (por ejemplo, grupos familiares o de ocio) (ver también Grupos formales).

H

Habilidad: conjunto de normas o consejos que, aunque no sean diez, son básicos para el desarrollo de cualquier actividad.
Habilidad social: conjunto de conductas emitidas por un individuo en un contexto interpersonal que expresa los sentimientos, actitudes, deseos, opiniones o derechos de ese individuo de un modo adecuado a la situación inmediata, respetando esas conductas en los demás, y que generalmente resuelve los problemas inmediatos de la situación mientras minimiza la probabilidad de futuros problemas (Caballo, 1986).
Habilitar: acción y efecto de habilitar. Hacer a alguien o algo hábil, apto o capaz para una cosa determinada.
Haraganería social: ocurre en grupos pequeños y cuando un/os individuo/s trabaja/n menos arduamente en la tarea o no cumple/n con su parte. La haraganería social ha sido explicada por la Teoría del impacto social y el modelo de esfuerzo colectivo.
Heurísticos: reglas simples para tomar decisiones complejas o hacer inferencias de una manera rápida y aparentemente sin esfuerzo.
Heurísticos de pensamiento: atajos mentales que la gente utiliza o «reglas de pulgar» *(«rules of thumb»)* que permiten que una información altamente compleja sea altamente simplificada para llegar a una decisión. Los tres heurísticos de pensamiento más utilizados son disponibilidad, representatividad y anclaje y ajuste.

I

Igualdad en un grupo pequeño: cuando todos los miembros del grupo son tratados igualmente. La pérdida de igualdad en el trato puede originar conflicto dentro del grupo (ver también equidad en un grupo pequeño).
Ilusión de efectividad grupal: cuando los individuos de un grupo se creen más efectivos de lo que son en realidad.
Individualismo: dimensión importante en que se percibe la existencia de diferencias culturales y se refiere a la cultura que valora el logro y el éxito individuales más que el logro colectivo (ver también Colectivista).
Influencia informativa: cuando los individuos cambian sus opiniones como resultado de una nueva o distinta información que se les ha presentado (ver también Influencia normativa social).
Influencia mayoritaria: cuando la opinión mayoritaria prevalece sobre la/s minoritaria/s. Se alcanza más fácilmente la influencia mayoritaria a través de la conformidad que un cambio mayoritario de una perspectiva en particular (ver Normativa social e Influencia informativa).
Influencia minoritaria: cuando los puntos de vista de una minoría prevalecen sobre el punto de vista mayoritario opuesto o distinto. La influencia minoritaria se alcanza normalmente a través de influencia informativa.

Influencia social: acciones y comunicaciones realizadas por individuos o grupos que cambian las creencias, actitudes, valores o comportamientos de otros.
Influencia social informativa: la influencia social basada en el deseo de los individuos de ser correctos, esto es, de poseer percepciones adecuadas o certeras del mundo social.
Influencia social normativa: cuando los individuos están conformes con el punto de vista mayoritario. Es lo normal porque el individuo o grupo quiere sentirse aceptado y querido por los otros (ver también Influencia informativa).
Intensificación del conflicto: cuando el líder o los miembros de un grupo sacan a colación determinados asuntos haciendo el conflicto más intenso. Se supone que ayudará a resolver el conflicto porque los niveles tan elevados no son tolerados durante largos períodos de tiempo (ver también Resolución de conflicto).
Intermediación/conciliación: una tercera parte ve a los agentes titulares de la divergencia por separado, lleva y trae ofertas y opciones a las partes. A veces hace sugerencias, tiene mucho poder para informar selectivamente.

J

Justificación del esfuerzo: tendencia de los individuos a que les guste más aquello que les ha costado mucho esfuerzo.
Justificación externa: la razón o explicación de una persona sobre su conducta disonante que reside, no en el individuo, sino en la situación (por ejemplo, en la recompensa o en el castigo).
Justificación interna: reducción de la disonancia cambiando algo de uno mismo (por ejemplo, la propia actitud o la propia conducta).

L

Líder: persona a la que un grupo sigue reconociéndola como jefe u orientadora.
Liderazgo: puede ejercerse por el uso de uno o más de los siguientes tipos de poder: poder de recompensa, poder referente, poder informativo, poder legitimador, poder experto, poder coercitivo.
Líderes transformadores: líderes que llegan a convertirse en agentes de grandes cambios sociales, políticos y/o económicos. Son carismáticos, entusiasman a los demás y son visionarios.

M

Mediación: mediación no es sinónimo de conciliación. No debe ser considerada como un proceso terapéutico; no es un arbitraje ya que el mediador no decide, y no es una negociación tradicional. Por el contrario, la mediación se caracteriza por la intervención de un tercero, el mediador, cuya función es lograr el acuerdo entre las partes, a cuyo efecto les propone una o varias soluciones. Son las partes las que designan al mediador, quien desarrolla su función sin sujeción a procedimientos legales. El mediador tiene el control estricto sobre el proceso, pero no sobre el contenido; se abstiene de decidir o recomendar, ayuda a las partes a identificar los asuntos y las opciones y a llegar a una resolución mediante un acuerdo que satisfaga las necesidades de ambos. El mediador se centra en una resolución orientada a cambios hacia el futuro favorables a las dos partes. La resolución compromete a las partes tanto como éstas quieran. De esta forma el mediador no resuelve el conflicto sino que propone una solución a las partes, que puede ser aceptada o no por ellas. La participación de las partes es voluntaria, aunque puede ser inducida. La función del mediador es facilitar la comunicación, pero nunca resuelve. El proceso sigue las normas tradicionales de la mediación, en la que las partes siguen el comportamiento básico necesario: «gano-ganas».
Medio ambiente: en grupos pequeños se refiere a los contextos físicos, sociales y temporales en que los pequeños grupos existen y trabajan.
Modelo administrativo de toma de decisiones: considera que los tomadores de decisiones son capaces de procesar sólo una cantidad limitada de información. Este modelo emplea los conceptos de racionalidad y satisfacción limitadas.
Modelo de refuerzo colectivo: explica la haraganería social estableciendo que el individuo ve menor vinculación entre esfuerzo y resultado y funcionamiento grupal y recompensa individual, cuando el tamaño del grupo crece. Debido a esto, los individuos de un grupo se esfuerzan menos (ver también Haraganería social)

Modelo racional-económico de toma de decisiones: cuando el tomador de la decisión es obligado a identificar todas las alternativas posibles de acción disponibles y valorarlas racionalmente para alcanzar la decisión correcta.

N

Negociación: las comunicaciones que tienen lugar entre grupos opuestos o miembros de un grupo que están en conflicto. Se realizan ofertas y contra-ofertas antes de llegar a una solución de común acuerdo. Ambas partes trabajan directamente intercambiando promesas y compromisos para resolver los desacuerdos. Se centra en que dos partes analizan el pasado y buscan un acuerdo para el futuro. La negociación es voluntaria y se diferencia de la mediación en que no hay una tercera persona. El proceso es totalmente informal y lo definen las partes. El acuerdo vincula según lo que decidan las partes y a menudo se concreta en un acuerdo escrito. La finalidad es que las dos partes salgan ganando.
Normalización: tercera fase del desarrollo grupal, que ocurre cuando el grupo se va acercando, está llegando a acuerdos sobre determinados asuntos y desarrolla un cierto grado de cohesión grupal (ver también Desarrollo grupal).
Normas grupales: simplemente son las reglas por las que se rige un grupo. Las normas grupales pueden ser prescriptivas (principios generales) y restrictivas (qué no hacer). Las normas pueden ser formales o informales (ver también Estructura grupal).

O

Observación participante: cuando una persona es simultáneamente miembro de un grupo y observador para propósitos de investigación del grupo. Típicamente, los otros miembros del grupo ignoran el rol dual del observador participante.
Observación sistemática de un grupo: implica una cuidadosa planificación y clara definición de categorías de comportamiento, actitudes, valores, sentimientos, etc., que el investigador desea medir. La observación sistemática debe ser fiable (ver también Fiabilidad).
Observador parcial: cuando el investigador sabe de qué trata la investigación y la hipótesis investigada, y de forma intencionada o no hace juicios y categoriza comportamientos de forma que se apoye la hipótesis investigada. Normalmente se evita cuando el investigador es «ciego» sobre el propósito de la investigación.

P

Pacto: cuando se alcanza un acuerdo entre ambos grupos o entre los individuos de un grupo dando algo y recibiendo algo a cambio (ver también Negociación).
Pacto distributivo: cuando una cantidad fijada de recursos está completamente dividida, llevando a ambos lados a un resultado de «ganar-perder».
Pacto integrador: cuando ambas partes buscan maximizar el beneficio potencial, llevándoles a una situación de ganar-ganar.
Patriarquía: literalmente significa «gobierno por el padre». Históricamente, el término se ha usado para referirse a un sistema de gobierno en el que los hombres más mayores gobernaban a los más jóvenes y a las mujeres por su posición como cabezas de la casa. Los antropólogos clásicos denominan patriarcal o de derecho paterno a todo sistema en el que «el parentesco se establecía sólo por la línea paterna». En la actualidad, este concepto se ha precisado mucho más, y los antropólogos denominan a un sistema «de parentesco patrilineal» cuando las normas de residencia, filiación y autoridad se transmiten por la línea paterna. Le caracteriza la residencia patrilocal, el gran énfasis dado a la institución matrimonial y a los derechos del hombre sobre la esposa y los hijos. Hoy, el término se usa normalmente para describir las desigualdades sistemáticas de poder entre mujeres y hombres. Por esta razón algunos investigadores usan en su lugar el término «andrarquía» (que significa «gobierno por los hombres»). Walby define patriarquía como «el sistema de estructuras sociales y prácticas en el que los hombres dominan, oprimen y explotan a las mujeres» (Walby, 1990).
Patrón de conducta tipo A: patrón que consiste principalmente en altos niveles de competitividad, apremio de tiempo y hostilidad.
Patrón de conducta tipo B: patrón que consiste en la ausencia de las características asociadas con el patrón de conducta tipo A.
Pensamiento grupal: toma de decisiones defectuosa resultante de que los miembros del grupo tratan de buscar el consenso y la unanimidad entre ellos mismos más que

valorar críticamente todas las demás opciones. Tiende a mostrarse en algunos grupos altamente cohesionados que trabajan contra-reloj y presionados para tomar decisiones.

Personalidad del líder: se refiere a la sugerencia de que todos los líderes tienen en común determinados rasgos de personalidad. La investigación no apoya esta sugerencia; sin embargo, la locuacidad y la alta inteligencia son dos rasgos comunes a muchos líderes.

Persuasión, vía periférica hacia la: situación en la que las personas no reflexionan sobre los argumentos de la comunicación persuasiva, sino que son influidos por los indicadores periféricos.

Pie en la puerta, técnica del: estrategia para conseguir que las personas acepten una petición importante, mediante la que se presenta a las personas una demanda inicial pequeña, que pueden aceptar fácilmente, para después presentarles una mayor.

Poder coercitivo: el líder es capaz de amonestar o sancionar a los individuos de un grupo si no cumplen las decisiones, juicios o directivas que el líder desea que el grupo respete.

Poder experto: cuando el líder tiene un conocimiento y comprensión superiores en un área especializada de relevancia para el grupo (ver también Liderazgo).

Poder informativo: cuando el líder tiene el privilegio de acceder a determinados tipos de información no disponibles a otros miembros del grupo.

Poder legitimador: se refiere a la amplitud de la aceptación, por parte de los miembros del grupo, de que el líder tenga el derecho a influirles y tomar decisiones por el grupo.

Poder recompensador: se aplica al liderazgo y ocurre cuando el líder es capaz de influir a otros miembros recompensándolos de alguna manera. Puede ser por medio de dinero o aumentando su estatus. El poder recompensador también implica que los líderes pueden suprimir la recompensa.

Poder referente: cuando el líder es admitido y respetado por los otros miembros del grupo. El poder referente permitirá al líder conseguir que los miembros del grupo quieran estar y permanecer en el grupo.

Polarización de la actitud: la tendencia a evaluar la información o la evidencia mixta, de tal manera que refuerza nuestros puntos de vista iniciales haciéndolos más extremos.

Polarización grupal: es la tendencia de un grupo de miembros, como resultado de una discusión grupal, a trasladarse a una posición más extrema que la mantenida por el grupo como un todo (ver también Traslación peligrosa).

Procesos intra-grupales: comportamientos, comunicaciones y acciones que tienen lugar dentro de un grupo pequeño entre sus miembros.

Profecía autocumplida: situación en la que las personas 1) tienen una expectativa sobre cómo es otra persona, 2) lo cual influye sobre cómo actúan en relación con ella, y 3) ello provoca que la persona se comporte de modo congruente con las expectativas originales de aquélla.

R

Racionalidad limitada: el tomador de la decisión simplifica la situación para extraer sólo la información esencial, considerada como necesaria, para tomar una decisión.

Realización: cuarta fase del desarrollo grupal; ocurre cuando el grupo va a la tarea u objetivo que se ha establecido. Los grupos que han tenido éxito atraviesan las primeras fases de realización, tormenta y normalización realizando bien las tareas (ver también Desarrollo grupal).

Redes de comunicación: distintos grupos de estructuras de comunicación como la rueda, la cadena o el círculo (ver también Estructura de comunicación).

Reduccionismo: el fenómeno social humano se puede analizar desde muchos ángulos. En las ciencias sociales, son frecuentemente los ámbitos biológico, psicológico y social. Por tanto, se puede constatar por ejemplo que las mujeres normalmente son las responsables del cuidado de los hijos. Hay al menos tres tipos de explicaciones posibles: ellas están «programadas» para hacerlo por sus genes u hormonas (biológica), ellas tienen el deseo de hacerlo y las características de personalidad más adecuadas para llevar a cabo la tarea (psicológica), o en realidad no se les deja otra elección, ya que tienen acceso limitado al trabajo remunerado (social). Los argumentos reduccionistas unen estos diferentes niveles en una cadena causativa y los reducen a un único nivel. En el ejemplo anterior, una argumentación reduccionista sería que es más probable encontrar a la mujer unida al ámbito doméstico (social) porque su naturaleza tiende más al cuidado de otros (psicológica) y esta característica está originada a su vez por procesos genéticos y hormonales (biológica). Los argumentos reduccionistas a menudo van en esta dirección, aunque no hay razón para que no se pueda razonar en línea contraria (la posición y experiencia de las mujeres en la sociedad las convierte en personas con determinadas características y estos procesos psicológicos afectan su producción de hormonas).

Reforzar: engrosar o añadir nuevas fuerzas o fomento a algo.

Reforzador: que refuerza, aumenta, mantiene o elimina la probabilidad de una acción.

Representatividad heurística: regla de pulgar *(rule of thumb)* que la gente utiliza para juzgar cuán representativa es una categoría, grupo social o persona. Sin embargo, puede llevar a estereotipos, originando un juicio incorrecto o parcial (ver también Heurísticos de pensamiento).

Resolución de conflicto: puede alcanzarse a través de los estilos individuales de una persona, formación de coalición y/o intensificación del conflicto.

Ritos de iniciación: ritos de paso o pruebas que un nuevo miembro de un grupo ya establecido debe superar para convertirse en miembro del grupo y ser reconocido como tal.

Roles en un grupo: comportamientos de los individuos al ocupar distintas posiciones en el grupo. Cada rol (por ejemplo, líder, experto, comunicador) tendrá normas de comportamiento que le vincularán (ver también Diferenciación de roles y Estructura grupal).

Roles sexuales: *rol* es un término sociológico que —es fácil de adivinar— ha sido tomado del teatro. Se refiere al conjunto de comportamientos, deberes y expectativas asociadas a una determinada posición social, como «sacerdote» o «policía». Los roles sexuales por tanto se refieren a cómo esperamos que se comporten diferencialmente hombres y mujeres. Sin embargo, el rol también tiene un elemento de interacción, e implica reciprocidad. Por ejemplo, no se puede desempeñar el rol de «maestro» sin otros que estén preparados para asumir el rol de «estudiantes». Así, los roles sexuales incluyen también la forma en que los guiones de comportamiento son interpretados en relación con el otro.

S

Satisfacción: cuando los tomadores de decisiones están llamados a seleccionar una alternativa o acción bastante buena, reconociendo que no siempre puede representar la mejor medida a adoptar.

Self social: identidad colectiva que incluye relaciones interpersonales, además de aquellos aspectos de la identidad que se derivan de la pertenencia a agrupaciones más amplias y menos personales basadas en raza, etnia o cultura.

Sesgo de confirmación: la tendencia, una vez que hemos enunciado una creencia, a valorar de modo sesgado las pruebas posteriores, de modo que confirmen la creencia siempre que sea posible.

Sexo: es un término biológico que viene definido por los cromosomas que contienen las células de nuestro cuerpo. El par de cromosomas número veintitrés es el que define el sexo. La hembra presenta dos cromosomas iguales, XX, mientras que en el sujeto masculino son diferentes, XY. Éstos originan el desarrollo de un conjunto de características fisiológicas y anatómicas que diferencian a los individuos en machos y hembras.

Síndrome de desgaste profesional: agotamiento psicológico y emocional en el lugar de trabajo. Se caracteriza por apatía, poca implicación emocional y pérdida de motivación.

Sistemas de tribunales y arbitrajes: una tercera persona oye el caso y toma una decisión que debe cumplirse.

Socialización grupal: ocurre cuando grupos ya establecidos adoptan nuevos miembros, que son así socializados en las reglas, normas, valores, etc. del grupo. Hay cinco etapas en el proceso de socialización: investigación, socialización, mantenimiento, resocialización y recuerdo.

Suspensión: quinta y última fase del desarrollo grupal. Ocurre cuando se disuelve un grupo porque ha alcanzado la tarea fijada o cuando algunos miembros han dejado el grupo y es necesario reemplazarlos antes de continuar con la tarea (ver también Desarrollo grupal).

SYMLOG *(System for the Multiple Level Observation of Groups):* acrónimo de Sistema de Observación de Grupos a Múltiples Niveles. Puede utilizarse en una amplia variedad de grupos. Se basa en los puntos de vista de los miembros actuales de un grupo (ver también Análisis del proceso de interacción).

T

Tamaño grupal: importante variable que afecta a la actuación, comunicación y cohesión de un grupo. Se considera en muchas situaciones que el tamaño óptimo está entre tres y ocho miembros.

Técnica Delphi: cuando se evita una interacción cara-a-cara entre los miembros de un equipo, y las ideas y soluciones a los problemas del grupo se hacen de forma anónima. Las ideas o soluciones luego se ponen en circulación entre los miembros del grupo para su evaluación (ver también Técnica del grupo nominal).

Técnica de grupo nominal: proceso de tres fases donde inicialmente los trabajadores trabajan solos sobre un problema; luego hay comunicación de ideas entre los miembros del grupo, y finalmente evaluación grupal. Se diseñó esta técnica para evitar la competencia entre los miembros del grupo y el dominio de uno de sus miembros (ver también Tormenta de ideas).

Técnica de la-puerta-en-la-cara: un procedimiento para obtener condescendencia según el cual los solicitantes comienzan con una solicitud grande y después, cuando ésta es rechazada, la rebajan a una menor (la que ellos realmente deseaban desde el principio).

Técnica del pie-en-la-puerta: un procedimiento para obtener condescendencia en el cual los solicitantes comienzan con una solicitud pequeña y luego, cuando ésta está garantizada, solicitan otra más grande (la que en realidad desean).

Tempestad: segunda fase del desarrollo grupal y ocurre cuando las diferencias de los miembros del grupo prevalecen sobre el propósito del grupo, la percepción de la tarea establecida, etc. Puede tener lugar el pacto para llegar a un acuerdo (ver Desarrollo grupal).

Tensión de roles: ocurre cuando un individuo tiene dificultades para desempeñar el rol dado en el grupo. Puede ocurrir por pérdida de pericia, baja autoconfianza o pérdida de reconocimiento por los otros miembros (ver también Conflicto de roles y Diferenciación de roles).

Teoría de la acción razonada: una teoría que sugiere que la decisión de comprometerse en una conducta particular es el resultado de un proceso racional en el cual se consideran las opciones de la conducta, se evalúan las consecuencias o resultados de cada una y se llega a una decisión de actuar o no. Esta decisión se refleja entonces en las intenciones conductuales, las cuales influyen fuertemente la conducta.

Teoría de la conducta planeada: una extensión de la teoría de la acción razonada, que sugiere que además de las actitudes hacia un comportamiento dado y las normas subjetivas acerca de éste, los individuos también consideran el control de la conducta percibido —su habilidad para ejecutar la conducta.

Teoría del conflicto realista: visión según la cual el prejuicio, por lo general, deriva de la competencia directa entre varios grupos sociales por recursos escasos y valiosos.

Teoría de la contingencia del liderazgo: (ver Efectividad del liderazgo, Co-trabajador menos preferido y Favoritismo situacional).

Teoría del «gran hombre»: es la idea de que los líderes han nacido con características inherentes de personalidad que le harán convertirse en un gran líder.

Teoría de la imagen: modelo intuitivo de toma de decisiones basado en una aproximación lógica subyacente. Este modelo representa una combinación de toma de decisiones intuitiva y racional (ver también Toma de decisiones intuitiva y Toma de decisiones racional).

Teoría del impacto social: explica la haraganería social al señalar que cuando el tamaño del grupo aumenta, la fuerza o impacto individual disminuye. Esto significa que cada individuo se siente menos comprometido hacia el objetivo grupal cuando el grupo se hace más grande (ver también Haraganería social).

Teoría del impulso: explicación de la facilitación social sugerida por Zajonc, en la que se supone que quien actúa activa la atención de la audiencia, incrementando así la tendencia a producir reacciones dominantes (ver también Facilitación social).

Teoría normativa del liderazgo: identifica estilos de liderazgo autocráticos, consultivos y de decisión grupal, y señala la efectividad de cada estilo para situaciones de cualidad de decisión y aceptación grupal de las decisiones del líder.

Teoría pista-meta del liderazgo: sugiere que los líderes pueden adoptar 1 de los 4 estilos de liderazgo (directivo, participativo, de apoyo y orientado-al-logro) de acuerdo a la situación.

Toma de decisiones intuitiva: donde más soluciones y decisiones creativas se requieren; llegan a través de un proceso que no puede subdividirse fácilmente en pasos lógicos (ver Toma de decisiones racional).

Toma de decisiones racional: cuando, típicamente, el proceso de toma de decisiones puede analizarse en un número determinado de pasos distintos. Una aproximación es el modelo de seis fases.

Tormenta de ideas: técnica comúnmente utilizada y diseñada para estimular pequeños grupos, tanto formales como informales, para generar ideas nuevas y creativas y luego evaluar los méritos de cada uno. Un grupo creado para una tormenta de ideas actúa peor que el individuo más hábil del grupo.

Tormenta de ideas electrónica: adaptación a e-mail e Internet de la técnica de tormenta de ideas.

Trampas colectivas: situaciones en que un recurso es limitado y el propio comportamiento de un individuo es perjudicial para el grupo (ver también Dilemas sociales).

Traslación peligrosa: la decisión grupal, como resultado de una discusión grupal, adopta una perspectiva o decisión más radical que la mantenida por los miembros del grupo antes de que haya tenido lugar la discusión (ver también Polarización grupal).

Referencias bibliográficas

Acland, A. F. (1993). *Cómo utilizar la mediación para resolver conflictos en las organizaciones*. Barcelona: Paidós.

Acland, A. F. (1997). *Cómo utilizar la mediación para resolver conflictos en las organizaciones*. Barcelona: Paidós Empresa.

Adair, W., Brett, J., Lempereur, A., Okimura, T., Tinsley, C. y Lytle, A. (1998). *Culture and negociation strategy*. Evanston, Ill.: Dispute Resolution Research Center, Northwesthern University.

Álvaro, J. L. y Garrido, A. (2003). *Psicología Social: Perspectivas psicológicas y sociológicas*. Madrid: McGraw-Hill.

Amanson, A. C. (1996). Distinguishing the effects of functional and dysfunctional conflict in strategic decision making: Resolving a paradox for top management teams. *Academy of Management Journal,* 39, 123-148.

Argyris, C. (1970). *Intervention Theory and Method: a behavioral sciencie view*. Massachussets: Addison-Wesley.

Ashforth, B. E. (1997). Pretty tyranny in organizations: A preliminary examination of antecedents and consequences. *Canadian Journal of Administrative Science,* 14, 126-140.

Auerbach, J. (1983). *Justice whithout law: resolving disputes whithout lawyers*. Nueva York: Oxford University Press.

Avruch, K., Black, P. W. y Scimec, J. A. (1998). *Conflict resolution: Cross-cultural perspectives*. Nueva Y ork: Praeger Publishers.

Bacharach, S. y Lawler, E. J. (1980). *Power and Politics in Organizations*. Londres: Jossey-Bass.

Bacharach, S. y Lawler, E. J. (1981). *Bargaining: power, tactics and outcomes*. San Francisco (cal.): Jossey-Bass.

Baron, R. A. (1991). Positive effects of conflict: A cognitive perspective. *Employee responsibilities and rights journal,* 4, 25-36.

Bar-Tal, D. y Geva, N. (1985). A cognitive basis of international conflicts. En S. Worchel y W. Austin (Eds.). *Psychology of intergroup relations* (pp. 118-133). Chicago: Nelson-Hall Publishers.

Bazerman, M. H. y Neale, M. A. (1993). *Negociación racional en un mundo irracional*. Barcelona: Paidós (original, 1992).

Bellman, H. (1982). *Mediation as an approach to resolving environmental disputes*. Proceedings of the environmental conflict management practitioners workshops. Colorado.

Benjamín, R. (1996). *Seminario de mediación familiar*. Asociación Respuesta. Argentina.

Bercovitch, J. (1991). International mediation and dispute settlement: evaluating the conditions for successful mediation. *Negotiation Journal,* 7, 17-30.

Bercovitch, J. (1992). Mediator and mediation strategies in international relations. *Negotiation Journal,* 8, 99-112.

Bercovitch, J. y Rubin, J. Z. (1992). *Mediation and international relations: Multiple approaches to conflict management*. Nueva York: St. Martin's Press.

Bercovitch, J. y Elgström, O. (2001). Culture and international mediation: Exploring theoretical and empirical linkages. *International Negotiation Journal,* 6, 3-23.

Bernard, S., Folger, J., Weingarten, H. y Zumeta, Z. (1984). The neutral mediator: value dilemas in divorce mediation. En J. A. Lemmon, *Ethics, standards and profes-*

sional challenges. Mediation Quarterly n.º 4. San Francisco: Jossey-Bass.

Bethel, C. y Singer, L. (1982). Mediation: a new remedy for cases of domestic violence. En H. Davidson y otros, *Alternative means of family dispute resolution*. Washington, DC: American Bar Association.

Bianchi, H. (1978). *Returning conflict to the community: the alternative of privatization*. Manuscrito inédito. Ámsterdam.

Biddle, A. y otros (1982). *Corporate dispute management 1982*. Nueva York: Bender.

Bingham, G. (1984). *Resolving environmental disputes: a decade of experience*. Washington: Conservation Foundation.

Birdwhistell, R. L. (1979). *El lenguaje de la expresión corporal*. Barcelona: Gustavo Gili.

Blake, R. y Mouton, J. S. (1984). *Solving costil organizational conflicts: achieving intergroup trust, cooperation an teamwork*. San Francisco: Jossey-Bass.

Blau, P. M. (1964). *Exchange and power in Social Life*. Nueva Cork: Wiley.

Blumentahl, M. D., Khan, R. L., Andrews, F. M. y Head, K. B. (1972). *Justifying violence: attitudes of American men*. Michigan: Institute for Social Research.

Boada, J. (2004). *Psicología del trabajo y de las organizaciones*. Barcelona: PPU.

Brandoni, F. (1999). *Mediación escolar. Propuestas, reflexiones y experiencias*. Buenos Aires: Paidós.

Brett, J. J. (2005). Cultura y negociación. En L. Munduate y F. J. Medina (Eds.). *Gestión del conflicto, negociación y mediación* (pp. 307-322). Madrid: Pirámide.

Brett, J. y Goldberg, S. (1983). Mediator Advisors: A new third party role. En M. Bazerman y R. Lewicki (comps.). *Negotiating in Organizations*. Beverly Hills: Sage.

Brown, L. D. (1982). Divorce and family mediation: history, review, future directions. *Conciliation Court Review* 20 (2), 1-37.

Brown, L. D. (1983). *Managing Conflict at Organizational Interfaces*. Reading, Massachussets: Addison-Wesley.

Bush, R. A. B y Folger, J. P. (1994). *The promise of mediation. Responding to conflict through empowerment and recognition*. San Francisco: Jossey-Bass Publishers.

Butts, T., Munduate, L., Barón, M. y Medina, F. J. (2005). Intervenciones de mediación. En L. Munduate y F. J. Medina (coords.), *Gestión del conflicto, negociación y mediación*. Madrid: Pirámide.

Calcaterra, R. A. (2002). *Mediación estratégica*. Barcelona: Gedisa, S.A.

Carnevale, P. J. (1986). Estrategic Choice in Mediation. *Negotiation Journal*, 2, 41-56.

Carnevale, P. J. y Choi, D. W. (2000). Culture in the mediation of international disputes. *International Journal of Psychology*, 35, 105-110.

Carnevale, P. J. y Conlon, D. (1998). Time pressure and strategic choice in mediation. *Organizational Behavior and Human Decision Processes*, 42, 111-133.

Carnevale, P. J. y Leung, K. (2001). Cultural dimensions of negotiation. En M. A. Hogg y R. S. Tindale (Eds.), *Blackwell handbook of social psychology*, vol. 3. Group processes (pp. 482-496). Oxford, UK: Blackwell Publishers.

Carnevale, P. J. y Probst, T. (1998). Social values and social conflict in creative problem solving and categorization. *Journal and Personality and Social Psychology*, 74, 1300-1309.

Carnevale, P. J. y Pruitt, D. G. (1992). Negotiation and mediation. *Annual Review of Psychology, 43*, 531-582.

Carnevale, P. J. y Pruitt, D. G. (2003). *Negotiation in social conflict* (2.ª ed.). Buckingham, England: Open University Press.

Carnevale, P. J., Cha, Y. S., Wan, C. y Fraidin, S. (2005). Cultura y mediación de disputas. En L. Munduate y F. J. Medina (eds.), *Gestión del conflicto, negociación y mediación* (pp. 323-340). Madrid: Pirámide.

Carnevale, P. J., Lim, R. G. y McLaughlim, M. E. (1989). Contingent mediator behavior and its effectivines. En K. Kressel y D. G. Pruitt (eds.), *Mediation Research* (pp. 213-240). San Francisco: Jossey-Bass Publishers.

Carpenter, S. y Kennedy, J. (1977). *Information sharing and conciliation: tools for environmental conflict management*. Environmental Comment.

Carson, P. P., Carson, K. D. y Roe, W. (1993). Social power bases: a meta-analysis examination of interrelationships and outcomes. *Journal of Applied Social Psychology*, 23, 14, 1150-1169.

Carsten, K. W., De Dreu, C. K. y Beersman, B. (2005). Conflict in organizations: Beyond effectiveness and performance. *European Journal of work and organizational psychology.*

Carulla, P. (2001). La mediación: una alternativa eficaz para resolver conflictos empresariales. *Anuario justicia alternativa: derecho arbitral,* 1, pp. 123-154.

Cobb, S., Millar, J. y Rifkin, J. (1990). *Toward a new discourse for mediation: a critique of neutrality*, en The Social Construction of Neutrality. Santa Bárbara. California. EEUU.

Conlon, D. E. y Meyer, C. (2004). Mediation and third party intervention. En M. Gelfand y J. Brett (eds.), *Culture and negotiation: Integrative approaches to theory and research*. Palo Alto: Stanford University Press.

Conlon, D. E., Carnevale, P. J., y Murnighan, J. K. (1994). Intravention: third party intervention with clout. *Organizational Behavior and Human Decision Processes,* 57, 387-410.

Coogler, O. J. (1978). *Structured mediation in divorce settlement*. Lexington: Lexington Books.

Cook, J., Rochl, J. y Shepard, D. (1980). *Executive summary final report*. Washington. Neighborhood Justice Field Institute. Departamento de Justicia de los Estados Unidos.

Cormick, G. (1976). Mediating environmental controversies: perspectives and first experience. *Earth Law Journal*.

Coser, L. (1967). *The function of Social Conflict*. Nueva York: Free Press.

Coy Ferrer, A. (2000). La mediación en España. *Apuntes de Psicología*, 18 (2 y 3), 199-218.

Creighton, J. (1972). *Communications*. Oklahoma: Synergy.

De Dreu, C. K. W., Harinck, F. y Van Vianen, A. E. M. (1999). Conflict and performance in groups and organizations. En C. I. Cooper y I. Robertson (eds.), *International review of industrial and organizational psychology* (pp. 369-414). Nueva York: Wiley.

De Dreu, C. K. y Van de Vliert, E. (Eds.) (1997). *Using conflict in organizations*. Londres: Sage.

De Dreu, C. K. y Van Viannen, A. E. M. (2001). Managing relationship conflict and the effectiveness of organizacional teams, *Journal of Organizational Behaviour,* 22, 3, 309-328.

De Dreu, C. K. W., Van Dierendonck, D. y De Best-Waldhober, M. (2002). Conflict and performance in groups and organizations. En M. J. Schabracq, C. L. Cooper y J. A. M. Winnubst (eds.), *The handbook of work and health psychology* (pp. 495-515). Nueva York: John Wiley & Sons.

De Dreu, C. K. W., Weingart, L. R. y Kwon, S. (2002). Influence of social motives in integrative negociation: A meta-analytic review and test of two theories. *Journal of Personality and Social Psychology,* 78, 889-905.

De Vliert, E. V. y De Dreu, C. K. W. (2005). El conflicto en las organizaciones. La optimización del rendimiento mediante la estimulación del conflicto. En L. Munduate y F. J. Medina (coords.), *Gestión del conflicto, negociación y mediación*. Madrid. Pirámide.

Del Pino, A. (1997). Empleabilidad y competencias: ¿nuevas modas? En *Psicología del Trabajo y Gestión de Recursos Humanos* (Coord.: M. Ordóñez). Barcelona: AEDIPE.

Deutsch, M. (1973). *The resolution of conflict: constructive and destructive proceses*. New Haven: Yale University Press.

Dialdin, D. A. y Wall, J. A. (1999). Third parties and culture. *Negotiation Journal*, 15, 381-387.

Doise, W. y Sinclair, A. (1973). The categorization process in intergroup relations. *European Journal of Social Pschology,* 3, 52-76.

Dorado, M. A. (2005). Aspectos emocionales en la gestión del conflicto. En L. Munduate y F. J. Medina (coords.), *Gestión del conflicto, negociación y mediación*. Madrid: Pirámide.

Douglas, A. (1962). *Industrial Peacemaking*. Nueva York: Columbia University Press.

Duffy, K. G., Grosch, J. W. y Olczak, P. V. (1996). *La mediación y sus contextos de aplicación: Una introducción para profesionales e investigadores*. Barcelona: Paidós.

Eckhoff, T. (1966-67). The mediator, the judge, and the administrator en conflict resolution. *Acta Sociologica: Scandinavian Review of Sociology,* 10, 148-172.

Elangovan, A. R. y Xie, J. L. (2001). Effects of perceived power of supervisor on subordinate stress and motivation: The moderating role of subordinate characteristic. *Journal of Organizational Behaviour, 20,* 359-373.

Emerson, R. M. (1962). Power-Dependence Relations. *American Sociological Review,* 27, 31-40.

Ertel, D. (1996). *La colección de conflicto y management.* Santafé de Bogotá: McGraw-Hill.

Felsteiner, W. y Williams, L. (1978). Mediation as an alternative to criminal prosecution. *Law and Human Behaviour,* 2 (3), 223-244.

Fernández-Ríos, M. (1983). *La conflictividad laboral latente: factores psicosociales.* Tesis doctoral, Facultad de Psicología, Madrid: Universidad Autónoma de Madrid.

Fernández-Ríos, M. (1986). Génesis y dinámica del conflicto laboral: aportaciones de un modelo multidimensional y multisistémico. *Revista de Psicología del Trabajo,* 2 (3), 11-24.

Fernández Ríos, M. (1996). Formación de mediadores. *Revista de Psicología del Trabajo y de las Organizaciones,* 12, 221-230.

Fernández-Ríos, M., Rascado, P. y Rico, R. (2000). De la confrontación y el conflicto hacia nuevos modelos de relaciones laborales. En *Psicología del Trabajo para Relaciones Laborales* (Coord.: C. Guillén). Madrid: McGraw-Hill.

Filley, A. (1975). *Interpersonal Conflict Resolution.* Illinois: Scott Foresman.

Fisher, R. (1978). *International mediation: a working guide.* Nueva York: International Peace Academy.

Fisher, R. y Brown, S. (1991). *Cómo reunirse creando una relación que lleve al sí.* Bilbao: Deusto.

Fisher, R. y Ury, W. (1981). *Getting to yes: negotiating agreement whithout giving in.* Boston: Houghton Mifflin.

Folberg, H. J. y Taylor, A. (1984). *Mediation.* San Francisco: Jossey-Bass Publishers.

French, J. y Raven, B. (1974). Las bases del poder social. En D. Cartwright y A. Zander (eds.), *Dinámica de grupos: Investigación y teoría* (pp. 285-297). México: Trillas.

Friedman, R. A., Tidd, S. T., Currall, S. C. y Tsai, J. C. (2000). What goes around comes around: The impact of personal conflict styles on work conflict and stress. *International Journal of Conflict Management, 11,* 32-55.

Gasull, J. (2004). La mediación comunitaria: el rol de los agentes sociales. *Revista de Educación Social,* 2.

Gelfand, M. y Brett, J. (Eds.). *Culture and negotiation: Integrative approaches to theory and research.* Palo Alto: Stanford University Press.

Ginsberg, R. B. (1978). American Bar Association delegation visits the Peoples Republic or China. *American Bar Association Journal,* 64, 1516-1525.

Goldberg, S., Green, E. y Sander, F. (1985). *Dispute resolution.* Boston: Little Brown.

Goosens, F. (1989). *Técnicas de discusion y negociación.* Barcelona: Plaza y Janés.

Gordon, T. (1978). *Leadership Effectiveness Training.* Nueva York: Wyden.

Grzelak, J. L. (1982). Preferences and cognitive processes in interdependence situations: A theoretical analysis of cooperation. En V. J. Derelega y J. Grzelak (eds.), *Cooperation and helping behavior: Theories and research* (pp. 95-122). Nueva York: Academic Press.

Guerra, J. M. (2004). *Análisis de los efectos contingentes del conflicto de tarea y del conflicto relacional.* Tesis doctoral no publicada.

Guerra, J. M., Martínez, I., Munduate, L. y Medina, F. J. (2005). A contingence perspective on the study of consequences of conflict types: the role of organizational culture. *European Journal of Work and Organizational Psychology,* 14 (2).

Guillén, C. (2004). Gestión de conflictos y mediación. En R. Guil (ed.), *Psicología Social para psicopedagogos* (pp. 229-260). Sevilla: Kronos.

Guillén, C. y cols. (2004). *La negociación: teoría y técnica.* Instituto de Formación Interdisciplíar. Universidad de Cádiz.

Gulliver, P. H. (1979). *Disputes and negotiations: A cross-cultural perspective.* Nueva York: Academic Press.

Haynes, J. (1981). *Divorce mediation: a practical guide for therapists and counselors.* Nueva York: Springer.

Holuden, P., Latour, S., Walter, L. y Tibaut, J. (1978). Preferente for Models of Disfrute Resolution as Function as Process and Decisión Control. *Journal of Experimental Social Psychology.*

Íñiguez, L. (Ed.) (2003). *Análisis del discurso.* Barcelona: UOC.

Irving, H. (1980). *Divorce mediation: a rational alternative to the adversary system.* Nueva York: Universe Books.

Jehn, K. A. (1994). Enhancing effectiveness: an investigation of advantages and disadvantages of value-based intragroup conflict. *The international Journal of Conflict Management,* 5, 3, 223-238.

Jehn, K. A. (1995). A multimethod examination of the benefits and detriments of intragroup conflict. *Administrative Science Quaterly,* 40, 256-282.

Jehn, K. A. (1997). Affective and cognitive conflict in work groups: Increasing performance through value-based intragroup conflict. En C. K. W. De Dreu and Van de Vliert (eds.), *Using conflict in organizations* (pp. 87-100). Londres: Sage.

Jehn, K. A. y Chatman, J. A. (2000). The influence of proporcional and perceptual conflict in composition on team perfomance. *The International Journal of Conflict Management,* 11, 1, 56-73.

Jehn, K. A., Chadwick, C. y Thatcher, S. M. B. (1997). To agree or no to agree: The effects of value congruence, individual demographic dissimilarity, and conflict on workgroup outcomes. *The International Journal of Conflict Management,* 8, 4, 287-305.

Jehn, K. A. y Mannix, E. (2001). The dynamic nature of conflict: A longitudinal study of intragroup conflict and group performance. *Academy of Management Journal,* 44, 238-251.

Jehn, K., Northcraft, G. y Neale, M. (1999). Why differences make a difference: A field study of diversity, conflict and performance in workgroups. *Administrative Science Quaterly,* 44, 741-763.

Kelly, J. B. (1996). A Decade of Divorce Mediation Research. *Family Conciliation Courts Review,* 34 (3).

Kessler, S. (1978). *Creative Conflict Resolution: Mediation*. Atlanta: Society of Professionals.

Kochan, T. A., Katz, H. C. y McKersie, R. B. (1993). *La transformación de las relaciones laborales en Estados Unidos*. Madrid: MTSS.

Kolb, D. (1983). *The mediators*. Cambridge: MIT Press.

Kolb, D. (1989). *Los mediadores*. Madrid: Ministerio de Trabajo y Seguridad Social.

Kramer, S. (1963). *The summarians: Their history, culture, and character*. Chicago: University of Chicago Press.

Kressel, K. y Pruitt, D. G. (1985). Themes in the mediation of social conflict. *Journal of Social Issues,* 41, 179-198.

Kressel, K. y Pruitt, D. C. (1989a). *Mediation Research: The Process and Effectiveness of Third-Party Intervention (Jossey-Bass Social & Behavioral Science)*. NY: Jossey-Bass Wiley.

Kressel, K. y Pruitt, D. G. (1989). Conclusion: A research perspective on the mediation of social conflict. En K. Kressel y D. G. Pruitt (eds.), *Mediation research: The process and effectiveness of third party intervention* (pp. 394-435). San Francisco: Jossey-Bass.

Laing, R. D. y Esterson, A. (1964). *Sanity, Mandes and the Family*. Londres: Tavistock.

Lake, L. (1980). *Environmental mediation: the search for consensus*. Colorado: Westview Press.

Landsberger, H. (1956). Final report on a research project in mediation. *Labor Law Journal.*

Landsberger, H. A. (1955). Interaction process analysis of the mediation of labor-management disputes. *Journal of Abnormal and Social Psychology,* 51, 552-559.

Laue, J. y Cormick, G. (1978). The ethics of intervention in community disputes. En G. Beromont y otros. *The ethics of social intervention*. Nueva York: Wiley.

Laurent, L. (1989). *Las negociaciones profesionales y empresariales*. Bilbao: Deusto.

Lederach, J. P. (1984). *La regulación del conflicto interpersonal y de grupos reducidos*. Manuscrito inédito. Universidad de Colorado.

Li, V. (1978). *Law Without lawyers: a comparative view of law in China and the Unites States*. Colorado: Westview Press.

Lim, R. G. y Carnevale, P. J. (1990). Contingencies in the mediation of disputes. *Journal of Personality and Social Psychology,* 58, 259-272.

Lim, R. y Carnevale, P. J. (1995). Influencing mediator perception throught bargainer framing. *International Journal of Conflict Management,* 6, 349-368.

Lincoln, W. F. (1976). *Mediation: a transferable process for the prevention and resolution of radical conflict in public secondary schools*. Nueva York: American Arbitration Association.

Llanos de, E., Ponti, F. y Costa, J. (2004). *Ampliando el pastel. Tres casos sobre la dinámica de las negociaciones*. Barcelona: Granica.

Lovell, H. (1952). The pressure lever in mediation. *Industrial and Labor Relations Review,* 6, 20-29.

Kennedy, G., Benson, J. y McMillan, J. (1982). *Cómo negociar con éxito*. Bilbao: Deusto.

Marsal, S. (2004). La mediación en la acción social. *Revista de Educación Social,* 2.

Martí, J. L l. (2002). *Perspectivas del derecho en la negociación del conflicto: La resolución alternativa de conflictos*. Barcelona: UOC.

Martínez-Corts, I., Guerra, J. M., Munduate, L. (2005). Poder y procesos de influencia en la negociación. En L. Munduate y F. J. Medina (coords.), *Gestión del conflicto, negociación y mediación.* Madrid: Pirámide.

Martínez de Murguía, B. (1999). *Mediación y resolución de conflictos: Una guía introductoria.* Barcelona: Paidós.

Mayer, B. S. (1985). Conflict resolution in child protection and adoption. En J. A. Lemmon, *Mediating between family members. Mediation Quarterly.* San Francisco: Jossey-Bass.

McCarthy, J. (1980). *Resolving conflict in higher education. New Directions for higher education,* 32. San Francisco: Jossey-Bass.

McCarthy, J. y otros (1984). *Managing faculty disputes: a guide to issues, procedures and practices.* San Francisco: Jossey-Bass.

McLaughlin, M. E., Carnevale, P. J. y Lim, R. G. (1991). Professional Mediator's judgements of mediation tactics: multidimensional scaling and cluster analyses. *Journal of Applied Psychology,* 76, 456-472.

Medina, F. J., Munduate, L., Dorado, M. A. y Guerra, J. M. (2005). Types of intragroup conflict and affective reactions. *Journal of Managerial Psychology,* 20, 3-4, 219-230.

Medina, F. J., Munduate, L., Martínez, I., Dorado, M. A. y Mañas, M. A. (2003). Efectos positivos de la activación del conflicto de tareas sobre el clima de los equipos de trabajo. *Revista de Psicología Social,* 19(1), 3-15.

Medina, F. J., Luque, P. J. y Cruces, S. (2005). Gestión del conflicto. En L. Munduate y F. J. Medina (coords.), *Gestión del conflicto, negociación y mediación.* Madrid: Pirámide.

Mehrabian, A. (1972). *Nonverbal communication.* Chicago: Aldine-Athrton.

Mernitz, S. (1980). *Mediation of environmental disputes: a sourcebook.* Nueva York: Praeger.

Mitrani, A (1992). *Las competencias: clave para una gestión integrada de los recursos humanos.* Bilbao: Ediciones Deusto.

Mnookin, R. H., Peppet, S. R. y Tulumello, A. S. (2002). *Resolver conflictos y alcanzar acuerdos.* Barcelona: Gedisa.

Moore, C. W. (1981). *Mediator checklist.* Colorado: Center for Dispute Resolution.

Moore, C. (1986). *El proceso de mediación. Métodos prácticos para la resolución de conflictos.* Barcelona: Granica.

Moore, C. (1995). *El proceso de mediación: Métodos prácticos para la resolución de conflictos.* Buenos Aires: Granica.

Mulholland, J. (2003). *El lenguaje de la negociación: Manual de estrategias prácticas para mejorar la comunicación.* Barcelona: Gedisa.

Munduate, L. y Dorado, M. A. (1998). Supervisor power bases, cooperative behaviour and organizational commitment. *European Journal of Work and Organizational Psychology,* 7, 163-177.

Munduate, L. y Guerra, J. M. (2005). *Evaluación de factores de riesgo psicosocial: desarrollo de estrategias de detección y prevención del acoso laboral en las pymes.* Sevilla: Consejería de Empleo-Colegio Oficial de Psicología de Andalucía Occidental.

Munduate, L., Ganaza J. y Alcaide, M. (1993). Estilos de gestión del conflicto interpersonal en las organizaciones. *Revista de Psicología Social,* 8 (1), 47-68.

Munduate, L., Medina, F. J., Cisneros, I. F. J., Martínez, I. y Dorado, M. A. (2001). Conflicto cognitivo y conflicto afectivo: Consecuencias individuales y del equipo de trabajo. *IV Jornadas Andaluzas de Relaciones Laborales,* Córdoba.

Munduate, L. y Martínez, J. M. (1998, 2003). *Conflicto y negociación.* Madrid: Eudema.

Munduate, L. y Medina, F. J. (coords.) (2005). *Gestión del conflicto, negociación y mediación.* Madrid: Pirámide.

Munduate, L. y Medina, F. J. (Eds.). *Gestión del conflicto, negociación y mediación* (pp. 307-322). Madrid: Pirámide.

Nader, L. (1969). Styles of court procedure: to make the balance. En L. Nader, *Law in culture and society.* Chicago: Aldine.

Nierenberg, G. I. (1991). *El negociador completo.* Madrid: Espasa-Calpe.

Nogueras, A. (2004). La mediación en el ámbito penal juvenil. *Revista de Educación Social,* 2.

Ovejero, A. (1998). *Las relaciones humanas: Psicología Social teórica y aplicada.* Madrid: Biblioteca Nueva.

Ovejero, A. (2000). *Ortega y la postmodernidad: Elementos para la construcción de una psicología postpostivista.* Madrid: Biblioteca Nueva.

Ovejero, A. (2004a). *Técnicas de negociación: Cómo negociar eficaz y exitosamente*. Madrid: McGraw-Hill.

Ovejero, A. (2004b). *Globalización, sociedad y escuela: Cómo hacer frente a los principales problemas actuales desde la Psicología Social crítica*. Valladolid: Servicio de Publicaciones de la Universidad de Valladolid.

Parkinson, L. (1997). *Family Mediation*. Londres: Sweet & Maxwell.

Peiró, J. M. y Melia, J. L. (2003). Formal and informal interpersonal power in organizations: Testing a bifactorial model of power role-sets. *Applied Psychology: An International Review,* 52, 1, 14-35.

Pelled, L. (1996). Demographic diversity, conflict and work group outcomes. An intervening process theory. *Organization Science,* 7, 615-631.

Perdiguero, E. (1995). Mediación, conciliación y arbitraje en el derecho laboral. En Varios Autores, *Arbitraje, mediación, conciliación*, pp. 245-295. Madrid: Consejo General del Poder Judicial.

Pérez, F. A. (1959). Evaluation of mediation techniques. *Labor Law Journal,* 10, 716-720.

Pinazo, S. y Musitu, G. (1993). Aspectos interpersonales de la comunicación no verbal. En G. Musitu (Ed.). *Psicología de la Comunicación Humana,* pp. 77-112. Buenos Aires: Lumen.

Prats, L., Rodríguez, S. y Pons, G. (2003). *Legislación de Mediación Familiar*. Madrid: Editorial Aranzadi.

Pruitt, D. (1981). *Negotiation Behavior*. Nueva York: Academic Press.

Pruitt, D. (1998). Social conflict. En D. Gilbert, S. T. Fiske y G. Lindzey (Eds.), *Handbook of social psychology* (4.ª ed., vol. 2, pp. 89-150). Nueva York: McGraw-Hill.

Pruitt, D. G. y Carnevale, P. J. (1993). *Negotiation in social conflicts*. Bickingham: Open University Press.

Pruitt, D. G. y Carnevale, P. J. (2003). *Negotiation in Social Conflict* (2.ª ed.). California: Brooks/Cole Publishers Company.

Pruitt, D. G. y Johnson, D. F. (1970). Mediation as an aid to face saving in negotiation. *Journal of Personality and Social Psychology,* 14, 239-246.

Pruitt, D. G. y Rubin, J. Z. (1986). *Social Conflict. Escalation, stalemate and settlement*. Nueva York: Random House.

Putnam, L. (1985). Bargaining as organizational communication. En R. D. McPhee y Tompkind, P .K. (eds.), *Organizational Communication: traditional themes and new directions,* pp. 129-148. Beverly Hill: Sage.

Rabbie, J. M. y Wilkens, C. (1971). Intergroup competition and its effect on intra and intergroup relations. *European Journal of Social Psychology,* 1, 215-234.

Rahim M. A. (1983). *Rahim organizational conflict inventory-II: forms a, b, and c*. Palo Alto (Cal.). Consuling Psychologist Press.

Rahim, M. A. y Bonoma, T. V. (1979). Managing Organizational Conflict: a model for diagnosis and intervention. *Psychological Reports,* 16, 143-155.

Rahim, M. A. y Pelled, L. H. (1998). Rethinking the structure of conflict: toward a four-dimensional conceptualization. *Paper presented at the annual conference of the international Association for Conflict Management*. Maryland.

Raven, B. H. (1993). The bases of power. Origins and recent developments. *Journal of Social Issues, Political Psychology,* 11, 493-520.

Ray, L. y Smolover, D. (1983). *Consumer dispute resolution: exploring the alternatives*. Washington: American Bar Association y Departamento de Asuntos de los Consumidores de los Estados Unidos.

Reina, F. (2004). Mediaciones socioeducativas en el municipio. *Revista de Educación Social,* 2.

Reynolds. W. y Tonry, M. (1981). Professional mediation services for prisoner's complaints. *American Bar Association Journal,* 67, 294-297.

Ricci, I. (1980). *Mom's House, Dad's House*. Nueva York: Collier Books.

Robbins, S. P. (1978). Conflict Management and Conflict Resolution are not synonymous terms. *California Management Review, invierno,* pp. 67-75.

Robbins, S. P. (1987). *Comportamiento Organizacional* (3.ª ed.), México: Prentice-Hall.

Rodríguez-Piñero, M., Del Rey, S y Munduate L. (1993). The intervention of Third Parties in the Solution of Labour Conflicts. *European Work and Organizational Psychologist,* 3, 71-283.

Rogers, C. (1945). The non-directive Method as a Tecnique of social research. *American Journal of Sociology,* 50 (4), 279-283.

Rogers, R. W. y Prentice-Dunn, S. (1981). Deindividuation and anger-mediated agression: unmasking regressive racism. *Journal of Personality and Social Psychology,* 41, 63-73.

Rose, A. M. (1974). El interaccionismo simbólico. En J. R. Torregrosa (Ed.). *Teoría e investigación en la Psicología Social actual* (pp. 63-76). Madrid: Instituto de la Opinión Pública.

Ross, M. H. (1995). *La cultura del conflicto: Las diferencias interculturales en la práctica de la violencia.* Barcelona: Paidós.

Ross, W. H. y Conlon, D. E. (2000). Hybrid forms of third-party dispute resolution: theoretical implications of combining mediation and arbitration. *Academy of Management Review,* 25, 416-427.

Ross, W. H., Fischer, D., Baker, C. y Buchholz, K. (1997). University residence hall assistants as mediators: an investigation of the effects of disputant and mediator relationships on intervention preferences. *Journal of Applied Social Psychology,* 27, 664-707.

Rubin, J. Z. (1980). Experimental research on third-party intervention in conflict: Toward some generalizations. *Psychological Bulletin,* 87, 379-391.

Rubin, J. y Brown, B. (1975). *Social psychology of bargaining and negotiations.* Nueva York: Academic Press.

Rudolph, H. R. y Pelechutte, J. V. (1993). The power gap: Is sharing or accumulating power the answer? *Journal of Applied Business Research,* 9, 12-20.

Sánchez-Valverde Visus, C. (2004). La mediación como manifestación de la nueva cultura. *Revista de Educación Social,* 2.

Saposnek, D. T. (1983). *Mediating child custody disputes: a systematic guide for family therapists, court counselors, attorneys and judges.* San Francisco: Jossey-Bass.

Schwebel, R., Schwebel, A. y Schwebel, J. (1985). The psychological/mediation intervention model. *Professional Psychology: Research and Practice,* 16, 86-97.

Scott (1991). *Cómo negociar con ventaja.* Madrid: Paraninfo.

Serrano, G. (1996). ¿Qué dice la investigación científica sobre mediación? *Revista de Psicología del Trabajo y de las Organizaciones,* 12(2-3), 127-147.

Serrano, G. y Méndez, M. (1999). Las intervenciones de los mediadores. *Revista de Psicología General y Aplicada,* 52, 235-253.

Serrano, G. y Mirón, L. (2003). Problemas y perspectivas de la mediación. *Encuentros de Psicología,* 1(3) 336-340.

Serrano, G. y Rodríguez, D. (1993). *Negociación en las organizaciones.* Madrid: Pirámide.

Shaw, M. (1982). Mediating between parents and children. En H. Davidson, *Alternative means of family dispute resolution.* Washington: American Bar Association.

Shah, P. P. y Jehn, K. A. (1993). Do friends performance better than acquaintances: The interaction of friendship, conflict, and task. *Group Decision and Negotiation,* 2, 149-166.

Shonholtz, R. (1984). Neighborhood justice systems: work, structure and guiding principles. En J. A. Lemmon, *Community mediation. Mediation Quarterly,* 5. San Francisco: Jossey-Bass.

Simkin, W. (1971). *Mediation and the dynamics of collective bargaining.* Washington DC: Bureau of National Affairs.

Singer, L. R. (1996). *Resolución de conflictos.* Barcelona: Paidós.

Slaikeu, C. A. (1996a). *Para que la sangre no llegue al río: una guía práctica para resolver conflictos.* Barcelona: Granica.

Slaikeu, C. A. (1996b). *When Push Comes to Shove.* San Francisco: Jossey-Bass.

Sommer, R. (1965). Further Studies of small group ecology. *Sociometry,* 28, 337-348.

Sommer, R. (1969). *Personal Space: the behavioral basis of design.* Nueva Jersey: Prentice-Hall.

Spector, P. E. y Jex, S. M. (1998). Development of tour self-report measure of job stressors and strain: Interpersonal conflict at work scale, organizational constraints scale, quantitative workload inventory, and physical symptoms inventory. *Journal of Occupational Health Psychology,* 3, 356-367.

Stulberg, J. (1981a). *Citizen dispute settlement: a mediatior's manual.* Florida: Corte Suprema de Florida.

Stulberg, J. (1981b). The theory and practice of mediation: a reply to profesor Suskind. *Vermont Law Review,* 6, 85-117.

Suares, M. (1996). *Mediación: conducción de disputas, comunicación y técnicas.* Barcelona: Paidós.

Susskind, L. (1981). Environmental mediation and the accountability problem. *Vermont Law Review,* 6, 1-47.

Susskind, L. y Cruikshank, P. (1987). *Breaking the impasse*. Nueva York: Basic Books.

Tajfel, H. y Biling, M. (1974). Familiarity and categorisation in intergroup behavior. *Journal of Experimental Social Psychology,* 10, 159-170.

Tajfel, H., Biling, M., Bundy, R. y Flament, C. (1971). Social categorisation and intergroup behavior. *Journal of Experimental Social Psychology,* 1, 159-170.

Talbot, A. (1983). *Settling things: six case studies in environmental mediation*. Washington: Conservation Foundation.

Thomas, K. W. (1992). Conflict and negotiation processes in organizations. En M. D. Dunnette y L. M. Hough (Eds.), *Handbook of industrial and organizational psychology* (pp. 651-717). Chicago: Rand McNally.

Thompson, L. y Kim, P. (2000). How the quality of third partie's settlement solutions are affected by the relationship between negotiators. *Journal of Experimental Psychology: Applied,* 6, 1-16.

Touzard, H. (1980). *La mediación y la solución de los conflictos*. Barcelona: Herder.

Touzard, H. (1988). *La mediación y la solución de los conflictos*. Barcelona: Herder.

Van-Der Hofstandt Roman, J. C. (1999). *Habilidades de comunicación aplicada*. Valencia: Promolibro.

Van de Vliert, E. (1984). Conflict: prevention and escalation. En J. D. Drenth, H. Thierry, P. J. Willens y C. J. de Wolf (Eds.), *Handbook or work and organizational psychology.* pp, 521-551. Vol 1. Nueva York: Wiley.

Van de Vliert, E. (1985). Escalative intervention in small-group conflicts. *Journal of Applied Behavioral Science,* 21 (1). 19-36.

Van de Vliert, E. (1997). *Complex interpersonal conflict behaviour*. Hove, UK: Psychology Press.

Van de Vliert, E. y De Dreu, C. K. W. (1994). Optimizing perfomance by conflict stimulation. *The international journal of conflict management,* 5, 3, 211-222.

Van de Vliert, E. y Hordijk, J. W. (1989). A theoretical position or compromising among other styles of conflict management. *Journal of Social Psychology,* 129 (5). 681-690.

Vinyamata, E. (1999). *Mediación y resolución de conflictos*. Barcelona: Ediuoc.

Viñas, J. (2004). *Conflictos en los centros educativos: cultura organizativa y mediación para la convivencia*. Barcelona: Grao.

Wagner, J. A. y Hollenbeck, J. R. (2004). *Comportamiento organizativo*. Madrid: Thomson.

Wall, J. A. Jr., Stark, J. B. y Standifer, R. L. (2001). Mediation: A current review and theory development. *Journal of Conflict Resolution*, 45, 370-391.

Walton, R. E. y McKersie, R. B. (1965). *A behavioral theory of labor negotiations*. Nueva York: McGraw-Hill.

Watzlawick, P., Beavin, J. H. y Jackson, D. D. (1981). *Teoría de la comunicación humana*. Barcelona: Herder.

Werner, L. (1974). *International Politics: foundations of the systems*. Minneapolis: University of Minnesota Press.

West, M. A. y Anderson, N. R. (1996). Innovation in top management teams. *Journal of Applied Psychology,* 81, 680-693.

White, R. K. (1984). *Fearful warriors: a psychological prolife of U. S. Soviet relations*. Nueva York: Free Press.

Wildau, S. T. (1984). *Guidelines for mediating domestic violence cases*. Denver: Center for Dispute Resolutions.

Wixted, S. (1982). The children's hearings project: a mediation program for children and families. En H. Davidson y otros: *Alternative means of family dispute resolution*. Washington: American Bar Association.

Young, O. (1972). Intermediaries: additional thoughts on third parties. *Journal of Conflict Resolution,* 16 (1), 51-65.

Zapf, D. y Gross, C. (2001). Conflict escalation and coping with workplace bullying: A replication and extension, *European Journal of Work and Organizational Psychology*, 4, 497-522.

Zartman, I. W. y Berman, M. (1982). *The Practical Negotiator*. Connecticut: Yale University Press.

Zartman, I. W. y Touval, S. (1989). Mediation in international conflicts. En K. Kressel y D. G. Pruitt (eds.), *Mediation research: The process and effectiveness of third party intervention* (pp. 115-137). San Francisco: Jossey-Bass.

Webs de mediación

http://www.solomediacion.com Es el portal en Internet sobre la mediación desarrollado por la empresa Acord y Ponts de Mediación Asociación Internacional para la Gestión del Conflicto. Está dirigida a los interesados por el mundo de la mediación que quieren estar informados, formarse como mediadores, crear un servicio o implementar un programa de mediación o compartir su experiencia y conocimientos.

http://www.aryme.com Constituida en 1996, Arbitraje y Mediación (ARyME) es una entidad privada dedicada exclusivamente a promover el arbitraje, la mediación y otros métodos extrajudiciales mediante la observación e información de su actualidad, evolución y tendencias en el mundo. Asimismo, ARyME es tanto un centro de recursos extrajudiciales como un lugar de encuentro entre los profesionales del arbitraje y de la mediación y empresarios, juristas o particulares interesados en resolver sus diferencias extrajudicialmente. Web sobre arbitraje y mediación para empresas.

http://www.arbitraje-acam.org/ Web en la que se puede encontrar todo lo que tiene que ver con el mundo de arbitraje y la mediación empresarial: creada por ACAM, que es una asociación sin ánimo de lucro, constituida con todos los requisitos legales, que tiene por objeto específico la administración del arbitraje y la mediación.

http://www.mediacionfamiliarmariaje.com/ Web realizada por un equipo de profesionales, para conocer qué es la mediación familiar, qué hace el mediador, cómo es un despacho de mediación y leer las consultas más frecuentes sobre la misma.

http://www.divorciosyseparaciones.com.es/mediacion/index.shtml Otra web sobre la mediación familiar en el que se describe el proceso extrajudicial, los objetivos de la misma, los intervinientes, su desarrollo, etc.

http://www.inicia.es/de/atyme/principal.htm La asociación sin ánimo de lucro Atención y Mediación a la Familia en Proceso de Cambio desarrolla esta web en la que aparecen publicaciones, técnicas, objetivos, a quién está dirigida, etc., la mediación familiar.

http://www.munimadrid.es/Principal/ayuntamiento/ServMuni/servsociales/publicaciones/semsi.html En esta página del Servicio de Mediación Social Intercultural SEMSI se encuentra un ejemplo práctico de mediación social.

http://www.inter-mediacion.com/ Inter-Mediación, Inc. es una compañía internacional fundada en 1996 con el propósito de ofrecer servicios tanto a nivel individual como organizacional en los campos de educación, consultoría, investigación y publicaciones en resolución de conflictos. La oferta de estos servicios se basa en un enfoque sistémico, profundamente respetuoso de las diferencias cross-culturales, y de la dignidad de las partes en disputa.

http://centronegociacion.ie.edu/ El Centro de Negociación y Mediación del Instituto de Empresa tiene como objetivo fomentar el estudio, la investigación y la práctica de las técnicas de negociación para mejorar las habilidades negociadoras de toda clase de profesionales; en su web se pueden realizar consultas *online,* conocer la actualidad de la negociación y la mediación, conferencias y experiencias de profesionales.

http://equal.uji.es/ Web sobre el proyecto Equal *Mass-Mediación*, desarrollado por la Red Aldaba y cuyo objetivo general es contribuir a la erradicación de la segregación laboral de las mujeres. Una de las actuaciones principales del proyecto Equal *Mass-Mediación* es la consolidación del perfil profesional de la mediación social, cuyo proyecto se desarrolla a través de las Agencias de Indagación y Mediación para la Promoción del Empleo y la Igualdad (AIMPEI).

http://www.avntf-evntf.com/ Web de la Asociación Vasco Navarra de Terapia Familiar, Mediación Familiar e Intervención Sistémica.

http://www.adimer.org/ La *Associació per a la Divulgació de la Mediació i Resolució de Conflictes* (ADIMER) es una entidad privada sin ánimo de lucro que se constituye en 2003 para la divulgación de la cultura de la mediación y la resolución de conflictos.

http://ar.groups.yahoo.com/group/mediacion/ Foro sobre la mediación en el que se puede inscribir voluntariamente el profesional que esté interesado en la práctica y el estudio de la mediación, en hacer sus comentarios, abrir el diálogo y escuchar otras opiniones.

Sistema para la solución de conflictos laborales

http://www.serla.es/ Servicio Regional de Relaciones Laborales de Castilla y León (SERLA).

http://www.fsima.es/menu_solo.htm Servicio Interconfederal de Mediación y Arbitraje (SIMA).

http://www.fundacionsama.com/index_flash.htm Servicio Aragonés de Mediación y Arbitraje (SAMA).

http://cgrl.xunta.es/g_aga.asp Consello Galego de Relacións Laborais.

http://www.frlex.com/ Fundación de Relaciones Laborales de Extremadura.

http://www.institutolaboralmadrid.org/ Instituto Laboral de la Comunidad de Madrid.

http://www.fundacionsama.com/index_flash.htm Servicio Aragonés de Mediación y Arbitraje (SAMA).

http://www.fsima.es/menu_solo.htm Servicio Interconfederal de Mediación y Arbitraje (SIMA).

http://www.juntadeandalucia.es/empleoydesarrollotecnologico/carl/sercla/sercla.asp Sistema Extrajudicial de Resolución de Conflictos Laborales de Andalucía (SERCLA).

http://www.ftal.org/ Tribunal de Arbitraje Laboral de la Comunidad Valenciana (TAL).

http://www.tamib.es/ Tribunal de Arbitraje y Mediación de las Islas Baleares (TAMIB).

http://www.tlc.es/ Tribunal Laboral de Catalunya (TLC).

TÍTULOS RELACIONADOS

ADOLESCENTES EN CONFLICTO. 52 casos reales, *J. Urra Portillo.*

ANTROPOLOGÍA Y PSICOLOGÍA, *C. Monedero Gil.*

APLICANDO LA PSICOLOGÍA SOCIAL, *F. Expósito y M. Moya (coords.).*

DAR PODER PARA VIVIR. Fortalecer a las personas en la intervención psicológica, *M. Costa Cabanillas y E. López Méndez.*

DROGA Y DELINCUENCIA. Un acercamiento a la realidad, *J. M. Otero-López.*

EL ACOGIMIENTO RESIDENCIAL EN LA PROTECCIÓN A LA INFANCIA, *J. Fernández del Valle y J. Fuertes Zurita.*

EL AMOR DESDE LA PSICOLOGÍA SOCIAL. Ni tan libres, ni tan racionales, *C. Yela García.*

EL GRUPO DE DISCUSIÓN. Guía práctica para la investigación aplicada, *R. A. Krueger.*

EL GRUPO DESDE LA PERSPECTIVA PSICOSOCIAL. Conceptos básicos, *M. Marín Sánchez y M. A. Garrido Torres (coord.).*

FUNDAMENTOS DE LA PSICOLOGÍA JURÍDICA, *M. Clemente Díaz (coord.).*

GERONTOLOGÍA SOCIAL, *R. Fernández-Ballesteros (dir.).*

GUÍA JURÍDICA DEL PSICÓLOGO. Compendio básico de legislación para el psicólogo jurídico, *M. Clemente Díaz y J. C. Ríos Martín (coords.).*

HABILIDADES SOCIALES Y SALUD, *F. Gil Rodríguez, J. M.ª León Rubio y L. Jarana Expósito (coords.).*

INTRODUCCIÓN A LA PSICOLOGÍA DE LOS GRUPOS, *F. Gil Rodríguez y C. M.ª Alcover de la Hera (coords.).*

LA INTERVENCIÓN ANTE EL MALTRATO INFANTIL. Una revisión del sistema de protección, *J. Martín Hernández.*

MANUAL DE PSICOLOGÍA JURÍDICA E INVESTIGACIÓN CRIMINAL, *M. A. Soria Verde (coord.).*

MEDIACIÓN. Proceso, tácticas y técnicas, *R. de Diego Vallejo y C. Guillén Gestoso.*

PERSONAS MAYORES Y MALOS TRATOS, *J. Muñoz Tortosa.*

PRÁCTICAS DE PSICOLOGÍA DE LOS GRUPOS. Experiencias, *F. Gil Rodríguez, C. M.ª Alcover de la Hera, M. García Saiz, R. Roda Fernández y F. Rodríguez Mazo.*

PRÁCTICAS DE PSICOLOGÍA SOCIAL, *R. de Diego Vallejo y M. Chico del Río.*

PROCESOS PSICOSOCIALES EN LOS CONTEXTOS EDUCATIVOS, *M. Marín Sánchez, R. Grau Gumbau y S. Yubero Jiménez.*

PSICOLOGÍA AMBIENTAL, *J. I. Aragonés y M. Amérigo (coords.).*

PSICOLOGÍA EN EL TRABAJO SOCIAL, *M. Herbert.*

PSICOLOGÍA SOCIAL, *L. Gómez Jacinto y J. M. Cantó Ortiz (coords.).*

PSICOLOGÍA SOCIAL. Cómo influimos en el pensamiento y la conducta de los demás, *C. Rodríguez Martín (coord.).*

PSICOLOGÍA SOCIAL. De la teoría a la práctica cotidiana, *C. Paterna Bleda, M. C. Martínez Martínez y J. J. Vera Martínez.*

PSICOLOGÍA SOCIAL APLICADA, *M. Clemente Díaz.*

PSICOLOGÍA SOCIAL: PROCESOS INTERPERSONALES, *M.ª N. Quiles del Castillo, M.ª D. Morera Bello y R. Rodríguez Torres.*

PSICOLOGÍA SOCIAL: PROCESOS INTRAPERSONALES, *M.ª N. Quiles del Castillo, F. Marichal García y V. Betancort Rodríguez.*

SOCIOLOGÍA. Claves para un acercamiento a la realidad, *F. Cruz Beltrán, C. Gómez Jaldón, E. Gualda Caballero y M. Ruiz García.*

TÉCNICAS MODERNAS DE PERSUASIÓN, *M. Roiz Celix.*

TRABAJANDO CON GRUPOS. Técnicas de intervención, *M. Marín Sánchez y Y. Troyano Rodríguez (coords.).*

VIOLENCIA EN PAREJAS JÓVENES. Análisis y prevención, *R. González Méndez y J. D. Santana Hernández.*

VIVIR SIN VIOLENCIA. Aprender un nuevo estilo de vida, *E. Echeburúa Odriozola, P. J. Amor Andrés y J. Fernández Montalvo.*